李赛美 □ 主编

名师

经方讲录

（第三辑）

金匮要略

伤寒论

中国中医药出版社
·北京·

图书在版编目（CIP）数据

名师经方讲录（第三辑）/李赛美主编．—北京：
中国中医药出版社，2012.4

ISBN 978-7-5132-0821-5

Ⅰ．①名… Ⅱ．①李… Ⅲ．①经方—文集 Ⅳ．①R289.5-53

中国版本图书馆 CIP 数据核字（2012）第 046284 号

中国中医药出版社出版
北京市朝阳区北三环东路 28 号易亨大厦 16 层
邮政编码　100013
传真　010 64405750
三河西华印务有限公司印刷
各地新华书店经销
＊
开本 710×1000　1/16　印张　24.25　彩插　0.5　字数　392 千字
2012 年 4 月第 1 版　2012 年 4 月第 1 次印刷
书号　ISBN　978-7-5132-0821-5
＊
定价　45.00 元
网址　www.cptcm.com

如有印装质量问题请与本社出版部调换
版权专有　侵权必究
社长热线　010 64405720
购书热线　010 64065415　010 64065413
书店网址　csln.net/qksd/

名 师 经 方 讲 录

（第九期全国经方临床运用高级研修班名师讲录）

策　　划	陈少仕	张永杰	樊粤光	何　伟
主　　编	李赛美			
副主编	蔡　敏	刘　奇	方剑锋	王保华
	朱章志	刘　敏		
编　　委	张爱建	陈光裕	陈靖雯	邱钟兴
	吴彦麒	吴俊宽	杨秋晔	李韶轩
	谢　娟	范佳琳	范悦琳	管桦桦
	邓　烨	陈氏红明	金小洣	李国彬
	吴晓玲	屈　华	陈　敏	
学术指导	邓铁涛	张步桃	梅国强	黄　煌
	陈镜合	仝小林	黄　熙	王新佩
	金世明	刘方柏	吕志杰	畅　达
	郑心锦	木下顺一朗	山下说子	

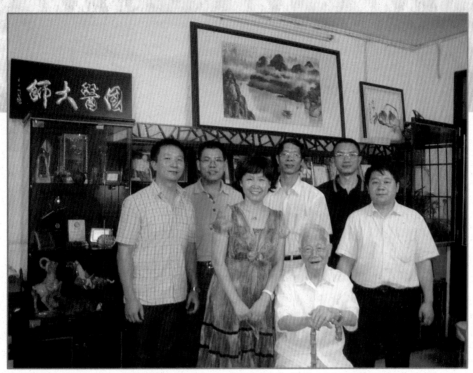

图1 国医大师邓铁涛教授2011年9月与经典临床研究所部分人员合影

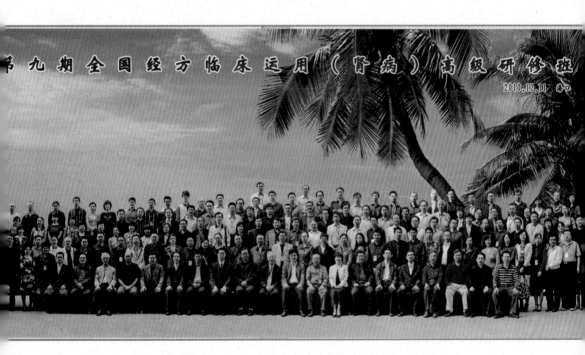

图2 第九期全国经方临床运用（肾病）高级研修班合影

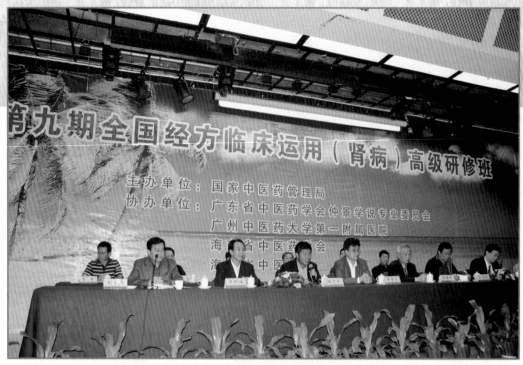

图3 第九期经方班开幕式主席台

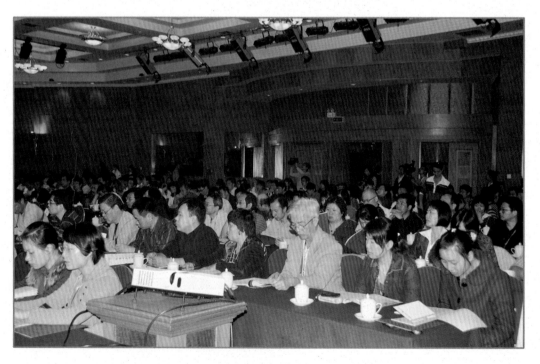

图4 第九期经方班现场一隅

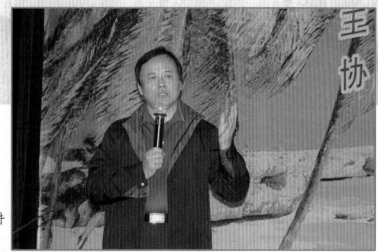

图5 仝小林教授演讲

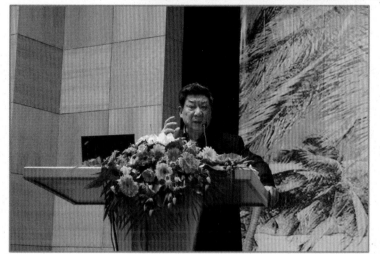

图6 刘方柏教授演讲

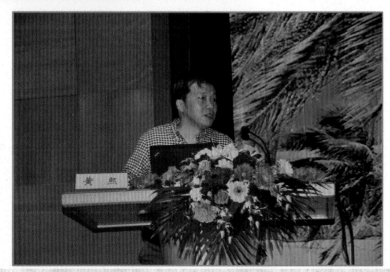

图7 黄熙教授演讲

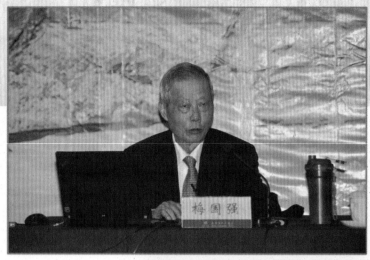

图8 梅国强教授演讲

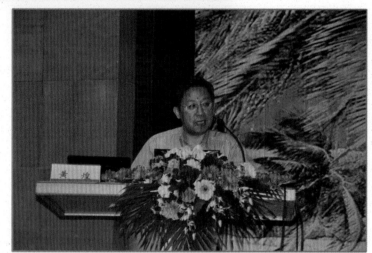

图9 黄煌教授演讲

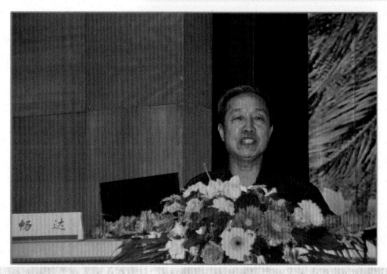

图10 畅达教授演讲

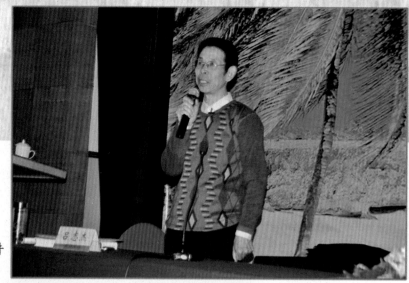

图11 吕志杰教授演讲

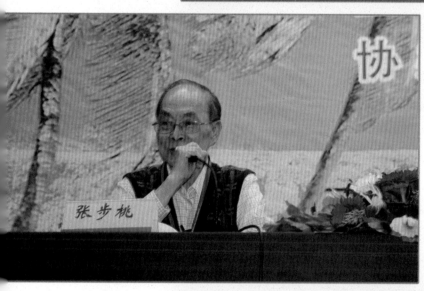

图12 张步桃教授演讲

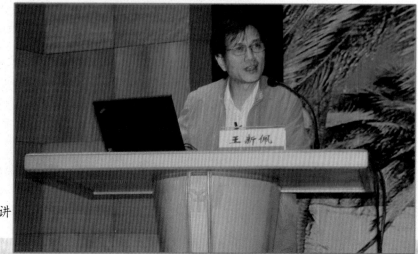

图13 王新佩教授演讲

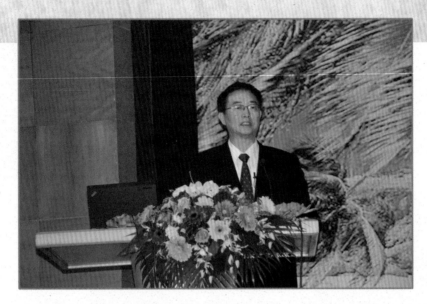

图14 金世明教授演讲

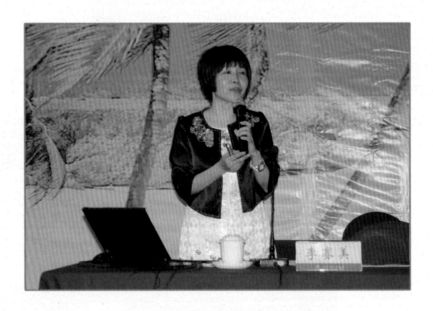

图15 李赛美教授演讲

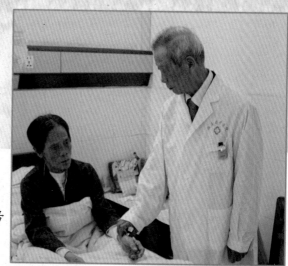

图16 梅国强教授查房

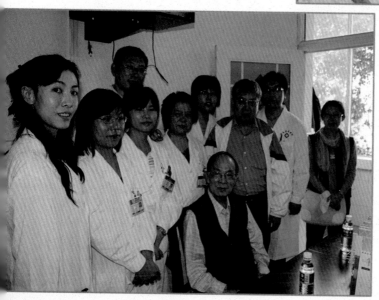

图17 张步桃教授查房后

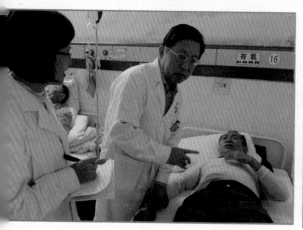

图18 黄煌教授查房

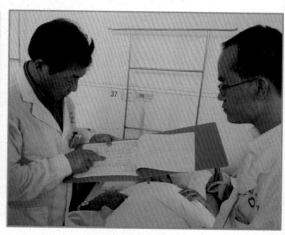

图19 刘方柏教授查房

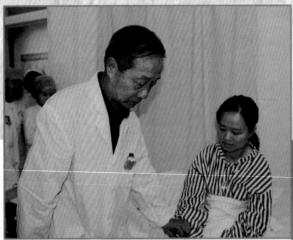

图20 畅达教授查房

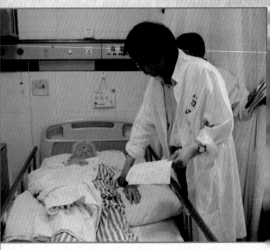

图21 王新佩教授查房

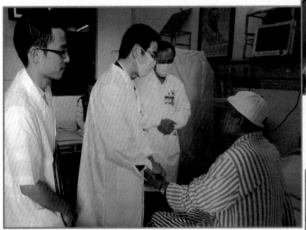

图22 吕志杰教授查房

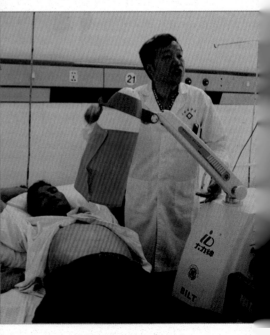

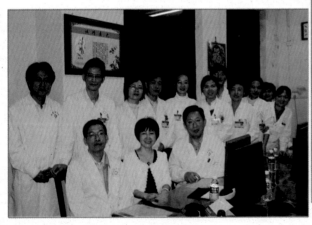

图24 李赛美教授查房后

图23 黄熙教授查房

前 言

20 世纪 80 年代，美国学者提出人体是开放复杂巨系统，并引领现代科学研究前沿。其理论思想与中医学认识一脉相承。现代医学正在回归中医，同时，中医学也代表了未来医学发展方向。"四大经典"是中医学理论的基石和核心，无论理论还是临床研究，经典仍是重中之重。由科技部、国家中医药管理局与广东省政府共同打造的"国家中医药发展论坛"（珠江论坛），去年主题是"中医学术流派"，今年主题是"加强中医基础理论研究"，深刻反映了国家对中医经典理论、中医名家学术经验与学术传承的高度重视。整体形势，已由一般"器"的层面：如加大中医人才培养力度，创建国家、各省市"优秀中医临床人才研修项目"，建立中医人才梯队；上升到"神"，即战略高度：加强内涵建设，引导理论研究和创新。从突出"经典回归临床"，到强调"临床回归经典"，相互促进，螺旋式发展，中医经典理论的研究，比以往任何时候更受推崇。广州经方班恪守"崇尚经典，立足临床，推广经方，推动学术"的原则，与国家中医药发展战略不谋而合，多年来一直倍受广大中医学者高度关注和衷心爱戴。

受海南省中医药学会、海南省中医医院邀请，第九期经方班移师海南，于 2010 年 12 月 11 日至 13 日在美丽的宝岛海南省海口市成功举办。来自中国内地、港澳台地区、新加坡、马来西亚等海内外中医同仁共 400 余人汇聚研修班学习，本期经方班邀请了仝小林、梅国强、张步桃、黄煌、黄熙、王新佩、刘方柏、畅达、吕志杰、金世明、李赛美等教授，同时特邀新加坡中医学院郑心锦院长、日本木下顺一朗、山下说子等学者到大会演讲。国医大师、广州中医药大学终身教授邓铁涛通过视频向经方班学员致以亲切问候并寄予厚望。广州中医药大学首席教授陈镜合以访谈形式对经方班学员呈现了自己中医成才心路。本次研修班除讲座外，还安排

1

了查房指导与专家访谈，可谓学贯古今、精彩纷呈。本次主题是"经方在肾病方面的运用"，有西医肾病的概念，也有中医肾脏病的思路。各路经方专家，十八般武艺，各有招法，引人入胜；全小林教授带来了国家"973"项目最新研究成果与思路，尤其是经方在糖尿病治疗中的运用，从"瘀热虚损"四个阶段全程贯通，拓展了视野，鼓舞了士气；黄熙教授带来了关于中药复方药效学与药代动力学研究成果，展现了当今经方研究的世界前沿，让大家耳目一新，现代清新气息扑面而来。学员们被专家充满激情的演讲、独到的视角与经方疗效所折服；也被会场爆满、人头攒动的场面所打动；而专家访谈则从专家学术思想、成才之路进行更细致的了解。有人惊呼："中医的班原来可以这样办的！"

从"广州经方班"，到"南京经方沙龙"，到"北京经方班"，"经方班"有全国遍地开花之势。国医大师邓老曾感慨道：中医起源于中国黄河，又从黄河走到长江、到珠江，而今已融入大海，走向全世界！借力于人类健康需求，借力于更和谐、更人性、更环保、更自然的社会需求，中医必将再步"经"光大道，"方"射全球！

是书编辑，依据第九期经方班专家讲座、查房及访谈视频录音资料进行文字翻录，经各位专家过目审阅，并以此为基础，在保留主讲内容与整体思路原貌前提下，对个别字句及口语进行了适当删节，部分语序及结构进行了调整，使行文更流畅；并对句读进行了斟酌审定；为突出主题，把握要领，对文稿进行了分段并加二级标题。是书付梓，凝聚了海南省中医药学会、海南省中医医院大量心血，藉此深表谢忱！

广州经方班，已从第一期走到第九期，历经 15 年，可谓硕果累累，相继出版了《经方临床运用》第一辑、第二辑，《听名师讲经方运用》，《名师经方讲录》·第一辑、第二辑，并受到大家的厚爱和一致好评。"九"乃中医数之最大，也酝酿着新一轮"生长化收藏"的开始。祈盼第十期全国经方班暨首届国际经方班 2011 年 9 月在广州成功举办！

祝福广州经方班！祝福中医经方人！

李赛美

2011 年 8 月 8 日于广州

邓铁涛国医大师寄语

（2010 年 9 月）

这次经方班在海南海口举办，可以说是走出广州了。我现在年纪大，已是"90后"了，不方便亲自到会场，所以借这个机会对着镜头简单地讲上两句。

首先我们要明确中医是什么医学？它是一门理论医学。为什么这样说呢？《内经》第一篇"上古天真论"，其中有一个"论"字，大家可以去翻《内经》，其中还有很多"论"字，我们经方班的祖师爷张仲景写的书也叫《伤寒论》，到了金元时代，李东垣写了《脾胃论》，再到明代，吴又可写了《瘟疫论》，到清代，各医家对伤寒有了充分的发挥，由叶天士弟子帮其编写的《外感温热论》，还有吴鞠通写的《温病条辨》，其中"辨"也是"论"的意思……所以我说中医是一门理论医学，中医学的体系不是在短时间形成的，它是综合了上下几千年的理论，并通过不断的实践、发展而应运而生的。

我曾经提出了一个口号："四大经典是根，各家学说是本，临床实践乃中医之生命线，仁心仁术乃中医之魂！"

"四大经典是根"，万变不离其宗，中医的理论根据是离不开四大经典的；"各家学说是本"，几千年来，各个医家尽其毕生精力精研经典，形成了自身独特的理论体系，这些理论是中医的精华，是前人留下来的财富；"临床实践乃中医之生命线"，如果中医理论不付诸临床实践，那么就是海市蜃楼，是空理论，中医学同样是应用科学，只有用临床实践去检验中医理论，才是其持续发展的源动力；"仁心仁术乃中医之魂"，作为一名医生，一定要有一种慈悲的情怀，无论走到哪里，仁心仁术也不能丢。

有人说中医现在已经过时了，这种说法是不客观的。举个例子来说，国外的航天员都会患"航天晕动病",俄罗斯、美国的医学工作者始终没办法解决这个问题,他们航天员的发病率高达50%,而我们王绵之老中医却很好地解决了这个问题,在我们的航天员里就没有发生过这种疾病。中医学是紧跟时代发展的,我们要不断地去挖掘中医学的宝库,并结合最新的科学进展,使我们中医学的宝库和新的技术革命相结合,从而更好地适应时代的发展。

当今社会给我们中医发展提供了丰厚的沃土。所以我说21世纪是中华文化的世纪,我们的文化不是英美侵略式的文化,而是帮助世界和平发展的文化;21世纪是中医腾飞的世纪,中医的腾飞不是靠简单的中西医结合,而是中医与新的科技革命相结合。举个例子,我们老祖先治病用的砭石,产自山东泗水,古人就是用这个来治病。砭石到底有什么作用呢?地质学家发现,当砭石加热以后,我们用刀刮时,就会产生红外线,也就是说红外线的治疗仪,我们两千多年前就有了!所以中医不但不落后,而且还很先进。21世纪的中医人是幸福的一代,你们一定要珍惜宝贵的时光!

最后,我祝愿我们的经方班办得顺利、成功,祝在座的各位同道都能成为中医腾飞的动力!

目 录

上篇　名师讲座篇

中篇　名师查房篇

下篇　名师访谈篇

上 篇

名 师 讲 座 篇

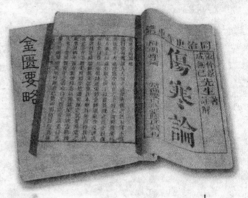

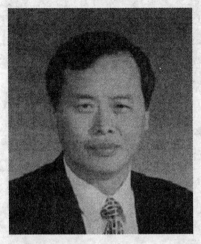

【名师介绍】

　　仝小林，博士生导师，博士后合作教授。现任中国中医科学院广安门医院副院长，国家中医药管理局内分泌重点学科带头人，中华中医药学会糖尿病专业委员会主任委员。长期从事内分泌代谢病医、教、研工作，是国家"973"项目首席科学家，主持国家科技项目7项，省部级项目6项。发表学术论文283篇，主编著作9部。获国家科技进步二等奖1项，省部级科研成果奖8项。

关于经方应用中的几个关键问题

中国中医科学院广安门医院　仝小林

　　尊敬的大会主席，李赛美教授，各位领导，各位专家，各位来宾，大家上午好！很高兴来到海口参加第九届经方研讨会。这个学习班是广东省一个著名的品牌，它学术影响广大，意义深远，历史将会做出最公道的评价。所以我非常感谢李赛美教授的盛情邀请，也感谢她对经方的普及和推广，她对中医事业做出了卓越的贡献。

　　我今天向大家汇报的题目是"关于经方运用中的几个关键问题"，我想谈几个想法，然后再开始正式讲座。我们这个时代在呼唤经方，现代疾病已经发生了非常大的变化，已经不是两千年前的情况，其中有六大疾病是古人所见不多的。

　　第一大疾病就是老年性疾病，它已成为社会性的问题，这在过去是不可能的。因为远至两三千年以前，近到新中国成立前，我们的平均寿命也就是三四十岁，不可能出现老龄化的问题。当今社会老龄化的出现带来了一个问题——老年病。第二个就是慢性病的问题，随着老龄化的出现，很多慢性病成为老年患者的烦恼，过去由于医疗水平的低下，一个慢性病可能几年、十几年人就走了，现在呢，糖尿病人打上胰岛素，活个五六十年是不成问题的。这在过去是无法想象的。第三个就是代谢性疾病，在过去人们吃不饱穿不暖，不用说得太远，20多年前人们能够维持温饱就很好了，而在近20多年来，代谢病的发病率急速攀升，这是与整个社会经济生活的改善和提高分不开的，代谢病成了全社会的问题，这在几千年前是不多见的。第四个是心理性的疾病，或者叫心源性疾病。在古代，人们的生活状态是比较悠闲的，没那么多精神压力，现在就不一样了。前一段我去香港作报告的时候，讲到了香港的第一死因不是肿瘤，不是心脑血管病，而是自杀。这说明整个社会都处于一种精神过度紧张的状态，这自然成了一个社会性问题。第五个是医源性和药源性疾病。我们老祖宗是不可能看到由于抗生素、激素、化学药物滥用而导致多种多样的疾病的，前一段时间我的一个加拿大朋友给我发了条信息，说一位美国学者写了一本书，书中提到医源性和药源性疾病导致的死亡率已在美国占到第三位，这是多么可怕的一个数字！第六个是瘟疫，由于交通的便利，国际交流的增多，瘟疫可以在一夜之间传遍全球，没有地域、国界，这在古代也是不可能的。现代疾病的这六大特点，迫使我们必须要很好地研究这些疾病，最好的途径就是靠经方。我们经常谈创新，仲景就是最好的创新典范，他的方子有很多来源于《汤液经方》，还有其他许多医药学的著作都是仲景撰写《伤寒论》的理论依据，但是张仲景绝不是把《汤液经方》原封不动的照搬照抄，而是作了淋漓尽致的发挥，这个发挥可以说是绝对的创新，是在继承的基础上提出的创新，所以我说张仲景就是一个创新的典范。昨天晚上李赛美教授采访我，讲到伤寒这个病，我个人是有些和教科书上不同的看法的，现在很多教参甚至专著都认为伤寒是外感热病的总称，这是广义的伤寒。但后世的医家从不同角度去解读伤寒，也都做出了卓越的贡献。包括冯世纶教授解读胡希恕教授，从八纲的角度去理解六经，还有刘绍武教授，从六病的角度去解读伤寒，我认为这些对现代疾病扩展性的应用非常具有启发性和实用性。但是《伤寒论》所论述的疾病，到底是什么病，我觉得是伤寒论的第一大谜团。我在20世纪80年代中期，有幸在周仲瑛老师的门下读博士，从 1985 年到 1988 年，周老师承担了"七五"攻关课题，研究的是病毒性高热，作为他的博士生，我 3 年来一直在苏北流行性出血热高发地区做该病的研究，这也是我博士论文的方向，我当时研究的是流行性出血热引发的感染性休克。流行性出血热从开始发病到最后死亡的过程，给我留下了非常深刻的印象。病人最开始的表现是头痛、身痛、腰痛、骨节疼痛，甚至是剧痛，脉浮紧，一派伤寒之象；过一两天或是两三天，恶寒没有了，转成了阳明大热，就是我们所说的阳明经证，继而部分患者会转为阳明腑实证。但是几乎每个患者都要经过太阳证这个阶段，我辨证过好多患者都是这种情形。我在大学学习的时候，就经常思考为什么在太阳病篇有那么多的变证，到阳明病篇，就以腑实证为主，太阴篇也只不过那么两个方子，少阴篇的方子也不多，主要就是四逆辈，厥阴篇也不过就那么一个乌梅丸。现在回过头来一看，这个流行性出血热的的确确在太阳病阶段的变证是最多的。《伤寒论》除了六经辨证以外，就是辨可汗不可汗、可下不可下、可吐不可吐等等，这些都是后世对六经辨证更加精细的辨析。从六经的传变来看，确实像《内经》描述的那样，一日太阳，二日阳明，三日少阳，四日太阴，五日少阴，六日厥阴，这在流行性出血热的病程中就有很好的体现，病情变化非常迅速。

流行性出血热很容易继发肾病综合征出血热，接下来就会急性肾功能衰竭，而且这种急性肾功能衰竭在疾病早期就会出现。所以我们经常看到流行性出血热的发热期、少尿期和休克期三期重叠。当时我们国家流行性出血热的死亡率在 10% 左右，死亡率是相当高的。后来周老的这个团队把死亡率降到了 1.4% 以下，这是一个很了不起的贡献。在流行性出血热出现高热以后，有些老年人急性肾衰，表现为舌卷萎缩，苔起芒刺，出现一派伤阴之状，然后下肢水肿，我们叫肝肾阴伤、阴虚水热互结，这是典型的猪苓汤证。还有些患者由于膀胱出血，病人排出血性的尿膜，甚至是一个一个的血块，病人狂躁不安，这种情况就用桃核承气汤。我们有一个典型的病人，32 岁，流行性出血热的三期重叠，由于少尿导致心衰、脑衰、肺水肿、胃肠道功能衰竭，这个病人很狂躁，目直骂詈，不识亲疏，六个小伙子给他按到床上，有的按头，有的按脚，有的按胳膊，他一下就把这六个人打到一边去，"其人如狂"到这种地步，因为他膀胱蓄血，仲景云"血自下，下者愈"，所以用桃核承气汤，用大剂量的桃仁，我们都用到

30g，生大黄也用到30g增加泻下之力，病人服了药以后尿出了很大的血块，然后小便如注，一天尿量就有几千毫升。后来人安静了很多，心衰、脑衰、肺水肿包括胃肠道衰竭全面缓解。桃核承气汤是在太阳篇的变证里面，而且还有更加重的抵当汤、抵当丸，假如病人只是单纯的流行性感冒，他会在这么短的时间内发展成猪苓汤证、桃核承气汤证、抵当汤证吗？太阳篇还有其他的很多变证像泻心汤证，流行性出血热的病人也会出现这类病证，他们平时胃肠消化功能不好，得病之后就会出现呕吐、腹泻等症状，这就可用到甘草泻心汤、生姜泻心汤之类的方剂。流行性出血热休克的早期，可以见到热盛厥深的情况，胸腹非常热，但是四肢冰凉，这个时候就用四逆散，来治疗热盛厥深证。但是到休克后期的时候就出现了典型的少阴证甚至是厥阴证，四肢冰凉，胸腹冰凉，血压低到测不到，这个时候就用四逆汤、通脉四逆汤、通脉四逆加猪胆汁汤等等……疾病的整个过程，从太阳到阳明，到少阳到太阴，到少阴到厥阴就是几天的时间。很多病人到最后胃肠道衰竭，腹胀如鼓，在这之前也就是不完全性肠梗阻时，可以用大承气汤类方进行治疗，但是到了肚子绷绷胀的时候，连承气类方也用不上了，很多都死于多系统脏器衰竭。所以伤寒这个病绝不是一般意义上广义的伤寒病，否则它不可能出现六经传变这样一个过程。六经的过程实际是一个阶段的描述，有些人觉得伤寒就是治疗多种热性病的，什么湿温、温病都在里面。我觉得伤寒当时治的就是以伤寒为主的一种病。在《伤寒论》序中记载："余宗族素多，向于二百。建安纪年以来，犹未十稔，其死亡者，三分有二，伤寒十居其七。"一个家族一百多人，死了三分之二的人，这能是一般的病吗？在当时的情况下，一到冬天伤寒流行的时候，老百姓都知道完了，这个人得伤寒了，没救了，连老百姓都看得出来，这是一个连续若干年在当地出现的一种病。所以通过对流行性出血热的认识，我体会就是当时的伤寒病，当时医家对这种瘟疫还缺少认识，所以死亡率极高。如果从流行性出血热的角度理解伤寒，那么对伤寒太阳经病的很多疑惑都会迎刃而解。否则我们读《伤寒论》，伤寒一二日，伤寒四五日，怎么就突然联系到其他的问题了？所以我说张仲景是一个最具创新意识的医家，他还提及了关于湿温、温病的问题。2003年的SARS流行，我亲自治疗SARS病人248名，我当时在中日友好医院，是中西医结合诊断治疗SARS的总负责人，当时我们给世界卫生组织提供了16例用纯中药治愈的病例,一点西药都没上过,但是他们审核时,砍掉了5份,说这5份不是SARS,差不多1/3的病例不是SARS,医院当时主要是针对SARS的,但是只要看到肺X片发生了变化,也全部收到病房来,绝不放过一个。张仲景在《伤寒论》里的描述有很多都是鉴别诊断,并不能把它混淆为伤寒病本身。这样思考可能有助于对伤寒本病的理解。

关于伤寒没有解决的问题还有很多,比如说伤寒的起因,是什么原因使得仲景家族一百多人死去了三分之二,起病原因有待探讨;还有就是伤寒方的剂量;第三就是经方要发展。张仲景已经为中医的传承和发展做了创新,现在我们所处的环境不同于1800多年前,时代在发展,只有经方同样发展才能够对得起张仲景,否则你拿着经方却治不了现代病,我觉得这对张仲景也是不公平的。所以就有我刚才提到的刘绍武先生对伤寒六经病的新解、胡希恕先生对伤寒八纲的新解,这些都是很有创新意义的。尤其是对伤寒扩展性的应用,不仅要用到外感病上,还用到内伤疾病上,这也是很好的创新。还有就是经方新用,我看到讲义里陈纪藩教授讲运用《金匮要略》治疗类风湿性关节炎,这是一个很好的题目,因为现在西医诊断非常明确的疾病,张仲景当时并没有做出很完善的归纳总结,这就需要我们对这类疾病重新认识、归纳。比如说糖尿病,过去古人只认识到消渴病,从现代的观点来看,消渴病已经是糖尿病的中晚期,由于古人没有现代诊断的方法,我们再套用古人治消渴的理论治早中期糖尿病,显然是不合时宜的。滋阴清热、益气养阴能够降糖吗?现在中西医结合界已经公认中医只能辅助降糖,这给我们提出了很严峻的要求,我们要针对现代疾病来创新性地发展运用经方。

大家知道经方很多都是小方,用药少而精,《伤寒杂病论》里面的方子药味平均四点几味药,15%以上的方子小于四味药,如栀子干姜汤、栀子豉汤、百合地黄汤、百合知母汤,芍药甘草汤、甘草干姜汤、甘草汤……小于8味药的方子占90%以上,看来小方确实是可以治大病的。但是方虽小,剂量却很大,现在医生开方则是用大方,剂量小,这就涉及如何处理好小方与大方关系的问题。我们不能因为经方在治疗急危重症时用大剂量,就否定了现在用方的小剂量,宋代以后的方子都很大,但剂量很小,我们一定要有区别的运用,对于那些小病、未病、需要慢性调理的疾病,一般吃药需要半年、一年以上的,这种情况用大方、小剂量就是合理的，可以避免一些急剧性的肝肾毒性。这样看来，时方和经方并不矛盾，因为时方就是与时俱进的方子，它是解决仲景时代没有遇到的一些问题，关键是看在什么情况下用，怎么用。

还有一个大家经常争论的问题，就是经方能不能加减，很多医家非常强调忠于仲景原意，不做加减，诚然，仲景的原意非常好，因为没有继承就没有创新，但是我们更应在仲景的原意基础上灵活加减，一般可以单病单方、合病合方，复杂的疾病可以几个方合在一块，而且需要加减。尤其是针对现代医学疾病的一些指标，如果不加减恐怕就降不下来，所以必须要加减，尤其是现代药理学研究的特效药物，要给予充分的重视。这就是我在正式讲座前谈的几个问题。

我今天主要从这几个方面进行汇报：经方与症，经方与证，经方与病，经方与量，经方与效。

一、经方与症

我们这里有很多老前辈，像梅老师就是我们的老前辈，他们在学医的时候是非常重视症状的。现在院校培养的学生，有一种倾向性，就是忽略症状表现，好像对症处理是低层次的治疗，只有西医才用这样的手段，这是不全面的。我是1977级的，当时老师也特别强调辨证论治。辨证论治便成为中医院校舍我其谁的金标准，这未免有些武断，我们看仲景的用意，他也非常强调对症状的治疗。再举个例子，一个头疼的病人来找你，你要不要先治他头疼？你说头疼我先不管，这是血虚引起的，我先治疗你血虚。病人来个三五次，血虚没改善，头疼依旧，那病人还会信你吗？肯定不信。我曾经碰到一位病人，24 岁的一个女孩，癔症性的晕厥，就是突然间倒下，一般倒的地方绝对安全，而且倒的时候，谁说什么话她都记得清清楚楚的。有个老先生给她治疗，辨证论治，气虚血瘀证，用八珍汤加减治疗了一年半，结果基本没效。最后山东某个医务室的工作人员给她用了白金丸，也有叫"矾金丸"的，成分就是白矾和郁金，用了一个星期病就彻底好了。所以光靠辨证论治是解决不了全部问题的。病人来的时候要对他的症状有所偏重，腹泻的你不对症，呕吐的你也不治疗，显然是行不通的。仲景提到"但见一证便是，不必悉俱"。我们治疗糖尿病末梢神经病变时，病人经常反应很热，有可能胸腹热，有可能背部热，还有可能是四肢热，尤其是下肢，热到什么程度呢？不管多冷的天，从来没有盖过被子，这种情况我们治疗了不下上百例，就是用李东垣那张方子——升阳散火汤。糖尿病末梢神经病变，阳气郁在表皮，散不出去，李东垣描述了四肢灼热，扪之烫手的情况，用这个方子就有效。我们只凭借这个症状，用升阳散火汤就能起到很好的疗效。这种情况印会河教授理解得很深刻，他在《内科新论》里有很好的阐述，他特别重视仲景抓住的主要症状。我们的老医生有很多宝贵的经验非常值得我们学习、总结。比如我们治疗糖尿病汗证，有时病人全身湿透，一天要换几次衣服，这时候最管用的就是用煅龙牡，疗效立竿见影，然后你再辨证，是什么病机，这样效果才会好。煅龙牡量要大，一般各用到120g，先煎，尤其是重症汗证的时候疗效显著。印老先生讲过，抓住主症比围绕枝枝节节的症状转要高明得多。像我们治疗蛋白尿，可以用芡实、金樱子之类的药来收敛固涩，但是最核心的药是黄芪，针对蛋白尿效果就是好，抓住主症可以简化临床思维过程，更有利于我们抓主要矛盾。所以印会河老先生的治病疗效是非常好的。

抓主症也是《伤寒论》中一个重要的思想，《伤寒论》还提到很多关于抓主症的病例，"少阴病，六七日，腹胀不大便"，这就是大承气汤证；"心中烦，不得卧"，就用黄连阿胶汤；"喜唾，久不了了，胸上有寒"，这就是理中丸所治的。我们碰到一个病人，是同仁堂一个领导的家属，癌症晚期，广泛转移，经化疗以后，就是这个症状——喜唾。一天要吐一口袋，果然是"久不了了"，我们用理中丸，这个症状马上就减轻了。像黄连阿胶汤证，我们抓住"烦"和"失眠"两个主症就好，不要局限于患者阴虚啊、火旺啊、身体瘦、舌体瘦、苔少这些问题。很多当老总、当领导的，他们身体胖，舌苔厚腻，只要是心烦失眠照样用黄连阿胶汤，等他失眠心烦好转了以后，再去调他的体质，再去化痰清热祛湿。事实证明黄连阿胶汤对顽固性的焦虑和失眠确实很有作用，抓住主要矛盾的核心是取得疗效的一个捷径。我们院校的学生经常对君臣佐使药的使用不是很清楚，这是因为他们抓不到问题的核心，所以定不下君药。君药是针对疾病的主症的，麻黄汤、桂枝汤都是针对发热的主症的。臣药又有什么作用呢？它也是针对主症，起到帮助君药的作用，或者是主症同时又有它的兼症，抓住了这些框架结构就搭建起来了。《内经》讲小方就是君和臣，没有佐和使，"君一臣二，治之小也"，三味药就是一个方子，这是小方的配伍原则。但是有些病症当你立了君药以后，这个病症和你辨的证候是相反的，比如我们在治疗神经痛的时候，经常用川乌，那么如果是寒证，寒入骨髓，用川乌没问题，但如果是热性疼痛，我们仍可选用川乌止痛，只不过这个佐药就非常关键了，因为它一定要把病性一块佐回来，要去川乌的"性"而存它镇痛的"用"。对于糖尿病早中期治疗，我们用大剂量的黄连，这没什么可说的。但是到了中晚期，病人血糖控制很差的时候，能不能用黄连、知母、黄芩、黄柏、苦参、龙胆草、栀子这一类的苦寒药呢？可以，但是如果目的在于用这些药将患者的血糖降下来，那后面的佐使药一定要跟上，要把握患者寒热温凉的大方向，这个佐使药就相当于船舵头，它在把握一个大方向，始终沿着虚实寒热走，这样你在处方的时候就会明了你想做什么，谁来帮你做什么，但最终还是要沿着中医辨证论治这条轨道走。这样教学生时，他们就比较容易理解，也很容易掌握。现在很多大方有一个弊端，一个方子二三十味药，很难分清君臣佐使，经方就不会有这种问题，它药味少，90%以上的经方都是小于八味药的，《内经》讲三味药加上几味药是小方；"君一臣三佐五，治之中也"，这是中方；"君一臣三佐九，治之大也"，十三味药，这是大方。所以张仲景的方子还是属于小方的范畴。我并不是否认用大方，对很多慢性病，我经常用大方，甚至是做成丸、散、膏、丹，尤其是水丸，或是蜜丸，病人也不会觉得太难以下咽，这个时候我是以功能团为君、臣、佐、使，可能君药就有三四味药，这种组合方的使用使得后世的方子变得非常大，这里面有一个原因就是剂量错了，本来桂枝三两即45g，他们就用桂枝9g，荆芥9g，防风9g，西河柳9g，这一组合也是30～40g，这种思维其实就是把君药作为一个功能团，同样臣药、佐药、使药也有这个特点。

还有的时候一个方子的君臣佐使是会随着情况的不同而有所变化的，比如说麻杏甘石汤，病人可能有热、咳、喘的情况，麻黄平喘，石膏清热，杏仁止咳，如果以热为主，就可以加大石膏用量，这个时候就是以石膏为君；如果病人咳嗽较重，兼以热、喘的症状，就可以杏仁为君；以喘为主就用麻黄作君药。所以开方子不一定完全墨守成规，要善于灵活变通。张仲景很多方子都在加减，他的用意是启迪我们一种全新的思维模式。昨天还有人问我《伤寒论》的方子是不是要按原方使用，我认为完全没有必要，仲景的小承气汤如果以腹胀为主，就变为了厚朴三物汤，这是要根据具体情况来考虑加减问题的。有个十七八岁的男孩，主症是咳嗽，引得右侧胸痛加重，是由于结核性胸膜炎引发的，胸片提示大量胸腔积液，我给他用了十枣汤，开始各用 1g，服后 30 分钟病人开始排稀便，其余没什么异常情况；第 2 天开始加量，甘遂、大戟、芫花各用 2g，服完之后就吐出一大碗黄水，还泻稀便两次。服药 2 天以后右侧胸腔积液基本消失，10 天以后出院。这个病人的治愈就是抓住了"咳唾引痛"这个主症。还有一个病人，是痉挛性斜颈病，已经两年多了，脖子歪到什么程度呢？几乎要贴到肩上了。而且他右侧颈部经常感觉被牵拉的抽搐、疼痛，他前后走了很多地方，都没有疗效。后来有人建议他做个手术，但是手术后可能会引发面瘫，费用 28 万，他拒绝了，他甚至有轻生的念头，因为实在是太折磨人了。后来他找到我，我用了葛根汤：葛根 60g，麻黄、桂枝各 30g，还加了大剂量的芍药，加了祛风药全蝎。10 付药以后，他好转了 50%，30 付药后，他完全正常了。这是他治疗前后的照片对照（指幻灯片）。这个病例我主要抓住了他"项背强几几"这个主症。

二、经方与证

昨天山西运城的畅达教授送给了我一本关于汤方的书，写得非常好。现在经方里面特别强调汤证，哪几个症状合在一起就构成了一个汤证，由于后世医学的发展和现代中医院校的教育体系，大家都特别强调辨证论治，从而忽略了《伤寒论》中辨汤证的内容，一种病属于什么证候，就现代意义理解，其实汤证里面已经归纳出来了。比如提到葛根芩连汤证，我们就想到湿热下利；说起猪苓汤证大家就知道是阴虚水热互结于下焦。这样归纳出来以后，对于许多异病同治的情形就可以根据什么证候而直接选用相应的方剂。过去是一定要见到几个证，现在辨方证只要归纳出核心病机，就可以反过来用这个方子，所以说经方辨证本身就是对汤证的一个发展。我们从理解伤寒病推出伤寒方治疗各种外感病，从各种外感病推出治疗各种疑难杂病，这就是对伤寒很好的开拓和创新。刚才梅老师讲四逆散，他以四逆散为基础，灵活加减，从而应对各种病症，从症状群推理出汤方，然后再提炼核心病机，再反过来运用这个汤方，大体上就是这样一个路线。

对于西医诊断明确的病，如何根据核心病机去运用汤方呢？比如我们治疗心衰病人，不管他西医的指标多么差，只要见到有水热阴伤的症状，我们就可以用猪苓汤。包括2003年我们治SARS时，很多病人就是个阴虚水热互结的病机，只要我们提炼出了这个核心病机，就可以放心大胆地用。大柴胡汤是一个治疗少阳阳明合病的方子。大柴胡汤证在肝胆疾病系统里面见得特别多，其核心病机就是肝胃瘀热，既然抓住了这个核心，那么我们糖尿病患者出现肝胃瘀热的情况照样也好用。还有大黄附子汤，这是治疗寒湿内积的冷秘证，但是邹云翔教授就用它来治疗终末期的慢性肾衰。邹云翔教授是我的正博士生导师，我是他的关门弟子，他已经过世了，我的副导师是周仲瑛教授。邹云翔教授认为慢性肾衰终末期有一个浊毒内蕴证，早在上个世纪60年代他就开始用大黄附子汤治疗，取得了很好的效果，所以对证候拓展应用的研究也是很有意思的一件事。我们以这个方子加减前前后后治疗过500多例慢性肾衰患者，我们也在探讨多大的剂量疗效最好。有一个肾病患者肌酐是460umol/L，尿素氮15.67mmol/L，还有高尿酸血症，轻度贫血，我们用大黄附子汤治疗。病人服用了2个月以后，肌酐降到了276umol/L，尿酸有所下降，血色素也上来了，到现在已经用了一、二十年了，也没发现什么不好，我附片经常和半夏合用，附片原则上超过30g都要先煎8小时，这是两次的经验教训得来的。其实我们博士后做过附子煎煮时间的研究，当煎煮40分钟以上时，安全性是非常好的，没有问题。但是有一次我看了一个河北保定的患者，我给他开的是制川乌60g，第一次在广安门医院抓的药，效果非常好，没有副作用；第二次他回到保定抓药，吃完之后就出现乌头桂枝汤里描述的症状了，什么口麻欲吐都有了。当时我一看他抓的药是生附子……所以当患者在外面抓药的时候，你并不能保证他抓的一定是制附子，而且即使是制附子，炮制得是否到位，这些都存在安全隐患。我就出个笨招——文火8小时，那么即使是生附子，我也给你煎出个制附子来。但是如果你能确保药材没问题，40分钟就足够了。仲景在用附子的时候也没有强调先煎，我们只是确保它的安全性而已。另外仲景在用附子的时候，一个是配姜，一个是配甘草，还有一个是配白蜜，如果不是糖尿病的患者，配白蜜可以减少乌头的毒性。大黄附子汤的主要病机就是温下寒积，终末期肾衰的浊毒内蕴阶段非常符合这个病机，所以可以扩展应用。

有个50岁的病人，得糖尿病15年了，后来又出现心衰，全身高度浮肿，小便很少，喘憋，夜间不能平卧，从沈阳转过来的，强心、利尿、扩血管都用了，没什么效果。他又不住院，我说先开一付药你回去试试，如果有效果你可以不住院，如果不行那你必须住院。我用的是猪苓汤急煎，分4次服用。其中猪苓、茯苓我都用到120g，结果当天晚上心率就降下来了，水肿明显减轻，各方面情况都有所缓解。再给他3付药，水肿完全消退。

再举个例子，葛根芩连汤是个很有意思的方子，我经常用它来治疗糖尿病，其中葛根、黄芩、黄连都能降血糖，这个方子也是一个全方位的降糖方，尤其是对于舌黄苔厚腻的湿热证糖尿病人。有一个病人初诊时测糖化血红蛋白12.5%，他的特点是大便黏腻，舌苔黄厚腻，脉滑数，典型的肠道湿热证，我们葛根用到120g，黄连、黄芩各用到45g，配了7.5g干姜，一般没有畏寒的时候干姜就用得少一点，如果有畏寒的情况，那么干姜就要加量。治疗3个月后，他的糖化血红蛋白降到6.4%，而且没有用西药。现在我们正在跟上海交大生命科学研究所合作，他们就想看看葛根芩连汤治疗前后肠道菌群的变化情况，我们也把葛根芩连汤设置了大、中、小3个不同剂量。葛根芩连汤是治疗太阳与阳明合病的下利，西医认为这种下利极有可能为肠道菌群失调所致，葛根芩连汤可能是通过调整肠道菌群来治疗糖尿病的腹泻，到明年李教授邀请我参加经方班的时候，我可能就会拿出报告跟大家汇报了。还有麻黄附子细辛汤治疗鼻炎，有个反复发作2年多的鼻炎患者，最后用麻黄附子细辛汤治好了。

三、经方与病

第三个是经方与病。这个"病"是现代医学的病，如果按照古人所讲的病来研究，会有一定的局限性，因为大家对古人讲的病认识不一，你说是这个病，我说是那个病，研究起来无从入手，所以干脆就从现代医学的病作切入点，具有国际统一的一个标准。现代医学的疾病多数都已经认识得非常清楚了，而且也形成了一套完备的治疗方法，这就涉及我们中医在做研究的时候应该如何切入。在上个世纪60、70年代中医学者有个倾向，就是把中医的辨证论治和现代医学的病做一个简单的结合，叫做"病证结合"。这样诊断是非常清楚的，然后再把证候作观察，为治疗做指导，但是这里也存在一个通病，就是把病分出的几个证直接拿来为病所用，什么病分成几型，随意套用一个病型。我们现代医学诊断出的病和古人描述的病并不能完全画等号，如果按照古人描述的病来做现代研究，就会产生一些偏颇，比如说胸痹和冠心病能完全一样吗？胸痹里面的一些描述就是反流性食管炎，这时候还能按冠心病治吗？显然是不能的。胸痹是一个非常宽泛的描述，而冠心病则范畴非常狭小。再比如消渴病，糖尿病是消渴病，但是甲亢、尿崩症可能都在"消渴"的范畴里面，所以糖尿病血糖必须表现为升高，而尿崩症再怎么尿、甲亢病人再怎样消瘦，如果血糖不高照样不能诊断为糖尿病。所以说"病证结合"是有它的局限性的。如果作为一种科研模式还勉强说得过去，如果对于真正的临床治疗，尤其是对于现在这么复杂性的疾病，就会显得有失严谨。临床上我们的学生也很苦恼，一个老年人从头到脚都有病，慢性鼻炎写个什么证，慢性胃炎又写个什么证，前列腺增生又变成了一个什么证，也真是难为学生了。面对这么多的病如何去辨证，我现在提出来了，要"症证病结合"，就是以中医描述的症状为主要切入点，结合证候和疾病综合治疗。我提到的疾病是西医所说的病，我们要综合疾病发展的全过程，除确立辨证方法外，还要特别强调疾病本身的一些特点，尤其是化验指标，如何去降指标，这都是历史给我们提出的新课题，辨证论治古已完善，对现代疾病的研究就是我们的侧重点。我们不是机械地照搬古人的说法，而是要立足于临床实际。举个例子，三句话不离本行，我们研究代谢病的天天都离不开代谢病，2型糖尿病发病的全过程可以概括为郁、热、虚、损四大阶段。刚开始吃得肥肥胖胖，过食少动，继而郁而化热，之后又耗伤气阴，进入到虚的阶段，最后进入心脑血管病变阶段，也就是损的阶段，脉络受损，包括大血管、小血管、微血管。古人描述糖尿病发病的过程是非常清楚的，大家一提到糖尿病都想到消渴，其实在消渴之前还有一个非常关键的阶段——脾瘅，脾瘅是由于肥胖引发的。《内经》讲脾瘅的成因是"此肥美之所发也，此人必数食甘美而多肥也。肥者令人内热，甘者令人中满，故其气上溢，转为消渴"，脾瘅的前一个阶段是肥胖，后一个阶段是消渴。古人诊断的"糖尿病人"和我们现在没什么两样，只不过古人诊断很容易，有"三多一少"症状即可，但是脾瘅这个阶段往往被忽视，这个阶段的人都是肥肥胖胖，将军肚，大家还以为这很富态，没当成疾病前期的征兆。把肥胖当成一种疾病是上个世纪90年代世界卫生组织确定的，虽然古人认识得很清楚，但是还没有确立良好的治疗策略，我们的瘀、热、虚、损阶段已经通过标准委员会的鉴定，纳入到"糖尿病中医防治标准"里面，估计明年年底就会公布，瘀、热、虚、损的思想体现在以下几个证型方面，先是脾胃壅滞，然后肝胃瘀热，痰热互结，或是肺卫热盛，胃肠实热等等，然后到热盛伤津，最后是阴虚火旺，或者气阴两虚等。在热的阶段，《伤寒论》里并没有全面阐述该怎么治，但是却给了我们很多提示，《伤寒论》有很多方法，我们要按照四个不同阶段对《伤寒论》的方子重新组合，比如说胃热，肺胃热盛，用白虎汤；到气阴两伤的时候用白虎加参汤，我们常用西洋参、太子参；肝胃瘀热用大柴胡汤，里面的黄芩本身就是降糖的；肠道湿热证的葛根芩连汤里的几味药都是降糖的……根据现代药理研究的成果以及祖先对证候的提示，我们完全可以把经方恰如其分的用到现代疾病的治疗上去。这种组合本身也已经突破了老祖先的一些用法，我们这20几年来，对于初发2型糖尿病患者，不管你血糖多高，哪怕是高的测不出来，哪怕是你糖化血红蛋白超过19%，我们从来没有首先用西药，都是先上中药，而且都能把血糖降下来。什么时候上西药呢？就是3个月下来，糖化血红蛋白还没有达标的，可能配合一点西药。当然1型糖尿病例外，该用胰岛素就得用。在虚的阶段，很多方子都非常好，降糖也有效，像瓜蒌牡蛎散里的天花粉，白虎汤里面的知母，脾胃虚滞的黄连泻心汤里的黄连、黄芩，虚实错杂证里的干姜黄芩黄连人参汤，上热下寒的乌梅丸……很多都是有效降糖的方子。我们不但辨证准确，而且还能够降糖，在不违背老祖宗辨证论治思想的前提下，又能治疗现代疾病，一举多得。陈纪藩老师就把治类风湿关节炎的方子做了很好的归纳，结合现代医学，综合疾病全过程去考虑，具体又落到实处，这也是对经方很好的发挥。到了损的阶段，就会出现很多并发症，这个时候要温补，多用理中汤、肾气丸等方剂。

所以说中医防治糖尿病指南是行业的标准。迄今为止，我们已经做了将近上百场的糖尿病指南推广，同时也推出了糖尿病防治指南的解读，是国内很多知名专家一起撰写的。在广泛推广的情况下，我们坚持用脾瘅理论来指导代谢综合征以及糖尿病的治疗，在我们国家有将近两亿人患代谢综合征，已经超过了人口数量的15%，就是在这二三十年出现的，形式非常严峻。我们老祖宗不可能看这么多的代谢综合征，也不可能看这么多的

15

糖尿病，别说古代，就是上个世纪五六十年代也没有这么多糖尿病啊！代谢综合征的特点是在腹型肥胖的基础上出现了糖代谢紊乱，然后是脂代谢紊乱，甚至还出现代谢性的高血压，这也好理解，人一下子从瘦变成胖，心脏就要拼命的泵血，不断的超负荷泵血，自然形成代谢性的高血压了。所以现代医学已经认识到腹型肥胖会导致一系列代谢性疾病，包括糖脂代谢，嘌呤代谢，血压调节等等，它们共同的基础都是胰岛素抵抗。我们常用一棵肥胖的树木来比喻代谢综合征，树根就是以肥胖为主，树干就是胰岛素抵抗，树枝就是在胰岛素抵抗的基础上出现的血糖、血脂、血压、血尿酸的紊乱，在治疗的时候，我们不能单打一去治疗，现代医学研究代谢综合征已经有了长足的进步，但是其在治疗上仍很棘手，缺乏一个系统的载体，使得一种药物既能够减肥、降糖，又可以调脂、降压，但是至今也没有实质性的突破，发展非常缓慢。这也给我们中医研究代谢综合征留下了一个非常广阔的空间。刚才我们提到了脾瘅是由于多食肥甘厚味引发的，核心病机是中满和内热，最后由脾瘅会发展为消瘅，由消瘅再到痿厥，出现心脑血管病变，你看这个过程和代谢综合征的发病过程多类似，这种高度的一致性使得中医理论完全有可能指导代谢综合征的治疗。

有关脾瘅理论我们做了几个方面的研究。一个是不同类型的肥胖与脾瘅的相关性研究，因为脾瘅之前病人都有肥胖，那么肥胖是不是都是一样的。我们主要概括了三种情形，一种是肉人，肌肉非常发达，体重指数超标，但是却跟代谢综合征关系很大；一种是脂人，属于均衡性的肥胖，胳膊粗，腿粗，臀部大，肚子显得并不是特别大；第三种是膏人，胳膊腿都很细，只有肚子是大的，《内经》里讲"膏者，多气而皮纵缓，故能纵腹垂腴"，肠里肠外都是肥肉，体重指数也超标，可以纳入代谢综合征研究范畴的主要就是后两种情形。我们广安门医院对北京一家国际旅行社进行了调查，而且还拟定了一个人体测量学的方案，不单纯是测腰围、臀围，还要测上臂围，手长，手宽，手宽/手长指数，肩宽、臀宽比值，最后得出对膏人影响最多的是腰臀比，对脂人、肉人影响最多的是手长、身高比。中国人民大学易丹辉教授帮我们做了一个数学模型，把测量的资料输入软件，就知道是哪一种人。或者肉人，或者膏人，或者脂人。现代医学研究肥胖只研究腹型肥胖和非腹型肥胖，但是腹型肥胖里其实还有很多不同，不能一概而论，我们的研究其实就是填补了现代医学研究中的空白，这也是我们对代谢综合征研究作出的最大贡献。具体说来，腹型肥胖又可分为 3 种类型，第一种叫"蜘蛛型"，患者四肢脂肪很少，肚子虽大，但肚皮也很薄，像个蜘蛛一样，我们叫"大馅薄皮"，危险性最大；其次是"脂膏型"，他的皮下脂肪很多，肚子大，肚皮厚，肚子里面肠子周围都是白花花的脂肪，这个肚皮的脂肪和肌肉的脂肪是一样的，都叫"棕色脂肪"，而里面白花花的叫"白色脂肪"，这种情况我们叫"大馅厚皮"，这是第二类的危险情况；第三种叫"肉膏型"，你看鲁智深也好，李逵也好，天天大鱼大肉，喝啤酒，最后也形成一个大肚子，这种人危险性最小。但是随着年龄的增长，不管是什么人，肚皮都会松弛，肚子会变大，这是一个普遍的规律，当然像我们李赛美教授还能保持这样好的体型，也着实令人羡慕。常言说"千金难买老来瘦"，肚子不大是健康的一个重要的标志。

我们的调查情况也支持这样一个结果，对于脂膏型，576 例里面冠心病占 22.6%，血压血糖异常占 74.9%，而脂人的比例仅为 5.2% 和58.7%。对于代谢性综合征的中医证候学，我总结了一下，4000 多例患者里面，主要证型表现为肝胃瘀热、肝胆湿热和脾虚痰浊，其中肝胃瘀热型容易患糖尿病，肝胆湿热型容易得高血压，脾虚痰浊型易患血脂异常、高尿酸血症。对代谢综合征的患者，我们还做了一个调查，其中符合中满加内热的占 89%，这和我们脾瘅所提到的中满内热具有高度的一致性，所以代谢综合征的本质可以用脾瘅理论进行指导治疗，其机理就是土壅木郁，木郁之后就会生湿、热、痰、浊，根据病机病邪，我们可以确立相应的治法，我们用大黄黄连泻心汤为核心方进行加减，拟方清肝降浊方，对临床上未经西药治疗的初发高血压病进行治疗，我们分为两组，一组用西药安博维，一组用我们清肝降浊方，4 周后我们对 240 例患者进行观察，发现中药组降压情况和安博维组没有统计学差异，其降压效果非常好，24 小时动态血压的曲线和安博维组也是一致的。但是腰围变化就不一样了，中药组患者腰围降了 1.51cm，而安博维组只降了 0.42cm，相当于安慰剂一样，所以不论是降糖、降压，还是减肥，中药都要好得多。我们还用安慰剂作对比，观察了清热降浊方对血脂的影响，发现三酰甘油降低，高密度脂蛋白升高，而且患者收缩压、舒张压均有降低，对于我们那棵大树的"树干"——胰岛素抵抗有非常好的效果。它能够增加胰岛素敏感性，降低其抵抗指数，所以说用脾瘅理论指导下的清热降浊方和清肝降浊方都能够明显改善胰岛素抵抗，降低代谢性综合征患者的腰围、血压、血糖，改善血脂水平，具有综合调控的优势，这个项目我们已经获得中华中医药学会代谢性综合征研究的一等奖。

我再举几个用小陷胸汤治疗痰热互结糖尿病的例子。这个患者糖化血红蛋白9.5%，血脂非常高，三酰甘油6.92mmol/L。我用：黄连45g，知母30g，清半夏30g，瓜蒌仁30g，生山楂30g，红曲12g，藏红花0.5g（冲服），酒军6g，5大片生姜（相当于30g），主要是佐治黄连的苦寒之性，因为他有重度脂肪肝，所以我用了藏红花和红曲。3个月之后，他的各方面都有改善，糖化血红蛋白降到了6.0%，血脂也降下来了，从头至尾没有用西药，这是纯中药的功效。大家在临床上有没有体会，我们用纯中药降脂效果并不是很理想，或者说降得很慢？这时我们就要用到一些现代药理学已经证实的降脂药物，比如说我刚才用了红曲，这味药本身就是洛伐他汀的主要成分，所以降得非常快。而且从中医理论来讲，红曲是发酵的，它能够降浊，并不违背我们辨证的大原则，而且实践证明也确实好用。还有一个48岁的酮症患者，餐前血糖是20mmol/L，尿酮阳性，因为患者火毒很盛，我用了三黄泻心汤合白虎汤：黄连90g，黄芩60g，生大黄6g，生石膏60g，知母60g，清半夏9g，瓜蒌仁30g，生山楂30g，干姜12g，其中黄连用到90g。患者吃了21付药，血糖就降下来了，然后又调整处方剂量，再过2个月以后，血糖完全达标了，然后改为水丸，1天3次，现在状态非常好。我要特别强调一下，药物的剂量不是越大越好，我最开始黄连用到90g，有效之后马上减量，然后再减，最后长期维持，如果自始至终都给病人用90g的黄连，那真就苦寒伤胃了，这是根据不同阶段做剂量的相应调整，这也是中医治疗的精髓。我在"973"项目研究里面做了一个随证施量策略的研究，根据血糖的变化来定夺，这叫"随证"。有个病人，36岁，餐后血糖34.99mmol/L，口渴非常明显，这是个国家领导人的亲属，当时给我们的指示是什么呢？不用西药！不用胰岛素！还不能用降糖的西药！这个血糖确实有点高，我说我先给你用3付药，如果有好转就接着用，如果没有好转立刻上胰岛素。当时家属也同意了。我用的是：黄连90g，知母60g，黄芩30g，山萸肉30g，西洋参9g，葛根30g，淮山药30g，桑叶30g，生姜30g，酒军3g。3付药用下去之后，餐后血糖降到25mmol/L，发现有效，又吃了14付药，餐后血糖波动在9～12mmol/

L，空腹血糖波动在 6~7mmol/L，后来把汤药改成丸药，患者一直吃，到现在已经快两年了，情况非常稳定。还有个病人，血糖 18mmol/L，糖化血红蛋白 9.5％，胰岛素分泌曲线平直，也没什么高峰，C 肽分泌也没什么倍数可言，整个胰岛功能处在一种被压抑的状态，我辨证为虚实错杂，热伤气阴，所以用了干姜黄芩黄连人参汤：干姜 6g，黄连 30g，黄芩 30g，太子参 30g，桑叶 30g，桑枝 30g，鸡血藤 30g，首乌藤 30g。用太子参加强养阴之效，两个月以后糖化血红蛋白降到了 6.4％。一年以后再做胰岛素释放试验，胰岛功能已经恢复了，曲线有了倍数关系，虽然还不太明显，但是不像最初的一条平线了。对现在的疾病，我个人体会除了要"症证病"相结合辨证论治外，还要关注西医的生化指标，否则也会失去仲景的原意，把症状忽略。这并不是说注重症状就是头疼医头、脚疼医脚。我们该把老祖宗治疗症状的理念好好发扬，和疾病指标紧密地结合起来。所以我们提出来以证为基，或者叫以证为方向，以病证作为导向，然后以病为参考，突出疾病的特异性，从而拟定临床诊疗思路。

四、经方与效

这个"效"主要包括临床症状的好转，生活质量的提高，病理性指标的改善。所以我们中医论治强调多层面的改观，但是我们中医现在恰恰欠缺的就是客观指标的疗效，现在国家中医药管理局正在组织各个专业里面领头的专家来总结这些年来各个领域所取得的成果，中管局的领导也特别说明从"七五"到"十一五"这么多年来，我们中医缺少一个有疗效的显示度，我们中医改善症状、证候没问题，然后在有关证候的表格里打多少分，生活质量的改善评分，这些大家都不怀疑，然而如何去解决客观的指标，解决化验指标，是时代给我们提出的重要任务，我们都不能回避。我们不能说中医不管这些客观指标，因为老百姓不会答应，所以用客观指标作为我们的靶点，也是我们的新思考。糖尿病这个领域是由我来总结的，我们提出了一个思维模式，就是现代药理学研究成果的临床回归，现代的中药药理学研究已经有了非常多的成果，那么如何把它变成客观指标的有力武器？这里面缺少一个转化的桥梁。比如说糖尿病，现代研究栀子能够降糖，而且都已经发了很高点数的文章了，还有诸如黄芩、黄连、知母、苦参、龙胆草、山萸肉、肉桂……但是如何把它们运用到我们的临床实践中，特别是我们中医的临床处方中，比如我刚才提到的红曲，已经有研究证实了它能够降脂，但是这只是机理研究，你做临床应用了吗？没有。这里主要有两方面原因，一是对红曲没有把握，二是没有很好的和中医理论结合，如果没有深入思考的话可能就不好用。另外即使能够应用到临床中去，那么多大剂量才能够降糖，这又需要一个研究转化，才能从实验的老鼠中转化到临床的处方上，所以我提到要现代药理学研究成果的临床回归。这方面的研究确实不少，比如绞股蓝能够降脂，威灵仙能够降尿酸，夏枯草、钩藤降血压，这些药都是既不违背中医理论，同时又有临床疗效。在这方面，我们做了一些尝试，有一个高尿酸血症的患者，血尿酸669umol/L，我们用防己黄芪汤，为了加强疗效，我们加入了一些起到降尿酸作用的中药，病人服了50付之后，尿酸降到了325umol/L。还有个病人的三酰甘油17点多，我们用纯中药治疗，用小陷胸汤合五谷虫、红曲、生山楂，其中红曲用到了30g，3个月后三酰甘油降到了1.74mmol/L。还有用五味子降转氨酶，病例也是特别多。有个病人谷丙转氨酶203U/L，谷草也很高，也有高脂血症，重度脂肪肝，体重指数29点多，我们用30g的五味子，后来各项指标都降为正常。2年前，我们科技司领导给我出了个难题，让我给国家发改委领导的孩子看病，16岁女孩，餐后血糖15mmol/L、16mmol/L、17 mmol/L 来回波动，转氨酶也有100U/L多，特别胖，200多斤（100 kg多），重度脂肪肝，脂肪性肝炎，马上就要中考了，要在1个月之内达标，转氨酶1个月下不来，学校不录取你，这可给我出难题了，结果我在1个月内还真让她血糖、转氨酶达标了，小女孩非常高兴，你要是没有点武器的话你敢应承这个任务嘛！

五、经方与量

刚才我讲伤寒起病是研究伤寒的一大疑点，第二个疑点就是经方的剂量。伤寒方的特点就是药少而精，药专力宏。汪昂有一段解释非常有意思，他说"古人立方，分量多而药味寡，譬如劲兵，专走一路，则足以破垒擒王矣。后世无前人之明识，分量减而药味渐多，譬犹广设攻围，以庶几于一遇也。"《伤寒论》的方子平均药味为4.83味，广安门医院中药处方平均药味18.26味，这是广安门医院各科统计的综合数据，现在各个医院都差不多。就单剂药而言，常用药物是2~8味，而我们医院是12~20

味。这是从药味而言。

那么《伤寒论》中方剂的剂量到底是多少？1983 年柯雪帆教授在《上海中医药杂志》上曾经发表过一篇文章，题目叫做"《伤寒论》和《金匮要略》中的药物剂量问题"，当时我硕士在读，看到那篇文章后感到很吃惊，因为我们平时学经方、用经方，我们平时开的剂量和柯雪帆教授的研究差了 5 倍！所以我当时非常惊讶，从那时开始我就开始考证，包括在国际论坛上我也和日本学者交流过这个问题。1996 年，我在中华医史杂志上专门写过一篇文章叫"神农秤考"，神农秤是在《千金方》里记载的，里面引用了梁代陶弘景关于"十黍为一铢"的结论，但实际上《千金方》里的方子并不是依据"十黍为一铢"的剂量，里面又提到一种观点说是不是古人有一种"神农秤"？我的那篇文章就是论述了张仲景到底是否用的就是神农秤，陶弘景、孙思邈是不是用的是神农秤？我最后的结论是否定的。从那以后，我就尝试着用经方原本的剂量治病。我们不妨看一下《伤寒论》中非衡器计量的药物，半夏半升，东汉时期的半升相当于现在的 200ml，测出来后是 67g，芒硝半升相当于 154g，水蛭 30 枚，我们用湖南产的金边水蛭最小体积的算大约 108g，我们《中国药典》里规定为 3g；还有吴茱萸，我们用得非常谨慎啊，几克几克的用，张仲景的吴茱萸二升 208g，我们才用到多少啊。石膏在木防己汤里，用"如鸡子大十二枚"，东汉的鸡子和鸽子蛋大小差不多，按照鸽子蛋大小的直径测得生石膏 12 枚是 840g，所以古人用方确实是药少且专而力宏。但是我们长期以来受到陶弘景"十黍为一铢"的理论所圄，把一两 15.6g 缩小了 10 倍，变成了 1.5g 左右，我们教科书还算宽容，参考了李时珍的一句话，叫"古之一两，今之一钱可也"，将一两划定为 3g，当时李时珍还留了一点余地，叫"可也"，但他是没有经过方药剂量严格考证的。李时珍的一生对医药学的研究为世界做出了极大的贡献，但是对《伤寒论》方剂的剂量却犯了一个错误。后来汪昂在《汤头歌诀》中又引用了李时珍的这句话，而《汤头歌诀》恰恰是学中医的必须要读的一本书，"古之一两，今之一钱"的理论就这样流传开了，可见尽信书不如无书。我们北京的傅延龄教授正在做两个研究，一个是"973"的一个分课题，叫"东汉时期度量衡的考据和历代度量衡的衍变"，第二个是《伤寒论》药物的服用方法研究，当然这个"服用方法"也涉及药量，他也发表了相关的论文。

我们"973"项目组要开展葛根芩连汤治疗糖尿病相关研究，要收集病例400多例，现在已经入主了139例，已经做了一个预实验，54例患者，高剂量组有效率80%，低剂量组有效率33%；再看一下3个月病人糖化血红蛋白的下降幅度，高剂量组下降1.79%，低剂量组下降0.12%，几乎和安慰剂差不多。那么低、中、高剂量又如何区分呢？我们按照一两相当于3g的说法设定为低剂量组，而一两等于15g作为高剂量组，一两为9g作为中剂量组。对低剂量组而言，三两黄连就是9g，这已经违背了《中国药典》的规定，《中国药典》里的黄连用量只不过为3～5g，如果按照《中国药典》的剂量用，效果如何？33%的有效率，我们预实验没有设安慰剂组，我想安慰剂组大抵也能达到这个百分比吧。现在的《中国药典》还有很多不完善的地方，不管什么药，都是千篇一律，3、6、9g，有的用到15g，没有一个剂量域，比如说治糖尿病，黄连就应用到30g，甚至是90g，这样大的范围才能够表示出黄连的剂量域，《中国药典》规定3～5g，根本就没有剂量域。类似于这样的情况比比皆是，因为制定《中国药典》的时候主要是药学家，而不是医学家。因为我是国家《中国药典》委员会委员，所以我一直在积极呼吁重修《中国药典》。2个月前我们开了香山会议，我和王院士、刘院士、丁院士一起做执行主席，会议还特别请到了《中国药典》委员会秘书长来听，他也认为中医的方剂、汤药在运用剂量上应该是有梯度、有剂量域的，而不应该千篇一律，都是9～15g。到明年年底的时候，我们关于葛根芩连汤的研究报告就会出炉，到时候再给大家公布一下。我们小剂量组，葛根八两用24g，黄芩三两用9g，黄连三两用9g，甘草二两用6g，还加了干姜1.5g；中剂量组葛根72g，黄芩27g，黄连27g，甘草18g，干姜4.5g；高剂量组葛根120g，黄芩、黄连各45g，甘草30g，干姜7.5g。就拿黄连这味药来说，在治疗脾胃病的时候，取其辛开苦降的作用，很少超过9g，但是我们治疗糖尿病经常起步就是15g，可见不同疾病药物的剂量是不同的，同理，不同的诊断剂量也随之不同。预实验中高剂量组有一例病人出现了胃痛，后来改为中剂量服用，症状就消失了；中剂量组有个病人出现了便秘，其余都很正常，而且三组病人肝肾功能都没有恶化。

临床治病上，剂量梯度往往需要慢慢摸索，有一个病人是山东某大学的校长，得了糖尿病周围神经病变，双腿疼得死去活来，麻木冰凉，疼入骨髓，他在 301 医院做肌电图，提示周围神经脱髓鞘病变。我们开始的时候用川草乌各 30g，先煎 8 小时，川桂枝 30g，用了 2 个月以后，疼痛有所减轻，但还是不够理想，就把川草乌的量加大到 60g，黄芪 90g，葛根 90g，治疗了半年，他几乎不疼了，初诊的时候他几乎走不了路，半年后他可以步行 3000 米。后来他每次来检查时，肝肾功能、血常规、尿常规都没有问题，每次肌电图检查神经传导都有明显的改善。现在他双腿疼痛、麻木、冰冷的感觉完全消失了，所以就给他改成水丸长期吃。我们回头看这个病例，他的药物剂量是逐渐递增的，直到最后达到最有效的剂量，从而治好了病，再减少剂量改汤做丸，长期服用以巩固疗效。我还治过一个失眠的病人，20 年了，几乎昼夜不得入睡，折腾得要死要活，酸枣仁汤养血安神，治疗失眠效果很好，里面的酸枣仁是二升，我们药学部给测量了一下，相当于 180g，一般酸枣仁就用 15g、30g，难不成我给她用 180g 的酸枣仁？如果是剂量不到位肯定是没有疗效的，我就给她用了 120g：炒枣仁 120g，知母 30g，当归 15g，黄芪 30g，煅龙牡各 30g，石斛 30g。晚饭前服 1 次，让她迷迷糊糊的，睡前再服 1 次，加强催眠效果。可不能早中晚 3 次服用，不然她白天就睡了。治疗了 1 个月，她失眠好了一半，我又把剂量加大，酸枣仁 180g，再过 1 个月，症状明显改善，从一晚不睡觉到睡 6 个小时，这对她来说就是最大的幸福，她心情好了，也不像以往那么焦躁了。对于重症焦虑伴有失眠的病人，必须用到这个剂量才有用。解表剂也是一样，一个从河南来的女孩，17 岁，到北京学画，得了风寒感冒，周身疼痛，无汗，连站起来都困难，学画一天的学费相当于三四百元，她一天也不能耽误，也耽误不起，我用的是麻黄汤：麻黄 24g，杏仁 24g，桂枝 60g，白芍 60g，炙甘草 30g，金银花 60g，芦根 120g，藿香 24g（后下）。有人想这样一个女孩子得感冒，怎么用这么猛的剂量？我说并不是小剂量无效，你说是让她三四天后有效果呢，还是一天就能解决问题呢？我们治感冒应该在一天就解决问题，最起码也要症状大有改善才行，我要她分为 4 次服用，相当于 1 次只服 6g 麻黄，多服几次，病情好转就不要服了。结果她服下第 2 次以后就好了。在应对急危重症时，剂量也要大，只不过在服用方法上要分若干次服用，比如我们治疗急腹症肠梗阻的患者，我们经常生大黄用 30~60g，玄明粉 60g，叫患者分 4 次、6 次甚至 8 次服用，直到大便通畅为止，中病即止，实际上安全性是非常好的。还有附子理中汤治疗急危重症的呕吐，附子干姜配伍，药量要到位，这里不具体讲。我们有时候用桃核承气汤治疗肾功能衰竭，尤其是癌症病人，肌酐、尿素氮指标下降得非常快，往往指标迅速上来后又迅速下降，到第7天病情就平稳了。关于药物剂量使用问题，我还有很多病例，由于时间关系，这里就不展开讲了，以后有时间我们再共同切磋。

我们另外一个课题组在江西做有关黄连的研究，大剂量黄连可以做出半数致死量，而葛根芩连汤里同剂量的黄连却没有出现半数致死量，为什么？药物配伍，因为这里面有甘草，所以中药的配伍非常奥妙，也非常重要。我们还做了糖敏灵丸和清热降浊方二期临床的多中心对照，糖敏灵丸降低糖化血红蛋白和安慰剂对比，安慰剂降了0.33%，糖敏灵丸降了1.18%，而且糖敏灵丸还能降脂、减肥，改善总体症状。清热降浊方是一个治疗糖尿病胃肠湿热的方子，我们观察250例，它降糖化血红蛋白1.67%，跟二甲双胍的降糖相比，可以说平起平坐，毫不逊色。我们选取的都是初发2型糖尿病的患者，随机分为2组，清热降浊方不但能降低糖化血红蛋白，而且可将餐后血糖降到4.55mmol/L，糖敏灵丸也有着良好的疗效，这个药我们三期临床已经做完了，效果非常好，已经列入重大创新药物中，我们马上就要报新药，这也是广州中医药业正在大力开发的药物。现在"973"有几个大的课题，全国的专家都在领衔研究，包括我们葛根芩连汤治疗糖尿病，吴咸中院士研究大承气汤治疗急腹症，天津马融院长研究麻杏石甘汤治疗小儿病毒性肺炎，还有复方丹参滴丸在扩大适应证上治疗糖尿病眼底病变，步长集团的丹红注射液对中风急性期治疗。这5项研究在明年都能给大家一个结果。

以上就是我多年来实践经方的一些临床体会，仅供同道参考，不妥之处还望各位同道指正！

【名师答疑】

问：仝教授您好，您讲了很多具有降糖作用的中药，配合辨证论治，往往能取得很好的疗效，我们在治疗糖尿病的时候，开出的方药很有可能某一味药就升血糖，这符合中医的辨证论治，但是却不符合降糖的大方向，您是如何来协调这方面的矛盾呢？

答：首先你要明确治糖尿病要避免使用含糖的中药，比如说饴糖、蜂蜜，若是有升血糖的中药的话，就要看其他药物的配伍应用和本着辨证论治的原则了，如果说含糖成分比较多的药物，多是那些冲剂，吃来吃去，血糖可能会升高，但是只要中医辨证准确，一般不会升血糖。

问：我想问一个关于流行性出血热的问题，现在有一种观点，就是流行性出血热的晚期出现肾损害的时候应用泻下法来治疗，不知道这其中有何道理呢？

答：这位同道确实是经过了深入的思考，流行性出血热到晚期的时候往往是多脏器出血，皮下、腋下，到 DIC 的时候，会出现肾功损害，少尿甚至是无尿，大家不难想到这是肾脏损伤了，但往往忽略了患者还存在胃肠道的麻痹，蠕动减弱，这种情况又加剧了肾灌流量的减少，从而形成恶性循环，引起毒血症。这个时候我们用大承气汤泻下，肠道蠕动增加，毒血症减轻，肾灌流量也会增加，从而缓解肾功恶化及少尿的症状，在这方面我还做过实验研究。这也可以说是通大便、利小便治法的应用。

问：对糖尿病神经病变，您有什么好的方法？

答：糖尿病神经病变主要包括运动神经病变和感觉神经病变。前者主要表现在肌电图上神经传导速度减慢；后者治疗起来比较棘手，患者往往会感到疼、麻木、凉或热。具体说来又包括两方面内容，一是合并了血管病变，血管加神经，治疗起来难度非常大；还有一个是不合并血管病变，只是表浅的皮下神经病变，用中药治疗效果非常好。我们主要用黄芪桂枝五物汤治疗，对于疼痛难忍的和寒邪偏盛的患者，可以加乌头，用这个方子加减可以解决大部分问题，但不是全部，谢谢！

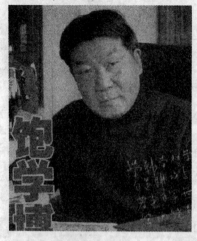

【名师介绍】

刘方柏，主任中医师，四川省老中医药专家学术经验继承工作指导老师，广州中医药大学客座教授，燕山大学生物医学工程研究所特聘教授和"博士中医班"导师。长期致力于疑难病和仲景学说研究，临床累计诊治病人已达50万。代表著作：《刘方柏重急奇顽证治实》（人民军医出版社），发表学术论文80余篇，参编专著10余部。

论常用经方在涉肾疑难证中的巧用

四川省乐山市中医医院　刘方柏

各位专家，各位同仁，我这个四川人普通话讲不好啊，大家能听懂就可以了！今天上午仝教授，刚才金教授都做了非常精彩的演讲啊！我相信一定带给了我们很多新的知识，新的理念。这个会开的非常好，前不久我在北京也参加了这样的经方论坛，也做了一个讲座，那次讲得是"论冷僻经方的临床唤醒"，就是讲我们要如何在临床上唤醒经方，后来有专家建议我下次就讲一讲常用的经方。这次会议又是以肾为主题，因此我就根据这个会议的宗旨以及专家的建议，写了一个论常用经方在涉肾疑难证中的巧用。

一、疑难病的治疗

这里首先需要明确三个问题。第一，就是疑难病，什么叫疑难病。疑难病是那些病因不明，病机难辨，病情复杂，症状罕见，表现怪异，常规治疗无效和公认的难治性疾病。关于病因不明，病机难辨，病情复杂的病症可以是单独出现，而更多的是同时兼得。我举一个例子，一个两岁半的小孩，她已经病了半年多了，就是发烧、烦躁、口渴，脸看上去很红，真是面红如妆。家里人没办法，就用冷水在脸上浇，这么一浇就比较安静，但是过一会问题又来了，浇过之后，脸上就开始起疹点，然后皮肤裂开，皮肤皴裂，越来越严重，西医没办法，只是用抗生素，输青霉素，但是也没有效果，她的病又不断的进展，迁延日久，她就开始呕吐、发烧、昼夜尖叫，同时逐步演变到手脚发黑的程度，皮肤发黑、冰冷。家人就送她住院治疗，医院下了什么诊断？肾炎。诊断明确，但就是治疗没效。住院1个多月没效，最后到我这里来，来的时候脸上发红，这个疹还在，烦躁、口渴仍然存在，由于病人半年来饮食难进，又受到病痛的折磨，已经是非常消瘦。她大部分时间都很烦躁，很少有安静的时候，等到安静的时候，就像是死了一样，完全是口腔没气那种，接着又很快烦起来……这个病人怎么处理呢？我在考虑，你用下法肯定是不行的，她本身就腹泻；用补法也不行，她烦躁得很啊；用清法也不行，她腹泻啊。怎么治？我仔细研究了她的全部病情，她开始得病的时候，脸红、口渴、发烧……这应该是一个阳明证，由于治疗不得当，迅速地演变成阴证，比如腹泻、呕吐、四肢厥冷……这个病就在一步步的演变。我们今天上午全教授讲伤寒就是流行性出血热，有他的道理，我中午吃饭时还和他讨论这个问题。但伤寒更能够百病立法，这个是公认的，它不光能够治疗外感病，它的立法是有着普遍意义的。这个病人明确了，她是阴阳两伤之后，出现了戴阳证，脸面潮红、烦躁、浮肿、腹泻，这些是阳虚水泛的表现；昼夜惊叫，这是阴阳混淆了；至于手足发黑、消瘦，这是气血失养，于是这个病机就比较清楚了。怎么用药呢？要是说戴阳证，可以用白通汤，对吧；要说四逆，可以用四逆汤；要说腹泻可以用理中汤；要说烦躁可以用吴茱萸汤。但是这些都不适宜，她当前的烦躁，伤寒有一个方子叫干姜附子汤，它是白天烦躁晚上不烦躁，而这个病人呢，她是昼夜烦躁，所以也不行；我想到了茯苓四逆汤，"发汗，若下之，病仍不解，烦躁者，茯苓四逆汤主之。"茯苓四逆汤的病因病机很恰当，阴阳亏虚，虽然她没有经过发汗、下等方法，但是她确实是存在阴阳亏虚的，同发汗、下法是一样的。她当前的烦躁是由于阴阳亏虚所致,所以用茯苓四逆汤,另外我还加上了赤小豆、白术、山药。这个病人吃了1付以后,当天晚上就平静了,我们感叹经方神奇啊!然后第2天再服,这个病人吐泻慢慢止了。她前后在我那儿吃了5次药,半年多的病居然全部好了,回去了。前不久她母亲来找我看病,说当地的一个农民也说这种病叫"阳虚水泛",你看当地的农民都明白,小孩子现在长得挺好,也没有再发过。

这就是病因不明,病机难辨,病情复杂的疾病。再一个就是症状罕见,这个症状罕见呢,我们在座都是临床医生,大家都见到过一些罕见的症,但是大家见到的可能不同。我在这里跟大家讲两个病例。一个就是男子阴吹,这个男子阴吹,表现为这个前阴出气,冒气,旁边人都能听到,这个病女性比较多见一些,因为《金匮要略》上面有啊,女子"阴吹病",所以这个病发生在女性身上不奇怪,但是这男的呢就比较少见了。我查阅的资料上只有吴佩衡论述过一次,但是他的治疗都是按照肠胃燥结这个病机去治,因为《金匮要略》主张要用猪膏发煎方治疗。而这个病人呢,他是4年前得了一场重病,然后就出现身体虚弱,弱不禁风,不久以后就发现阴茎里面不断冒气,发出声响。开始比较稀,后来每天都发作,发作时周围的人都能听见。这就很尴尬了,没办法,就找到了我。我根据他这个发病的情况,就想到了张仲景在《金匮要略》里提到的"阴吹病",这些病人很多都是已婚妇女,已婚妇女都有在产后出现气血亏虚的情况。因此我这个病人同样从虚论治,就用补中益气汤加凌霄花、绿萼梅,这个病人吃两付减轻,几付药过后症状全部消失。

这是一个例子,再一个就是前列腺增生的治疗。一个70岁的病人,他小便淋漓不出,已经10年了。开始的时候能够忍受,后来逐步加重,直至完全不能排出。于是找西医,西医的思维方式就要马上手术,手术切下来肉样组织50g,那是称了的50g,过后这个病人当然马上就好转,感觉很好。可是没过几年他又发了啊,这次那个泌尿外科的医师说那能怎么办呢?再切吧!于是再切,又切下来25g,但是没过两年又增生了啊,于是第3次切。切了过后,只隔了4个月又再度发作。这次不仅小便解不出来,同时阴茎里面刺痛,腰部、骶部胀痛。这可怎么得了啊!他已经70来岁了,怎么可能动不动就切一刀呢!何况切了以后症状还在啊!这时呢他才想起找中医,他并没有奢望解决根本的问题,只想这个小便能够不痛,肛门、会阴不坠胀也就可以了。这个病人我思考了半天，怎么办？我当时开了一张处方，只开了两付药，我也是试试看，不行再改方。结果就是两付药解决问题，第三天他来了，他说简直是神了，昨晚已是完全不痛，他每天晚上蹲着小便，要蹲个 15 分钟到半个钟头，硬是尿不出来，非常痛苦。可是他说前天晚上也要蹲着，不过 10 来分钟就排出来了，然后也不坠胀，这个病人前后又吃了 30 来付药，现在已经六七年了，也没有复发。这个病人的诊疗思路是什么？他开始的时候是肾气亏虚，气化不利，其实中药可以完全解决的，结果他去做切割，前前后后切了 4 次，那必然有血瘀啊！他害怕再次手术，长期处于一种焦虑、恐慌的情绪中，于是气郁症状很重，情绪低落，唉声叹气，气郁症状挺明显的，气郁继续加重他的血瘀，首先考虑是气滞血瘀。那么这个病人为什么长得这么快呢？我联想到一个问题，那就是只有瘿疽瘤肿才会长得这么快，这个病不是外科，但是它形同外科，我们完全可以用治外科疮疡和瘤肿的思路进行考虑。由于他久病已经入络，于是我用血府逐瘀汤加穿山甲、田七、白芥子、败酱草，不仅两付见效同时至今没复发。有一点要提醒大家，就是加败酱草，败酱草在里面是干什么的啊？我有一次看《大明本草》，它讲这个败酱草可以化眼睛的翳状胬肉，眼睛的翳状胬是肉质的增生，既然眼睛能够治，那么其他部位的肉质增生应当也能够化，于是我加大量的败酱草。这是所谓的症状罕见，我举这两个例子。

然后表现怪异。这表现怪异呢，就比症状罕见多了一个"怪"啊！这挺奇怪的啊，奇怪到什么样呢？我再举两个例子。这是一个脚臭的病人，他来看的时候已经一年半多了。开始是春节过后食欲减退，然后腹胀、疲倦，逐步感到脚有臭味，到处治疗也没治好。后来呢，这个臭味加剧，衍变成全家人根本不敢接触，稍微一接触全家人都呕吐啊！于是他就每天把自己关在房里面，由于四处治疗也没什么效果，他就丧失了信心，后来他就非常的绝望。人家说我治疗疑难病有两手，他根本不相信，他也没找我，后来家里人一再劝告，说试试看，他这才来看我，我说你这个情况怎么样啊？他不吭气儿。我说多久了？他也不讲，结果家里面的人说有一年半多了。我说你怎么没治疗呢？他说治疗了，到哪里吃什么药，就把处方单子给我看，我看了一下，说你把脚给我看看。他起初不肯，我说也没什么嘛，有什么大不了的！他就脱下鞋袜给我看，我看他的脚没长什么，皮肤没有破裂，没有疹点……什么都没有。我也是用两付药解决他的问题。两天之后，他简直判若两人，走进来也是喜笑颜开，他说刘老师技术好什么的，他说饭也想吃了，最近也好多了……当时我怎么分析这个病呢？他双脚奇臭，这个病是有一个发病过程的。所以我常跟我的学生讲，医生治病切记不能忘记病人的每一个小的陈述，尤其是当病人漫无边际讲的时候，或者是在他绝望的时候，一句话，一个小小的动作都能给你一个重要的信息。他首先是春节期间起病，春节那不是狂吃乱饮吗！生活规律打乱了，他紧接着是饮食减少、腹胀、疲倦，这不是典型的脾虚症状吗！他被饮食所伤，脾气受损，脾虚失运，运而生湿，湿而生浊，浊而生痰，痰瘀相阻，也就成了这个病。对吧，这个逻辑上是很通的。同时这个阴邪它必然要伤阳，阳气受伤，气机不再宣畅，气机不畅复又加重了这个湿邪的凝聚，这道理很简单啊！我就用一个六君子汤加减。加什么？礞石滚痰丸和防己黄芪汤，增强化痰的力量。这个是怎么回事呢？前医不是用了补脾、利湿、温阳的方法吗，为什么没效？为什么这两付药就能见效呢？这是因为湿浊已经演变成痰，再用治湿的方法那行吗？那不是"混寒冰于流水"、"欲瘙痒而隔靴吗"？冰和水本身是同类，但毕竟不是相同的东西，不一样。你不用治痰的办法，光用温阳，光用利湿，光用健脾那是不行的啊！

　　我下一步再讲一个病例，这个病例症状罕见，表现怪异。一对年轻夫妻，在中午时间，在沙发上行房。一个朋友不知事儿，就咚咚咚敲门，这一下子丈夫受惊了，结果下午他的阴茎前段就浮起、充气，当时他就用手把它弄下去，可是不久又浮起充气，就是阴茎前段充气，而且越来越频繁，同时范围越来越大，逐步演变成阴茎每天充气两三次，每次充气状如勃起，实际上完全是气，挺难受的，这个病人也是延续了几年，四处治疗，非常悲观，长期的气郁，他脸色已经完全无华了。这个病人来找我，我当时认真分析这个病，这个病起于惊恐啊，现在的主要症状是因为气导致的，我想到了《内经》的一句话："惊则心无所依，神无所归，欲无所定，故气乱也。"病因是惊，是吧。现在的病机是气乱啊！那治疗大法是不是出来了？很简单，我就用一个四逆散。我们梅教授明天就要讲四逆散，就这么简单啊！两付药过后，病人症状开始减轻，后来也没用到几付药就好了。

　　凡是疑难病啊，还有个特点就是辗转治疗无效，凡是疑难病都是这样。我在这里讲一个。这个病人从外国治到中国，他在奥地利工作，当时觉得胃部寒冷，就在当地治疗，在奥地利很多医院治疗，结果没效，后来又加重了，他就弄一个腹带，每天把胃部包扎起来，。但是情况越来越糟，他一年四季，包括盛夏季节也要用那个厚厚的绒带包着，后来就回国治疗，同样没效，已经延续治疗10年了，所以他丧失了治疗信心，最近几年完全不想吃东西，根本没饥饿感，家里面的人叫他吃饭，他说不是吃了吗？其实他根本不知道吃饭没吃饭。这个人个子比较大，但是已经很消瘦了啊。最近两年开始吐清口水、腹鸣，四处治疗，没办法，那天跑到我那里，他根本就没讲前面，他就说我口吐清水，不想吃饭，你把这个吃饭的问题给我解决了。我就仔细问，这才问出前面那些病症。我就说你这是同一个病啊，是可以同时解决的。他根本不相信，没反应。我给他开了一个方，我说你先吃两付，可以看看效果。第四天，他一来就说好了，说我今天也想吃东西了，胃这里也没那么冰凉了，然后他打开厚厚绒垫给我看，当时是8月份的盛夏季节，他缠得紧紧的，这病人后来连续几次，大概是5次，就全部治愈了。最后他可以骑自行车，以前是直不起腰的。

这个病人怎么治的啊？这是一个典型的痰饮病，张仲景在《金匮要略》上不是讲了么，"其人素盛今瘦，水走肠间，沥沥有声，谓之痰饮。"这是第一；第二，他胃部寒冷，张仲景同样讲到啊！张仲景论述痰饮的时候，他讲："心下有留饮者，其人背寒如掌大。"背上有手掌大小这么一块，这是痰饮。有人说张仲景讲的是在背上，你这是在胃上，这怎么讲呢？这我们只能讲一讲痰饮了，这个"痰"字呢，《内经》上是没有的，《神农本草经》365种药，也没有一种药是治痰的，这个"痰"字是张仲景《金匮要略》最先提出的，张仲景讲的痰呢，实际上主要是饮邪，痰饮证主要是饮证。那么真正的"痰"这个病，是从元代王隐君开始的，他论述得比较详细。我们今天讲的怪证多痰，说怪病责之于痰就是指这个。我个人的理解是这样的，痰随气升，气随血行，气血循行于内，在脏腑经络，四肢百骸无处不到，既然痰随气行，也就是无处不到，这就像一条很清的清泉在流淌，上面有一些垃圾物，这个垃圾物随着这条清泉流动，停在什么地方就影响那个地方的宽窄，对不对啊？那么这个痰随气行，行到那个地方停留起来，那就影响那个地方的气发生病变，这就是它多变的原因。所以停在背部，他就背部寒冷，停在胃部，他就胃部寒冷，就这么简单啊！于是这个病人我就用苓桂术甘汤，加荜茇、吴茱萸，很简单，治好了。我讲的这些病例，有的来自我最近写的一本书，叫做《刘方柏重急奇顽证治实》，人民军医出版社出的，这个篇名我命名为"怪证有时只需轻轻一拨"，为什么这么讲呢？因为怪证啊不等于死证，甚至不等于顽症。它就是奇怪，大家都没见过，很少见，同时听都没听见过，我取这个标题的名字呢，主要有两个目的，第一就是很多怪症主要是没有找出它的病机，如果找到了病机，那就像电钮一样，一按，我们要知道的信息就出来了，就这么简单。第二呢，我意在告诉我们的年轻医生，不要被病人的表面现象吓到，一见这个病我从来都没有听说过，就不知道怎么治，你要开动脑筋，调动你的知识储备啊。从你的知识库里边不断地搜寻，如果你能搜寻出来某一个办法，也许一下就能解决啊。因此我一再给大家鼓劲儿，治这些病并不是都要非常精深的学问或者密而不传的绝方，主要在于我们能够有这个勇气去面对，有这个精神去思考，去应对。这就是我的这个篇名"怪证有时只需轻轻一拨"的来源，这"一拨"确实就能解决问题啊！通过我讲这几个病例，就可以看出这个疑难病是具有相对性的，所谓相对性主要表现在两点。第一，这个相对很多医生普遍认为都是疑难的病例，对于在某一个对这方面有着比较精深研究的医生而言，根本算不上疑难病例，对吧。这是第一个"相对"，第二个"相对"呢，就是甲医生和乙医生，两个人的医疗水平本来是相当的，但是甲医生没有想到，而乙医生很快就想到了，当甲医生拿着乙医生的处方的时候，"哎呀，知道了，原来这么简单啊！"这就是个临证思维的问题。由于甲医生临床思维能力低，呆板，思路不宽，思维呆钝，于是他没有从新的侧面去研究，去打开这个疾病的治疗之路。而乙医生由于思想活跃，思路宽广，思维敏锐，然后他从新的侧面切入，这个病便迎刃而解。实际上，疑难病既是考我们的医疗水平，也是考我们临证思维的能力。所以它具有这样的相对性。

那么我们今天花较多的时间来讲这个问题，就是希望通过相对好的发挥，相对高的疗效，相对宽的治疗面，在诊治上发掘我们的潜力，也减少所谓的疑难病。这是我讲的第一个问题。

二、什么是六经

第二个问题就是涉及肾。这个肾呢，在这个五脏当中，它是居于先天之本的根本性地位，再加上各种疾病迁延日久，都会累及到肾脏。这就是我们常讲的"五脏所伤，穷必及肾"。因此涉及肾的疾病很多，而疑难病尤其多啊！肾呢，它是藏精、生髓、主骨、纳气啊，为足少阴肾经所系。足少阴经又与足太阳膀胱经相表里，以维系着人的水液平衡。足少阴经又络心，与主火之心经共同维系着人的水火平衡。加上肾内附命门，命门为元气之根，水火之主，这注定肾有什么特点啊？注定了肾病带有多种属性特征，不可一概而论啊！这个特点呢，就要求我们在应用经方的时候既要本于条文，又要打开视野，这样才能够有效地使用。因为我们讲涉肾，肾是不是只有肾脏啊？不是那么回事，这很简单的啊。涉肾的疾病，在《伤寒论》中主要集中在少阴病篇。少阴病有 45 个条文，这 45 个条文中，一共出了 19 个方，19 个方扣除 5 个重复的方，只有 14 个新方，那么在众多的涉肾疾病面前，14 个方显然是不够的。加上近代对涉肾疾病的不断研究，不断深入，临床治疗不断丰富。因此，近年医生用经方治疗肾病的情况日趋势微，但是不是因为经方不能够治肾病呢？回答当然不是这么回事。那么怎样才能使经方发挥其应有的作用呢？这就需要我们践行《伤寒论》的一个研究原则，伤寒的一个重要研究原则就是"有方时效其用，无方时会其神"。而我们要"会其神"啊！首先就要"明其根"，《伤寒论》研究六经证治的确立，它是一个里程碑，《伤寒论》本身不讲六经，没有这个词。"六经"这个词是晋代皇甫谧最先提出的，用六经来概括伤寒。后来朱肱在《类证活人书》中又直接引太阳经、阳明经等等称之。再到王覆呢，他就讲伤寒只有六经。这就是我们现在见到的《伤寒论》的研究现状，那就只讲六经。那么这里就有一个问题了。六经究竟是什么呢？这是一个很具争议的问题。六经的实质究竟是什么呢？那么我们首先要明了一下"经"的含义，六经中每经都有手足两经，并且固定有两脏与之相联系，当然这里的脏，除了指脏器外，更多的指功能活动。那么经络呢？它内属于脏腑，外络于支节，网络全身，运行血气，既有独立的功能又从属于腑的功能。还有一个是气化，气化就是脏腑经络生理功能或病理状况的概括。脏腑经络是物质基础，气化则是其表现形式，分而言之，脏腑为本，经络为标，气化为用；合而言之，脏腑经络气化的综合含义就是六经。这是一个流派的解释，我们这个流派比较崇尚陈修园。我老师江尔逊的老师陈鼎三，他比较崇尚陈修园的理论。这个气化的功能就构成了六经，也就是说凡是涉及这些，它都可以称之为涉肾疾病。由于病邪侵犯人体没有不作用于某脏腑经络、扰乱其功能的，并且通过气化形式反映于外，这也称证候。因此抓住了脏腑经络气化的综合反映，也就抓住了疾病的本质。这是仲景辨证方法的基本精神，也是后世从仲景的辨证方法中，概括出的六经内涵和底蕴。

三、巧用经方

第三个问题我讲一讲巧用经方，什么是"巧用"？如果我们按照刚才讲的道理来辨析涉肾疾病，这必然会拓展我们的视野，在遵循条文方证对应的同时，挑出条文，寻找潜藏在文字背后对涉肾疾病具治疗作用的经方，如果这样，就会有不少看似跟条文无关，却被选出治疗肾病的经方。比方说，肾炎夹虚而肿者，防己黄芪汤可以用；肾炎之夹热而肿者，可以用越婢加术汤；小便不利，因血热瘀积者，可以用当归贝母苦参丸；小便不利，并见发热无汗，可用麻黄连翘赤小豆汤……这些就不是条文用于治肾病，而是我们通过条文背后意义的理解来治疗肾病。不仅如此，我们还可以依据经方的道理，进行组合化裁经方，疗效堪比于由经方化裁的一些时方。我们大家比较熟悉的，比方钱乙的六味地黄汤，它是在八味丸的基础上去掉肉桂、附片，这是很有名的，后来加菊花，就形成了杞菊地黄丸；加知母、黄柏就变成知柏地黄丸；我们再加五味子就变成都气丸；都气丸再加麦冬就变成八仙长寿丸；以及张景岳在八味丸的基础上演变出的左归饮、右归饮；以及济生方，所谓的"十味丸"，在八味丸的基础上加上鹿茸、五味子……我们可以把这些视为经方的变通使用。这样呢，我们就会大大拓展经方用于治疗肾病的机会，我们把这些用法叫做"巧用"。

（一）虚劳之治重在肾

那么，又如何"巧用"呢？我们现在从6个方面来举例，第一个呢，就是虚劳之治重在肾。这个虚劳呢，它本身是一个大病，从《素问》提出"五劳所伤"之后，《难经》十四难又提出"论损至脉病证和治法"，张仲景在《金匮要略》当中更立了虚劳专篇，后世呢，为了与"痨瘵"，就是肺结核，以及互相染疫的"骨蒸"、"传虱"等劳损相区别，将气血脏腑亏虚的称为劳损，就是没有病字框的那个"劳"，劳损是一个顽疾，它变证多端，临床有很多兼证，牵涉到很多脏腑，虽然如此啊，但是有一点是最根本的，那就是必然已经撼动了根基。所谓撼动的"根基"，就是肾中的真阴真阳，就是说劳损之重症必然已经从气血亏虚发展到了真阴真阳的亏耗。这个时候如果我们仅仅去补气养血，那是不会有效果的。上午全教授也讲了一个病例，补气养血，治了几年都没有效果。这类病人，往往症状很多，他讲起来就没有停，我们这时候就应该抛开纷繁芜杂的情况，抓主症，如果跟着病人跑，每一个症状都重视，那你根本理不出头绪的，最后连患者自己哪里不好也表述不清了。汪绮石有一本书叫做《理虚元鉴》，他讲："肺为五脏之天，脾为百骸之母，肾为一身之根。"这是没错的，但是治疗上，他主张治脾，我个人认为治脾仍然是隔靴搔痒，没效的，抛开这个准则性的东西，就是要创新！那就是直接填精补肾，补益真阴真阳，只有这样，才能收到效果。这样的治疗，才能起到一个"固根基而救枝蔓，添油膏以挽残灯"的作用。一棵树，如果长得不好，你无论怎样营养枝叶都是解决不了问题的，只有顾根才能使它长得更茁壮。油灯要灭了，你怎么挑拨都没有用，只有加油才能使它更亮，这就是固本之治。在临床上，我们很容易误入歧途，比方说，总是去补脾啊、补气血啊，最后也不见疗效。

我治疗过一个女性，她是17年前生了小孩后，由于大出血，就会时不时的昏迷。她那个昏迷是说昏就昏，一下就倒下去，几分钟过后才能够恢复，开始家里的人挺怕的，后来呢，她这个发展就加频了，因为是农民啊，家里又没有钱，就东一下、西一下的治疗，找个什么民间偏方啊，也不是很积极的治疗，没效。后来她发病前会有心慌、心跳，然后开始冷汗淋漓，有点像低血糖，随后就感到视物昏花，她就知道马上要倒，然后一下倒下去就昏迷了，昏迷醒后啊，她是眼睛也难睁开，也不愿讲话，需要好几天才能够慢慢恢复。以后每月都要发，17年啊！这个病人都没好。后来找到我那里来，我就问她全部的情况，我说这就是挺简单的病，就是个虚劳。关键是这个病是要坚持治疗，我辨证就是精血亏虚，脑失所营，清窍失养，神无所依，治疗用斑龙丸、河车大造丸、归脾汤加减，这个斑龙丸呢主要就是鹿茸一类的补益药，这个病人自从吃了药以后，就没有发过。我叫她坚持吃，我说虽然你家里面困难，但是你这样下去呢，既不能干活，又要给家里面增加负担，同时其他的治疗也没效啊！不也花了很多冤枉钱吗！因此这个你得坚持。由于效果比较好，所以这个病人还算听话，大概 1 个月过后，她能够爬 4 楼，随便走动，没有再发过，然后又坚持吃 3 个月，完全康复。

再一个呢，一个姓白的年轻女子，她开始是头昏，走路不稳，后来发展到站立不稳，走路好像踩棉絮一样，她就在省里一个大学的附院治疗。这就是痰湿啊，神疲懒言，声音低细，脉濡，苔白。这是痰湿内阻清阳闭络，水泛作眩，挺简单的，我用一个半夏白术天麻汤加枳实、姜汁，这个病人很快就好了。但是有一个问题解决不了，她的耳朵鸣响，好像过火车一样，同时头顶疼痛，一痛就发热，这个病人再度要求治疗，我考虑这个病属于什么？它是水饮虽然消退，但是现在命门火势衰微，前人讲"肾阳贵潜降，损则反上游于上"啊，这个肾阳不能潜降，于是我改用金匮肾气丸，这个病人服 10 付后，头痛止了，也不发热了，就是早上有空气不足的感觉，还有动则气短的症状，这是肾气虚陷，虚浮无依的表现，改用都气丸加紫河车，调治半个月，痊愈了。那么调补肾精、肾阳，这里有一个重要的问题，那就是必须用鹿茸、紫河车、狗肾、海马、虫草、蛤蚧、龟板这类药，所谓血肉有情之品啊。这是《内经》上讲的："形不足者，温之以气，精不足者，补之以味。"这个治疗原则决定了我的方药。在这类情况下呢，如果我们单用草木类的药，那是不会收到很好效果的，必须要用这些血肉有情之品。尤其是鹿茸，它既能够补肾阳，又能够填肾精；紫河车治男女一切虚损、虚劳、神志恍惚，它能够补气补精，安心养神。所以你就是方用好了，没有挑好药，也不一定有效果的。

（二）震颤治疗不忘因

震颤治疗不忘因。这个震颤病证很多，《内经》讲"诸暴强直，皆属于风。"从肝论治，这是对的。但是有一种，这个抖颤啊，《伤寒论》第 82 条"太阳病发汗，汗出不解，其人仍发热，心下悸，头眩，身𥆧动，振振欲擗地者，真武汤主之。"这是另外开一个门路啊，这种抖颤多与其他症状同时出现，它又不是帕金森那类的老年性震颤，那类震颤的时间比较长。因此来看病的时候呢，我们很多人没有注意到这个症状，但是临床这类病人其实是很多的，只要我们抓住两个特异诊断指标，就能够辨证准确。他走路不是那种如坐舟车样的眩晕，也不是那种如踏棉絮的虚眩感，而是全身感到抖动、手抖、心里面颤动，好像站着要倒一样的感觉。这个是肾阳亏虚，水气内动，于是我们就用真武汤治疗。如果再见到病人某一处肌肉跳动，他会告诉你："我这一块肉跳动啊，头眩，恍恍惚惚的。"这个时候用真武汤两剂就能奏效，而且疗效是很可靠的。

我曾经治疗一个王姓女子，她在北京，是由于过敏，身上长了大片的红斑，气闭啊。她所在京城的某一个医院就给她输大量的激素，症状当然就控制了，但是此时手抖颤，心里面颤。颤到什么程度呢？颤到根本不能用筷子，不能吃饭。她在北京治疗没有什么效果，她又跑回来找我看。我一看这情况，这不正是"头眩，身瞤动，振振欲擗地"吗！然后开了一个真武汤加桂枝，桂枝可以平冲啊，两付过后症状大减，服完3付后，这个手全部不抖了。而且这类的病人表述症状可以说是相当重复的，你只要抓住她这几点，她只要讲这里，你可以不顾其他的，就用这个方。这时候我们不能被其他的症状所掩盖或者所左右。

你比方说我治疗又一个病例，他是感冒2个多月，然后开始后背发凉，同时出虚汗，一方面是夏季，这个汗在身上淌啊，滴滴答答的，而身上不定处有肌肉跳动，心中阵阵发慌，双手抖动，走路不稳，呵欠连连。这个病人我们可以作很多诊断。我们可以把它作为感冒日久，卫气失于固摄的汗证，对吧？也可以考虑是暑邪为患，暑邪的一个特点就是夹湿，另一个是耗气，这又是夏天，暑邪为患啊。我前面讲的背心寒冷，长期就那一团冷，还可以考虑痰饮。但这个病我把它全部排除，就按"头眩，身瞤动，振振欲擗地者，真武汤主之"来治，还合方桂枝加龙骨牡蛎汤，这个病人服完很快就好了。有人讲啊中医不能够重复，这个说法是不对的，中医完全能重复，关键是它不是病的重复，它是证的重复，这是一种更高级的重复。你只要有那个证，方子怎么不能重复啊？"太阳病头痛，发热，身疼，腰痛，骨节疼痛，恶风，无汗而喘者，麻黄汤主之。"这太阳病的麻黄汤八症，不要说八症，见到六症，你用就没有不见效的。怎么不能重复啊，是吧！少阳病"口苦，咽干，目眩，嘿嘿不欲饮食，心烦喜呕，往来寒热，胸胁苦满……"你见到这几证当中，见到一证、两证，你用绝对有效，怎么不能重复啊？你看用有没有效！张仲景用词非常准确，他这个描述那是绝对惊人的啊，你看桂枝汤"啬啬恶寒，淅淅恶风，翕翕发热"，这个描述简直是再准确不过了，关键问题我们是要把证辨出来，你自己没抓住证怎么重复啊？那肯定就没效。刚才这个出汗的病人好了以后，还是觉得口里边黏，有很多黏涎，我又加了半夏和陈皮。这里我们就要讲一个新的问题了，半夏、陈皮在这个方当中啊，结合真武汤和桂枝龙牡汤，实际上是加了一个二陈汤。这是我们这个流派一个重要的理论，那就是复方加减。什么叫复方加减呢？不是加一味药、两味药，而是通过加一味或者减少一味、两味药就成了一个新的方，比方说脾虚腹胀的病人我们用厚朴生姜半夏甘草人参汤，那么只要有嗳气我们就再加入旋覆花、代赭石，这就合入了旋覆代赭石汤。那旋覆代赭石汤主证之一是什么？噫气不除，对吧？那么只要有噫气不除我们就加这两味药。又比如，《伤寒论》上的桂枝加附子汤和桂枝附子汤，这看起来是一样的，桂枝加附子汤那是桂枝汤当中加附子；桂枝附子汤那是在桂枝汤当中去掉了白芍，再加大桂枝和附子的用量，那就变调和营卫为振奋阳气而除寒湿了。那么为什么去掉一味白芍就会这么神奇呢？它是因为去掉了一个方。去掉了个什么方呢？去掉了个桂枝汤的基本方，桂枝汤是由桂枝甘草汤、芍药甘草汤两方合成的。桂枝甘草汤它是辛甘化阳，芍药甘草汤它酸甘化阴。于是这个桂枝汤就有了辛甘化阳和酸甘化阴的作用。那么这里只需要去掉白芍就去掉了它的酸甘化阴。于是它就变成专门振奋阳气除寒湿了，就这么神奇啊！这就叫复方加减。

我再举一个例子，就是最简单的四君子汤。如果遇上了中阳虚的，或者有便稀、腹泻的，我加上一味干姜，这就加了两个方进去，一个就加入了甘草干姜汤，一个就加入理中汤。理中汤术姜参草嘛！因此我们认为它能够起到健脾温中的作用，不是因为干姜而是理中汤，这就叫从复方角度加减。我们加一味药、减一味药都不是单从这味药考虑，而是加了一个复方进去。可以把有可能产生副作用或者不是很恰当的药减掉，实际上等于是减掉了一个复方，这是从复方加减。这个我曾经做过研究啊，就像用词一样，我们"春天"两个词素，对不对啊？它通过不同的组合，那就是完全不同的内容啊。一个"春"字它会有很多含义，你组合稍稍搭配一下啊，药就更是这样了。所以我们一个重要的学术观点，就是从复方角度进行加减。

我认为，仲景遣方用药时是运用这种方法的，很多都运用这种方法啊。发扬这种方法有两大意义。第一，是始终抓住病机，始终着眼的是病机，我常讲一个病你要认真的治疗，如果病机诊断没有出来前，你那个治疗肯定是不对证的，起码说不是很贴切的。这个复方加减就可以紧紧地抓住它的病机而不是它单个的症状，防止滑入到对症治疗这个低水平的治疗层次上。当然《伤寒论》有很多是对症治疗的条文啊，但是那都是对症状的加减啊。它是在病机基础上，在这个方的基础上再加某一味药，那是针对某一个症状，这是有的。但是如果我们从整体上滑落到对症治疗上，没有病机诊断，不针对病机来治疗，那肯定是一个低水平的治疗啊。第二，复方药它不是单味药作用的相加，方剂当中隐含的作用还有很多密码啊！我们今天研究中医，那不是基础研究当中某一个药，主要是研究方剂啊。方剂很多密码我们没有破解，我们从复方角度用呢，虽然没有破解密码，但是我们能够从虽未能破译却能够不失其真地发挥方剂固有作用的这样一个角度考虑，我们没有破解，就按没有破解去搞，就按方剂来加减。我们不明白那些密码，但是我们不失掉这些密码啊！所以从方剂的角度进行加减。我这里就加两味药，这病人呢后来恢复挺好的啊。

（三）咽喉顽疾当溯本

这个慢性咽喉疼痛啊，在临床挺多的。我们搞搞门诊都会见到很多，有些是经年累月治疗无效的。我个人认为造成经年累月无效的原因，很大程度是由于我们在开始辨寒热的时候就发生了问题，因为治咽喉疼痛在少阴病篇就有 6 个条文提到，这 6 个条文大部分都属于少阴热化证。后来张景岳也认为循行于咽喉部位的少阴经、阳明经、厥阴经都会产生咽痛，但是厥阴风木之脏多热证，而阳明之火最盛，即使少阴咽痛也是"阴火充盈，至也，壮水也，敛阳"。就是说无论哪一种情况它都是火啊，哪怕是少阴病它也需要滋阴的，敛阳啊！由于少阴病篇 6 个条文基本都是少阴热化证，张景岳又是比较权威的医学家，所以人们都以这些理论为依据，治疗咽喉疾病基本上都用阴柔之品，这是一大类。另一类呢就是更为普遍的都是用轻清辛凉之剂，很多人都用银翘马勃汤、翘荷汤、玄麦甘桔汤等等。

这治法当然可以治疗一部分的患者，但是对于另一部分患者不仅无效，而且是有害的。我考察很多慢性咽喉疼痛的病人，就是由于开始误服寒凉药或者阴柔剂，导致了血气凝滞啊，这部分人的咽痛实际上是寒邪所致。章虚谷虽然是一个学术主张比较偏颇的医家，这个问题章虚谷讲的还是很有道理的。他说这个少阴之脉，"其支者，上循咽喉"，外邪入里，阳不得升，郁而化火，火上炎咽喉，乃用辛热开达之品，使邪外解，这散内火是推本之治也。若见咽喉痛而投寒凉之品，这反闭其邪，闭之更重。我是比较同意这个观点的啊。他讲这个咽喉疼痛是由于寒邪客于少阴经脉，哪怕是郁而生热，表现为热证，也不能够用清热的办法。因为那会使寒湿邪气冰伏，仍然要用温热药宣达，因为本身源于寒邪嘛，所以我按寒邪治疗。章虚谷这个理论提示了一个什么东西呢？那就是临床哪怕见着病人是热性发作的，他都是寒邪郁而化火，也当推本治疗。明确了这个道理之后，我一般用方的原则是什么呢？只要病人咽痛，张开咽喉，而不是那种鲜红灼热、红肿，哪怕是淡红的，当然不红的更不在话下了，这类病人都可以放心使用温热药，使用什么方呢？最恰当的方就是麻黄细辛附子汤，这个方子出在少阴病篇，它本身是少阴虚寒兼见太阳外感而设。方中以麻黄解表散寒，附子温中助阳，细辛散少阴寒邪。所以钱天来非常赞赏这个方子，他说这是"温经散寒之神剂"。这个方称神剂完全不为过啊，用得好效果是挺好的。我们那个市长，我走前他夫人来讲，说你的药真好啊，10多年都没有效的咽喉痛，吃了几付药就好了，药还没吃完就好了。她就是一个咽喉痛，其他医生不敢用附子这些温药，我就用大剂量的麻黄附子细辛汤，剂量都比较大：麻黄15g，附子20g，细辛10g，就很快好了。这要掌握火候，主要掌握的就是咽喉局部不是鲜红，脉只要不是数洪脉就可以用。《素问·阴阳别论》有一句话："阴郁阳结谓之喉痹。"可见其根源就在一个"结"字上。这个解"结"的办法呢，那只有通和散啊。那么要"通"和"散"就要温药助之，而麻黄附子细辛汤再好不过的体现了这个特点啊。在仲景的少阴篇，我们普遍认为这是针对寒邪而设的，只是在这个基础上引而申之的一种用法，是对仲景用法的一种延伸罢了，因为他的药更猛烈一些。

一个29岁的人，他这个咽喉部梗阻疼痛已经好几年了，他就没办法，摘除了扁桃体过后，照样痛。有一天他发得很厉害，整个背冷，然后是发烧、口渴、小便不利，已经输了几天液都是没有效果。结果来找我看的时候，我见他咽喉并不那么红肿，完全符合"少阴病，始得之，反发热，脉沉者，麻黄细辛附子汤主之"。他本身就是一个比较明显的症状，符合这个条文的，再加上他小便不利，渴而不利，五苓散主之，我就把两个方合用。这个病人吃了 1 付以后就跑来讲，说咽喉疼痛大大减轻，背冷已除，小便已经很好了。可见这个经方只要用之得当，它疗效是很快的。很多人讲中医来得慢，我非常自信地告诉他们，一点也不慢。我治病从不推诿病人去找西医，从不推诿！哪怕是最严重的疼痛也是。

一个痛经的女孩，她被家人背到我这里来，她到了我这以后，痛得在床上打滚，我一问就是痛经嘛！我开中药的同时，又开了生附片、细辛，我说你马上回去将这两味盐炒，炒好后装在袋子里熨腹部，马上回去搞。她家人马上一个去煎药，一个背着回去炒药，结果痛经一下就止住了，就这么快。后来这个病人到广东打工，结果又经常发病，又回来找我。农业局领导的一个家属，一个小女孩也是痛经，我又如法炮制，马上敷上去，很快就好了。

因为我 50 多年一直从事临床，直到现在我从来不推诿病人。唯有这样你才能解决很多问题啊！有一个持续 40℃ 高烧的病人，8 天了，不退烧，我说你今天就可以退烧，他不相信，输了 8 天液也不见效，中药也已经用过羚羊角等退热药，因为那是他们家里面储藏的，结果都没效。持续高热，我就用一个防风通圣散，把剂量都加大，结果当天晚上就退烧。怎么能不退啊？我的那本书里就讲这个重急奇症，其中急症就是 10 篇，有头暴痛，疼得在地上滚的，有高烧 7、8 天的，有出血不止的，那都治好了。我讲这个意思是说中医一定要坚定信心，绝不能够放弃自我阵地。我跟很多学生讲这个道理，你一个上将，如果没有打过恶战、硬战，仅仅是在军校纸上谈兵，那怎么能行呢？过去在疆场上，正在厮杀的时候，一个主将可以在几里之外判断战争的情况，敌我双方投入的情况，他能够凭厮杀声、呼喊声判断战争的走势，这是书上能得来的吗？肯定是要身经百战的！我们医生也是这样，如果我们没有身经百战，见到一个比较麻烦一点的病人，就不愿意思索，不愿意深入，怎么能有提高呢？郑板桥不是有诗吗："四十年来画竹枝，日间挥写夜间思。冗繁削尽留清瘦，画到生时是熟时。"他白天画画，晚上思考哪一片叶子没有安好，哪一个枝节没布置好啊。能发现自己没有画好的时候就是自己进步了啊。如果每天就应付那些很简单的病人。那能提高吗？到现在为止，我累积治疗的病人有 50 多万了，通常一个医生一辈子就看 25 万左右，我现在每年门诊人次也是 1 万以上，挂号的都是 1 万多，还不要讲到领导、熟人什么，我从不推诿病人，也从没发生过医疗纠纷，这就是把病人跟自己心对心啊。如果真的是病人死了，家属来了同样感谢你，他说首先来跟您报信，病人死了，但是感谢您看病期间对他的关照，这就是医生真心付出所得到的回报，医生的医德在这里得到了体现。

还有一些咽喉疼痛不是单纯的寒或热，它表现得寒热错杂，这种病能不能用麻黄附子细辛汤呢？只要抓住刚才讲的那点，仍然可以用。有一个58 岁的病人，咽喉痛 1 个多月，中西医治疗没有效果，来看的时候除了咽喉疼痛厉害，他还呃气，不断地呃气、胸闷、呃逆。我看他咽喉部并不红肿，他舌苔黄厚。我辨这个病是一个寒邪客于少阴经络兼气郁，麻黄附子细辛汤加上焦宣痹汤。吴鞠通在《温病条辨》上焦篇 46 条有一个宣痹汤，中焦篇 65 条也有一个宣痹汤。所以《温病条辨》有两个宣痹汤，上焦宣痹汤是治气郁的，枇杷叶、郁金、白通草、豆豉，它是宣气的，效果挺好的，你们不妨一用啊。特别是那种气郁呃逆的，它与旋覆代赭石汤是完全不同的，这个是气分呃逆，气郁呃逆，它是偏温热的。这个病人正符合，于是我就用麻黄附子细辛汤加上焦宣痹汤，这个病人服完两剂，病症大减。然后再吃两剂咽喉疼痛和呃逆、胸闷全部消失。这个病例意在说明有一些咽痛病可能表现为热象，它也有一些热的见症，但是并不妨碍我们使用麻黄附子细辛汤，只要符合我前面讲的那个原则。

（四）面色黧黑不忘因

这个面色黧黑门诊比较少一些，治疗也相对少一些。《素问·脉要精微篇》提到"黑欲如漆色，不欲如地苍"，但是这只能够对疾病的新久、轻重，吉凶进行判别，难以指导临床具体治疗。《灵枢·五色》虽然也提到"肾病者颧与颜黑"，但是临床有一个问题，我们要辨证论治。如果没有涉肾的症状，能不能够按照肾病治疗呢？回答是完全可以的。因为《灵枢·经脉》讲"肾足少阴之脉……是动则饥不欲食，面如漆柴，咳唾则有血，呵呵而喘，坐而欲起……这个就是肾经本身的病变。因此我们只要见到面色黧黑都可以责之于肾，尤其值得注意的，就是说这类病人或许他症状很多，也不一定见到涉肾的症状。但是他只要有面色黧黑，我们都可以在治疗肾脏的同时收到其他症状也痊愈的效果。

我治疗一个 37 岁男子。他面色黧黑 3 年了，开始不是怎么严重，慢慢地加重，棕黑，晦暗，并且他有倦怠、气短、动则气难接续、纳差、嗜睡、腰冷、汗多。两年前就在四川某大学的附属医院治疗，诊断为肾上腺皮质机能减退症。同时查见了肺外多处结核，双肾上腺及淋巴结都有结核，住院几个月了，没有什么效果。这个病人吃泼尼松已经吃了 3 年了，没有效果。他是组织部的一个干部，上党校思想老是集中不起来，精神恍惚，感到非常痛苦，来找我看。我一看这个情况，面色黧黑得很厉害，表情非常淡漠，我就跟他诊断肾阳亏虚，火衰势微，阴寒独盛，用真武汤和肾气丸加鹿角、仙灵脾。这个病人服完 12 剂，吃东西感到很香了，精神也好了，也不冷了啊。尤其好转的是面部的黧黑明显变浅了，他当然就信心倍增了，人也感到挺活跃的，然后又坚持吃了 30 付，再查 CT，双肾上腺完全正常。我又给他加用蛇床子、锁阳，总共服药 80 付，面色黧黑消失，接近正常。这个人现在已经停止治疗了，这说明对于面色黧黑的病人，我们只要抓住肾进行治疗，那是完全有效的。你看我用真武汤、肾气丸，并没有涉及脾胃，但是他首先是纳食好转，精神好转。

（五）重顽水肿治在肾

我这里讲的重顽水肿，指的是顽固性的水肿。因为水肿理论上讲都是关乎肺脾肾。但是临床证明，凡是重度的水肿都应当直接治肾，因为这类水肿不论是新发，不论是内伤，还是阳水历久失治过后演变为阴水的，都已经伤及了肾之本源。"肾司开合"，那么其所合之膀胱，是水液排泄的重要脏器。而膀胱气化是赖肾阳为泉源和基础的。肾阳衰微，无力温化水饮。水无所主而泛滥，使原来已经受阻的三焦更加壅塞不通，这就是重度水肿的基本病机。可见这种水肿纵然兼症多端，也有很多其他的兼症，但是我们都不要分散治疗的方向。也不可以采取孟浪用药，如用疏凿饮子啊、十枣汤啊这类猛剂攻下。那是暂时治的，只是一时之快，不会长期好转啊。这类病我们一定要紧紧抓住肾阳这个根本。

一个 27 岁青年男子，他在外面打工。开始全身水肿，住在某院。诊为肾病综合征。治疗好转，但是不久又发，又再度住院，出院后不久又发。他没有办法了，所以他回老家治疗，中西医治疗很长时间，没有什么很好的效果，都不稳定。再度发作就很严重了，来的时候，全身高度浮肿，腹部膨隆，脐眼都外翻，阴囊肿大如球，四肢不温，表情淡漠，大量的蛋白尿，管型尿……找我的时候，我看他脉迟细，舌胖大，舌边齿印极深。这个病人病情是比较重的，病机也比较清楚的，那就是肾阳虚衰，水邪泛滥，三焦壅阻。我就用真武汤和五苓散加豆蔻和雷公藤，这个病人服15付过后，水肿消退，腹胀也消了，检查尿只有少量的尿蛋白。又服了2个月药，症状全部消失，多次尿检正常。我叫他吃一段时间改为六君子汤加黄芪、山药善后。到现在已经是七八年了啊，这个病人完全没有再发过了。

这个肾病综合征还有一种情况，那就是经中西医治疗，肿势已经大消，已经不严重了，但是他尿少而不畅、口渴、喜饮。这尿总是不通畅，这类病人可以用《金匮要略》的瓜蒌瞿麦丸。这个比较好用的，我用这个方子治疗肾炎，效果都比较好的。一个肾病综合征的男孩，肿消退了，但是他就是吃了很多激素，满月脸，库欣综合征，还有尿蛋白很多，口渴，喜饮，尿少不通畅。我就用瓜蒌瞿麦丸加黄芪、苡仁、雷公藤、鹿角霜、山药。吃10剂过后，这些症状全部消失，跟踪了几年都没有复发。

（六）足跟久痛温肾经

这个足跟痛恐怕大家临床都容易见到，一般都认为是风湿、外伤、受寒，或者骨性关节炎等诱发，临床都以炎症或者寒邪治疗，很多人都打封闭了，但效果一般。如果这类病人久治不愈的话，可以用温肾的办法，效果很好的。因为足跟与足少阴肾经的关系非常密切，足少阴肾经它就起于足小指下，循足跟而上小腿内侧，这是它的循行部位，《灵枢》明确记载，该经司主肾，所生病，足下热而痛，明确讲到这个问题，说明足下痛可以由本经脉所主的肾脏发生疾病导致。《诸病源候论》更认为腰痛、脚痛均由肾伤而致肾虚。巢元方认为肾伤在前，虚则风，受于风冷，风冷与正气交争所致。另外这个足跟痛，还与起于足跟之阴阳二跷脉有关，因为这个阴阳跷脉是足少阴肾经的支脉，所以足跟痛是有寒邪客于少阴经脉，而寒其所以能够客于肾经，是因为肾虚，所以用温补肾经的药可以治本。这个疗效也是比较快的，也不是说补肾就要用很长时间。

我治疗一个唐姓的42岁男子。他双足跟疼痛，其中左侧痛得根本不能触地。因为他是比较大的老板，他有钱，四处治，什么打封闭啊、物理治疗啊，什么都搞了，已经是好几个月了，没办法，无效。痛得很严重，然后体质下降，感冒不断，他到我这里来，我就用金匮肾气丸加锁阳、补骨脂、木瓜、肉苁蓉。吃了 5 付他脚痛就大大减轻了，再加鹿角，服 30 剂后这个双脚跟痛全部消失。这里附带讲一下鹿角这个药，凡是骨病的，尤其是脊椎疼痛，千万别忘加鹿角。无论你用什么方，都可以加上。腰脊疼痛的这类病，用鹿角效果挺好的。因为他是足跟疼痛，我后来也加鹿角，这效果是不错。我的临床病例是很多的，我的那本书里讲到很多奇证、重证、顽证，本来还有一个难证篇，10 篇，我把它压下来，没写。重证都是非常严重的，第一篇开篇就是一个臌胀病，那是肝硬化腹水和肝癌后期腹水，臌胀得要爆，病人要自杀，几个病人都是那样。结果吃了几付药就全部消下来，而且也不会反弹，后来直到他死也没反弹过，当然他是死于其他方面的疾病。

这个重证大家不要怕，我举一个例子，我治的都是大型医院治疗没效、又到我这里来的患者，有一个人腹胀的太难受，他自己要破腹，没办法啊。还有一个川大教授也肿得不得了，每天吃 4 次双氢克尿噻，每次 4 片，根本解决不了半点问题，烦躁得要死啊。最后加点中药吃，都好了。他最后死亡也不是因为肿胀而死亡的。我讲的这些都是重症，我这里还有一个急症患者，她是一例不完全性流产引发的出血性休克，流血不止。西医首先是药物，然后刮宫，都不行，因为失的血太多了，结果又因为重度贫血导致休克，西医也没办法，周围方圆几十里没有什么医务人员，更没有血库，找不到血源，干脆下病危了，没有治了。家人就把患者拉回家，就在家里等死啊。病人是全身冰冷，但是还有一口气，后来家属听说我治病还可以，就来找我，说病人要死了，你能不能救？我说我没到人就死了怎么看？家属说还没有死，还有一口气呢！我到了家里以后，看她全身冰冷、僵硬，脉根本摸不到，我说你既然找到我，我治死了你可别怪我。家属说，刘大夫，这病本身就是死人的，西医院都放弃治疗了，救回来是她的福报，救不回来也就听天由命了，你就死人当活人医吧！我就开了独参汤合桃红四物汤加减，红参用到 50g。这种危症就要 1 付药见效，病人没有时间了……第二天很早，因为在乡镇，都是熟人，就有人敲我门：说活了，活了！我说什么"活了"？他说就是昨天你抢救的那个要死的人，她喝完你的药半夜就醒了，醒了还要东西吃呢！后来这个病人，她 3 年内连怀两次孕，生了两个孩子。后来我调到乐山，她特意带着两个孩子拜访

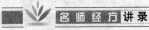

我，跟孩子说我是他们的恩人，还把当时的情形像讲故事一样讲给他们听，她说刘老师要是救不回我，哪里还有你们啊！

这就是重症、急症。还有难症、顽症。我治过有腹泻30年的，有全身麻木几十年的……这就是顽症，这类的病只要我们用心，调动起你的知识储备库，就像电脑寻找一样，你会有很多方法应对的，实在没有方法你可以找书啊。白天不行，晚上找书，甚至病人量体温表的时间，你也可以找书。

张仲景讲蛔厥和脏厥。"脏厥者，其人烦躁"，"躁无暂安时"那是死证。那么心烦而复，"静而复时烦，乌梅丸主之"。这么小的区别，一个就是烦躁不止，一个就是烦，但是它中途要停止。我见过一个西医诊断为麻疹后脑病的小孩，这小孩麻疹过后，他烦躁，地下滚啊，在病床上滚。你见他滚得很凶的，但是待会儿没事了，完全好了一样的。这不就是"静而复时烦"吗？一个乌梅丸吃下去就好。西医感到挺奇怪的，这麻疹后脑病怎么会吃这个药，而且吃下去就好了？我就想啊，张仲景如果像我们现在的医生，8小时以后，工作服一脱，走了，管你什么病，他能观察到这点吗？他肯定是多次的观察到这个区别，"静而复时烦"，这个是可以治的。如果他静而不止，老是烦下去，这个肯定是死证。他不是观察多少例能够做出这么精确的判断吗？张仲景这个精神，给我很大的影响。

一次我在黄山开会，住在同一间房的还有温州市第八人民医院的院长，还有一个解放军总医院的，我们3个人一间房。我们就在一起探讨一些疑难病例，那个院长就讲他们有一个病人，骨瘦如柴，输液完全滴不进去，就请来一流的专家来会诊。我当时打断他，我说这个病人是阿米巴肝脓肿吧？他当时差点跳起来，他说你怎么知道啊？我说我亲自治疗过一个，当时那个病人是一个彝族人，他被抬到我这里的时候，另外一个医院的医生是比较权威的，他一摸，肝脏结节啊！肝脏很大的包块有几个，病人完全滴水不进，骨瘦如柴，两个眼睛圈圈转，基本是恶病质出现，那是很快死亡的。医生也说回去10天内肯定死亡，这病人不走就抬到我这儿来。我说你这个我治疗不到，他就是不走，说你治疗不到，死也要死在你这里。当时我在一个乡镇卫生院，那是一个简易病床，这怎么办啊？他不走，那就抬到里边吧。抬到里边我就给他开药，我又忙别的病人……等药熬好了，我问他药吃下了没有，他说有些吐，我一看怎么吐得有脓呢？肝癌怎么吐脓呢？我当时一下就领悟，肯定是一个肝脓肿，阿米巴脓肿它不是具有穿透性吗？它穿透胃壁，那脓流在胃里面流不出来嘛！我把他弄到床沿，轻轻一弄，他哇哇吐出来。我一下就明白了，打依米丁，吃芦荟，然后仙方活命饮，加上鸦胆子，这个病人奇迹般地痊愈了。所以我跟那个医生说是肝脓肿，他简直跳起来了，这就是实践出真知。而真知的原因又是由于受张仲景的影响，我就是下午再去看病，晚上再在病床旁看这个病人。当医生要有责任心，要有悲天悯人的精神，还有绝对不怕承担责任的精神。

我治疗过一个白塞病患者，他是住省医院的，口舌疼痛，完全没法吃东西，痛得跳起来。省医院也没办法，叫他自行出院，他说我不医了，我回去死了。他西医也查过，什么霉菌感染，什么细菌培养都搞过。家里边说来找我想个办法吧。结果按张仲景的阳毒治："阳毒之为病，面赤斑斑如锦纹，身痛如被杖……"但他并不是这个病，这个病是一个毒邪，我就按这个解毒的方，用升麻鳖甲汤，这个病人很快痊愈。以后我治疗很多的患者都是用这个方子，这我就不详细讲了啊。我这个意思就是说一个医生一定要经历临床锤炼，一定要搞到自己焦头烂额，在不断的焦头烂额之中你才能前进。如果每一个病你都得心应手，都非常轻松愉快地解决，你能进步吗？如果怕负任何责任，稍重点的病人都推走，都不敢开药，你能进步吗？这就叫做临床锤炼啊！读经典，临床锤炼，跟名师，这几个重要环节缺一不可。我讲了很多题外话，既然我的标题叫做"论常用经方在涉肾疑难证中的巧用"，那么通过这篇文章，我所要说的还有另外一层意思，那就是经方的治疗功用绝非限于条文所述，而每方所代表的义理更是在某方面具有普遍的指导作用，每一个方实际上都代表了一个治疗原则。关于这点仲景有着明确的自我评价，仲景他不是那种假谦虚的人啊，你看他的序文怎么讲的，他说："虽未能尽愈诸病，庶可以见病知源。"我这个书啊，虽然不是说能够包医所有的病，但是你看了我的书，照着书上说的去做，你就可以"见病知源"，很自信的。

如果我们从方法学和思维学而论，那么仲景谈这个"若能寻余所集，思过半矣"，你只要能够照做，那就思过半矣，我们的医圣以其硕大的双手，将光照中华、惠泽寰宇的科学巨著——《伤寒论》奉献给医学界和科学界，他所发出的这句豪气冲天的语言，是要告诫世人：千万别只停留于这本书的表面治法上，它是一部载满腔之情，倾毕生之术，采先贤指点，容理法之道于一体的一本著作。我是基于这种认识，今天在交流具体治法的同时，我更希望的是带给大家一种读仲景书的方法。谢谢大家！

【名师答疑】

问：您提到了很多病例，都是2付药就见成效，这确实体现了经方的神奇，那您平时治病的有效率是多少呢？

答：这个有效率呢，我每天都跟我的学生讲，我说"上工十全七八"，就是有效率达到70%、80%，我的有效率是达到了的，因为我看病作的登记还是很详细的，病例也全部是真实的，这3、5年来，只要你讲清楚是哪一天的病人，我都能够翻出来，甚至病人忘记了的症状我全都清楚，每天的有效率我都作了统计的。病人效果怎样，我都记得清清楚楚的，我一般这样写："不效"，"小效"，"大效"，"显效"。比如说某某人28号上诊"显效"，就是说这个病人的效果很显著；"大效"就是病人觉得非常有效；"小效"就是有一点点效果；"不效"就是没有效果，无进退。因此我80%的有效率还是可以保证的。

问：那显效的标准又该如何界定呢？

答：效果显著的首先就是主症啊，你比方说面色黧黑，如果最后脸色没有好转那肯定不叫"显效"啊！显著好转肯定是主症有了比较明显的改善。

问：您平时用药喜欢用多少味？

答：10味左右，我一般是习惯于10味左右，10到12味。一般我是不会超过16味的。

问：张仲景写了《伤寒论》和《金匮要略》，用来治疗伤寒和杂病，请问伤寒和杂病二者有什么关系？

答：这个《伤寒杂病论》根据文献记载，它原来是一本书，它是王叔和发现后，把它分开为《伤寒论》和《杂病论》，《杂病论》呢他就把它搞成《金匮要略》，我没有考证过这方面的内容，我们李赛美教授专门搞经典的，她很有研究，我个人没什么研究啊，但我想伤寒和杂病的部分分得是比较好的，《金匮要略》是治杂病的，《伤寒论》是治伤寒的，当然后世发展了伤寒方，也用伤寒方治杂病，比如我刚才提到的麻黄附子细辛汤，那就是后世对伤寒的发展，但就它的整个内容来说，还是系统的伤寒论和杂病论，它是两个体系。

问：古人讲"六经钳百病"，就是说伤寒可以应对很多疾病，您对这个观点有何看法？

答：实际上我们讲的仲景书是为百病立法。仲景书的法则是适用于各种病症的，这是肯定了的。今天上午全教授讲《伤寒论》是专门治一种的，就是伤寒病，或者现在叫流行性出血热。他讲这个有他的道理。一个本身流行性出血热按他讲的那个情况是完全符合伤寒这个传经变化的，每一经的症状都合适，都完全符合。再一个就是伤寒序文当中，张仲景讲："余宗族素多，向余二百……其死亡者，三分有二，伤寒十居其七。"说明它是一个传染病，他今天讲的这个是有道理的。但是回过头来呢。伤寒经过我们临床验证来讲，它确实治病范围非常广泛，可以说是为百病立法。只要你遵照了这个法度，那就不管伤寒还是杂病都是有效的。所以从这个医理来讲，它确实是为百病立法，不能够只限于伤寒，它当然可以治疗杂病。再由于杂病和伤寒原本就是一本书，因为古代是写在竹片上的，有些混杂，后来分成两本书，因此它互相有一些内容的混杂，那是很自然的。它本身就是一本书。

李赛美教授：刘教授好！刘教授是我们经方班推出来的一位应该叫新的教授啊。我们也是从今年第六届北京的经方班了解到刘教授在那里大受欢迎。通过很多朋友介绍，我才请到了刘教授，也拜读过了刘教授的大作，他的原稿电子版我也是先睹为快，应该说我是非常的崇拜您。在临床上用经方治大病，治危急重症，这真的是很不容易的。刘教授是从基层慢慢走过来的，而且他真的在临床上有功夫，今天可能是我们这个主题限制了您的发挥，因为我们是讲肾病，其实您除了肾病在其他疾病方面也是有着很多独到的经验的。

我在这里想特别问一下，您除了这些疑难杂病以外，在临床上现在治得最多的是哪方面的疾病？还有一个呢我知道您也是江尔逊的弟子。那么大家知道江尔逊老师用小柴胡汤是非常好的，所以我也想听听您对小柴胡汤在临床应用的一些看法，谢谢！

答：谢谢。小柴胡汤啊，这是经方的代表。我们讲经方当中以经方名称作为病证的只有两个，一个是小柴胡证，一个是桂枝汤证，这两个都是以调和为主，江老有一个观点我给他整理了，并且已经发表了文章。就是阴阳、营卫、气血、水火一体论，那么桂枝汤主要是调和营卫，小柴胡汤它应用范围实际更广泛一些，它是外主腠理，内主三焦，涵盖得很广泛的。因此除了小柴胡汤明确标明的，我们所讲的口苦、咽干、目眩、嘿嘿不欲饮食、心烦、喜呕……还有很多情况也可以用到小柴胡。你比方说日本人，他比较注重胸胁苦满，他们认为胸胁苦满可以作为小柴胡汤的主症。我个人曾经做过一个 500 例病人的统计，就是凡是这柴胡八证当中，只要见到一证都把它加以统计，最后来进行分析，我当时要研究的是什么？就是"但见一证便是"，这个伤寒争论很多的。"伤寒中风，有柴胡证，但见一证便是，不必悉俱。"但见哪一证便是啊？日本人说的是胸胁苦满，代表人物是龙野一雄，汤本求真，这是日本的皇汉医学派。我研究了以后发现没有什么特异的。还有一个就是脉证，就是弦脉。

　　所以小柴胡汤呢，见了这些证之后你就大胆地用，这没问题，肯定是有效的。而且我刚才讲，两付药就见效，有的病人说刘老师你给我拣三付，用不着！你吃两付就可以好，就照这样子。像小柴胡汤证、真武汤证、桂枝汤证，这些我基本上是可以保证的。因为病看久了以后，你只要一讲，一看就知道了，两付就可以解决问题。那么小柴胡汤还可以用于很多病，你比方说失眠，这个也可以用，小便不利也可以用。小柴胡汤方后加减说："若小便不利者，去黄芩，加茯苓四两。"因为它既然是和剂，一个"和"字，代表的意思非常宽泛，所谓寒热并用谓之"和"，表里合用谓之"和"，调节气血谓之"和"，平其亢逆谓之"和"，"和"的概念很广。小柴胡汤是和解的主方，反过来推，既然这些都谓之"和"，那么这些适用的方法小柴胡汤也就适用啊。再加上小柴胡汤比较平和，除了柴胡升发，黄芩稍微苦寒，其他药都很平的，配伍起来很平稳，不会造成某种偏颇的，所以病人的体质也不用太过选择，不会说某一种体质用了有副反应发生。用小柴胡汤出现副反应的，不是小柴胡不好用，是用的人不会用，不讲辨证论治，千篇一律，当然要出错了。

　　但有些东西在临床有很细微的区别，你比方说小柴胡汤、黄连温胆汤、蒿芩清胆汤……我们不是专搞理论的，在临床久了，一看这个病人就知道是什么证，要是细细梳理这个理论根源，也能慢慢理出，这对搞理论的来说非常容易。我在临床上看病是很快的，1个钟头10来个病人就看完了。我不知道大家听说蒲辅周老的一个医案没有，当年周恩来总理非洲九国访问回来，特别劳累，小便解不出来，当时西医没有办法，胀得不行，导尿，没得法子搞。后来有人找中医研究院，当时因为蒲老年龄大了，就没有找他会诊，他打那经过，就问，你们在讲啥啊？他们就把情况跟蒲老说了，蒲老说用个春泽汤就可以了嘛，就用五苓散加人参，因为他考虑访问九国，劳累奔波，所以加人参，用五苓散就是因为总理气化不行嘛！结果一吃小便就出来了。这就是医病到了一定的程度，一看、一听就了然于胸了，这是一种境界，一种意象了。这里一些理论上的东西恐怕我也讲不清楚。

问：刘老师，在治疗肾病的时候经常用到雷公藤，这个雷公藤的用法和用量有什么特别的吗？

答：雷公藤是一个很好的药。但是由于记载它是有毒的，所以很多人都不敢用。但是雷公藤实际上是相当于西医的泼尼松那类药，它可以达到这个效果，抗炎、止痛、消肿都可以，抗过敏都可以。雷公藤一般用到10g是不会产生毒副作用的，用法就是放在汤剂里边熬，我用这么多年还没见到有副反应的。

问：刘老您好！听您今天讲这个中药在涉肾疑难杂症中的巧用，我发现您用的真武汤特别多啊，然后上午听了仝教授讲那个附片，附片他要求要先熬8个小时，我想如果病人每天都这样煮的话，那病人的负担就会特别的重，而且我觉得好像不可能有这么多时间煮附片，我想问问刘老您在临床上用真武汤那个附片的用量和煎煮时间，谢谢！

答：这个附片的用量主要取决于它的炮制和成熟度。张仲景在用的时候，回阳救逆他都是用生附片；温中则用炮附片。我们现在为了安全起见，没敢用生附片，都是炮附片。炮附片我个人的经验一般20g以内是绝对安全的；30g就有个别人有反应，多数也没有什么反应。我只是要他先熬，如果30g以上就先熬一个小时。30g以下我不叫他先熬的，因为我考虑病人的实际情况。你如果每一样药都叫他熬上3个小时、2个小时，那不太可能的。仝教授讲的那个情况不同。他一个是重症救急，再一个病人是风湿挺严重的。还有这个应用也不是非常普遍，这个安全系数按他讲的也是一般40分钟够了，我只要用30g左右是不先熬的，中途不要掺冷水，否则乌头碱就要还原的，我常用这个治寒痹严重的疼痛，就是用乌头，川乌、草乌10g，炮附片30～40g，加蜂蜜、生姜熬一个小时，没有副反应的，然后再下其他药。在熬的时候你加开水别加冷水，这样病人就比较容易接受，而且也比较实际。你每天熬8个小时，病人无法接受。

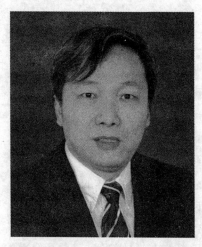

【名师介绍】

　　黄熙，中南大学附属湘雅医学院教授，一级主任医师，博士生导师，博士后合作导师。国家杰出青年基金获得者。研究方向：抑郁兼消化道躯体症状中医治疗临床研究；心脑血管病的中西医结合防治基础与临床。获得国家自然科学基金7项，2001年主持的方剂与证的药物动力学研究获得国家科技进步二等奖。发表论文100多篇，其中方剂SCI论文18篇（均为通讯作者），其中难度较大的方剂药效SCI论文11篇，获得国内外他引800多篇次。

经方及其变方的药理：现状及其趋势

中南大学附属湘雅医学院　黄熙

　　尊敬的主席，尊敬的李教授，各位女士们先生们！非常荣幸能有这样一个机会跟大家做学术交流，我是抱着诚惶诚恐的态度来参加这个经方班的，我推掉了很多的学术交流，特地来参加这样一个会议，我对《伤寒论》有着非常深厚的感情，能参加这个会议我感到很荣幸。刚刚主席介绍了我很多的职称，其实我就是一个临床医生，其他的职称都是国家的规定，我还是一个临床医生，我把这个称谓排在最前面。大家看幻灯，这是我们湘雅的大楼，我们中西医研究所就在这个楼的21楼。这是我的学生，我们实行学生优先的策略，我的学生经常晚上2点钟还跟我QQ联系，探讨学术问题，我们都在想怎样使得中医药能取得一些突破性的进展，你们进入湘雅医院的网站，在右下角有中西医结合学科，可以点击进去。

一、经/变方药理研究时代的划分与新动态

刚才主席提到材料上的题目，因为当时时间很紧来不及，我在递交的时候又延后了，后来经过认真的整理，题目是这样修正的，就是"经方及其变方的药理：现状及其趋势"，我想以一种互动报告的形式来进行，这里面还有一些我自己的学术观点，肯定有不妥之处，欢迎学术争鸣。我想从几个方面来说，首先所谓的序言，经方药理研究时代的划分和新动态。我们是怎么分的呢？我对目前国内中医药的现状进行了这样的分层，由于时间关系我不可能说很多，我只稍微提一下，这里面有一些代表人物，比方说中南大学的张功耀，还有方舟子，其实我是非常钦佩方舟子这种学术打假精神的，我们现在需要这样一个人物挺身而出，不顾个人的名誉，甚至冒着会被"挨打"的精神站出来说真话。但是他对中医的一些看法我是不敢恭维，我甚至对他的观点不屑一顾，因为他根本就没有做过有关中医药这方面的研究，我想如果面对面的辩论，找一个评判者，我想他可能都没有办法和我辩论下去，我们可以随便的问一句，中医理法方药的核心内容就是方剂，你那么抨击方剂，关于方剂药效的药理研究在国际上一共发表了多少篇 SCI？我会首先问他这个问题知不知道，我保证他没听这个报告是答不出来的，接着一个问题、三个问题、五个问题你都答不出来，我接着说，"我不跟你辩论下去了，你没有资格辩论，别人会嘲笑你的……"另外我还有一个分层，这些都是我自己划分的，就是"顶层"和"亚顶层"，所谓"顶层"，代表人物像韩启德、陈竺、樊代明……还有一个我不得不提的、特别引人注目的顶层人物——邓铁涛，他对这个学科起了引领的作用。还有一些所谓的"亚顶层"，都跟我密切相关的，比方龚启勇、高天明、韩晶岩、徐强……表示客气嘛，我先说了很多其他学科的带头人。接下来再说说我们自己学科的，李赛美教授，其实我们很早就有合作的，乔明琦教授、陈家旭教授，我想这里要不要把黄熙写上去？我犹豫半天，觉得自己写自己不好，最后我去掉了。毛主席在几十年前，就对中国社会各阶层进行分析，还是要分清一下，这样有用，这些顶层起到了灯塔的作用，大家知道灯塔有多么重要，它能够指引航向。比如韩启德，他创建了第一个中国大学中医药研究中心……陈竺没得说的，这些都跟我本人或多或少有些联系，陈竺最近在 SCIENCE 上面发表了有关砒霜方面的文

章，他做的是特殊单体的中药。樊代明，我当时在四军医大干了18年，他是那里的校长，现在他是中国工程院的副院长。还有龚启勇，原来我在华西医院的一个朋友，当时我们都聊一些非专业的问题，涉及专业方面的问题我们都相互不感兴趣，不过最近我在南方医科大学做一个报告时遇到了他，我们的接触非常兴奋，他说："你讲得非常有意思，我几乎都要尖叫起来，我非常感兴趣。"还有一个高天明，就是中医抗抑郁的带头人，我们国家顶尖的中青年神经生物学家。刚才我们吃饭的时候，还在谈论一个话题，国内什么东西都比国际前沿要慢一步、两步，哪怕时装、电影、歌曲，什么时尚的东西都要晚半拍、晚一拍，我们要看到前沿的东西，非常前沿的东西，这对于我们搞中药专业方向的研究人员非常重要，理清这种选择起着决定性的作用。我个人早就想和李赛美教授合作，今天是一个合作的开端，挺好的。

这是我跟韩启德的照片（幻灯片），是在北京大学现代中医药研究中心照的，我们一起参加一个学术会议。他现在是人大副委员长、院士，当时是北大的常务副校长，他创建了"985"大学、也是综合大学第一个中医药中心，一共3个中心，一个是干细胞中心，还有一个基因方面的中心。看这张照片，这是我本人，我太太看到这个照片她就笑，说我像农民，她说西装扣子哪有最上面的也扣的啊！从那以后西装扣子我都扣在中间，再也不扣上面。这个北京的会议，天子脚下，来了9个院士，别的省别说来9个，来2个、3个就顶天了。而且他们都还没人去接，自己打车来，就是这样的。当时是2001年，我还不是国家杰出青年，就只是一个一般的教授。当时报纸整个一个版面都占满了，很轰动。我长期在一个西医大学的中医科，这个酸甜苦辣我是自有一番感受的，我在四医大工作了18年，在北京大学2年。1959年，全国第一批医学类的两个重点大学，一个是北医，一个是四医大。北医不用说了大家都知道，华西医院是四医大的附属医院，号称是全世界最大的单家医院，4400多张床。还有就是湘雅，大家都知道的，一个搞中医药研究的在里面受排挤，这种滋味你们是体会不到的，我的体会就是一方面受西医的挤压，另一方面是上面对中医药研究的重视不够。中医研究肯定比不上中医药大学，人家千军万马，我们就十几条枪，你怎么跟人家竞争啊！我从1998年开始就当学术带头人，科室主任，一个这样的学科怎么样在夹缝中间生存？这个酸甜苦辣真的是几天都讲不完，我今天是第一次说出来。我当时是被选上了全国第一批长江学者，五进一PK，当时4个都是国外留学回来的，我并没有留学的经历，后来跟国外有短期的交流，在2000年的一天，韩启德给我打电话来，我说："韩院士你怎么给我打电话啊，怎么知道我？"他说，"我当然知道，你评了长江学者，材料就在我手里，你不要去做什么长江学者，到成都有什么好的，到我北大来多好。"当时我就说我是个军人，通过长江学者我可以转业，换一下环境，国家有政策的，他说有什么办法让你转业？我说当然是四医大的领导，上级说了算，四医大少将的上级让我走我可能走得成。徐鸣教授跟我是战友，他知道部队的厉害，韩启德说于永波上将行不行？我说那肯定行，他又鼓励了我第二次的迁徙。迁徙过后，陈可冀又让我去做他的博士后，他通过张文康卫生部长写信给四医大，希望放人让我去，最后我没去成。我本想着也许能转业再拼搏一下。我丝毫没有说四医大不好的意思，四医大对我是恩重如山的，因为考虑到学术的追求，学术方面的快乐，当时我在四医大已经停滞不前了，如果我坐享其成，我会越来越衰败，这对我个人和我领导的集体是不负责任的，这是我的看法，所以我要走。很多人要走，那个"走"是假的，他跟领导说"走"是希望领导改善条件，我呢，他们半年时间对我反复劝说，怎么劝说都不行，我真的就走了。这个湖南人的倔、蛮就体现出来了，现在回过头来看，走对了没有呢？对了！不是说那些单位不好，那些单位非常好，这是两码事。我刚才为什么提到灯塔，看看韩启德，当时他跟我说了这句话："别去做长江学者，我们一起来创建中医药研究中心。"他说我当主任，你当常务副主任，没问题。他说你搞搞这个"脾主药动学"，我当时想这是什么意思呢？脾主运化和"脾主药物动力学"两者很相似，是不是真能提出"脾主药动学"啊？当时韩启德对这个是很感兴趣的，当然陈可冀院士，我的博士后导师，他对这个也很感兴趣。当时"脾主药动学"是什么？以我多学科的经历，我今天干得快乐极了的原因是我搞了四个方向，其中一个方向是脾虚，脾虚我是被迫想出来的，摸着石头过河。最后我想引申为一个主题，进行中医药的研究。

　　我这30来年的体会可以说是一种天意，这种"天意"我不是指什么封建迷信，更多的是一种自然规律的体现，它体现了一种聪明的、睿智的自然规律——中医药的思想，大家看我是怎么样去证明的。药物动力学是指药物在体内的吸收分布代谢和排泄，在研究它机理的时候，没有一个搞药物动力学的人知道应该用怎样一种精炼的语言来概述药物动力学的机制。中医非常奇特的地方就在于"脾主运化"四个字，仅这四个字就可以概述药物动力学非常复杂的机制。我太太比我晚两年到四医大，她搞脾虚，我搞那个补骨脂素的药物动力学，从温阳药补骨脂里提出的成分，她说这个"脾虚"没有一点意思，痛苦极了，不知道"脾虚"是个什么概念。我说你别搞错了，你把脾虚和药物动力学结合起来试试看，也许可以大有作为。前面主席提到了我不是拿了国家7项国家自然科技基金吗！其中有5项就是我太太拿的，原来她们拿什么课题都困难，后来听了我的话，她把药动学和脾虚结合起来，到今天为止拿了5项国家自然科技基金，这是一个很复杂的领域，我觉得还有更好的东西，中医里面尽是宝，现在才体会毛主席提出的："中医药是一个伟大的宝库……"我还应该有更深刻的体会，我不忍心把脾的东西一直研究下去，还有更有意思的等待我去研究。所谓的"脑平滑肌轴"，肝藏象，这比脾虚药动学有意思得多。我就提一下脾虚药动学能概述药物动力学的机制，所以我就不多说。

我们国家有那么3~4位顶尖的科学家从心底里面热爱中医。大家要搞清楚，不是铁板一块，是指从心里支持中医药发展的科学家。我们搞清楚这个形势还是很重要的，韩启德发表过一篇文章，叫做"现代医学的昨天、今天与明天"，他曾经在陕西当赤脚医生，从上海第一医学院毕业以后怎么对中医热爱，我在这里都不多说了，从他文章的字里行间，我们就可以感受到。第二个人物就是陈竺，现在的卫生部部长，我跟他一起开过会，但是我们没有多讲过话，说过一两次话，最近他在SCIENCE上面发表一篇文章，这是世界上最高水平的文章之一，这个是了不得的，单体三氧化二砷是砒霜的主要成分，他的研究是最顶尖的，从他文章的介绍和讨论部分，就可以看出他对中医的热爱。这是很重要的，当然我实事求是讲，不是说他是卫生部长我就说他的好，因为他做了这些东西，他对砒霜成分及其药理作用的研究引起了全世界对中药的关注，他把我们的中医中药推向了世界，这是对中医界最大的贡献。但是这都是一些单体的思路和方法，不是方剂的东西，不能说一味的就吹上了天，吹上天就是犯忌，这不是一个实事求是的态度，但我举双手赞成他，他饱含了对中医的热爱和支持。在SCIENCE上发表文章这肯定是有意义的，这是不得了的，我们国家医学界在 SCIENCE 上面发表文章的并不多，寥寥无几。第三个，樊代明，最近他到湘雅一院去做报告，我去听了，他是一个纯正的搞中医的人，2005 年我离开四医大，他对我说："你调到我那个楼上去，实验室半层给你，半壁江山随你支配。"今天回顾起来，人家说的不是假话，真的是对中医的热爱，而且他后来拿了一个中医的基金课题，也发表了一篇中医的论文，你看他发表对中医的研究这些深入的程度，我自愧不如，当然我不是搞这个领域的，但是他更不是搞这个领域的，他是顶尖的现代医学学者之一，他能搞得这么深入，我能不感到惭愧吗？所以我认为没得说的。

我当时要走，正赶上学校校长交接、樊代明要当校长的时候，他说你不是招不到博士生么，不是要一点经费买设备吗？马上给。他办事情非常的利落，你要走，总要找到一个借口嘛！你都没有借口，你还走什么走？如果当时他早当校长，我肯定走不了。所以这个人非常受欢迎，作了报告没得说的，到湖南中医药大学作了一个报告，报告的名称是"三千年医学的进与退"，从他的字里行间，我也能感受到他对中医的热爱。他是一个消化系统的专家，他说："我有消化道症状，那个西药治疗一点用都没有，我太太一个皮肤科的医生，给我吃了点保和丸，结果就好多了！"他还发现中药复方的止痛药，这些成分单独用是没有效的，但合在一起用效果就非常好。所以把这些最前沿的东西跟大家做一个交流很重要。邓铁涛，我这里不用说，大家非常了解，这个人了不得，"973"规定了超过 60 岁是不给的，不过他是破例的，3 千万这么大的课题给他是破例，这我不用多说，因为大家太熟了。

还有就是我所谓的"亚顶层"，前不久我受邀去南方医科大学做评审，那个学校很厉害，他们请了全国的 7 个评审专家，都是长江学者或是杰出青年，我也是其中的一个，他们科研处长在发言时就这样说，他说我们南方医科大学抬不起头来，我们才获得 5 项国家杰出青年基金，可是我心里在想，中南大学才两个，我不知道我这个算不算，因为我在四医大拿的杰出青年，华西医院 15 个杰出青年，中南大学医学只是它的几分之一，天文、地理、数理化什么都有……这个人是南方医科大学神经生物学教研室主任、杰出青年、长江学者、是南方医科大学基础医学院院长，叫高天明，他对我们那个研究很感兴趣，我们提出一个"脑平滑肌轴"，而且我今天下午接受采访的时候就把我报告的内容简要地说了，西医治疗抑郁症方面是失败的，抑郁症就相当于情志疾病。他对这方面很感兴趣，当时我下午的飞机，中午吃完了饭，我上去拿行李，他就在下面等了我差不多20分钟送我走。

还有华西的龚启勇教授，他研究神经繁路，现在是国际最前沿的，他是一个影像学家，他杰出青年评得晚一点，目前影响因子10以上的文章他发表了多篇，我跟他是好朋友，互相之间不谈专业，因为原来我不搞抑郁症，如果我还是在华西不迁徙的话，你要我搞抑郁症那是不可能的，我已经搞得很累了，又搞了心血管，又搞了脾虚，又搞了重症急性胰腺炎，还要我搞抑郁，我都快50岁的人了，人到40不学艺，我都看不清了，要戴花镜，我到湘雅是被迫搞的抑郁症，结果我发现一个非常开阔的天地，使我兴奋极了，我们这个课题组的人反响很好。我跟龚启勇就谈到了，他也搞抑郁症，他提出来灵魂不在脑，在心，"心主神明"，我当时差不多要尖叫起来，很兴奋，我控制不住的，我马上说一句那"五脏主五志"也是对的，就应该来源于五志。他研究的东西很前沿，目前美国已经发起了一个神经繁路的计划，几十亿美元的支撑项目，人的任何意识形态，你坐在这里，你的一个表情，任何言行都由神经繁路做为基柱，他说经过他们的研究发现神经繁路起点在哪？来源于心，这个理论就太奇妙了，这在几年前简直不可想象。李赛美教授知道，徐鸣教授知道，在我们大学的时候这简直是要挨批判的，明明来源于脑嘛，什么"心主神明"啊？简直就会批得你体无完肤。现在的人真的是太轻率了，我们就聊得非常投机，而且我们提出"脑平滑肌轴"他也非常感兴趣，我们形成了一个很好的合作动态。

你看徐强这个人了不得，药理学长江学者、杰出青年，他是在中医界拿了杰出青年，在西医的生命科学界拿了长江学者。这个人了不得在哪呢？四逆散不是非常有名的一个经方吗，他发表了5篇有关四逆散药效的SCI，但是他只发挥了10%的力量，虽然我这方面发表的文章多一点，我觉得他本事比我大，因为我是花费了全部的力气来做，这不一样的。还有乔明琦这个人，我被迫搞抑郁症以后，我跟他也有过合作，他是长期搞情绪的，研究肝藏象，他又是泰山学者，拿了两项国家重点项目、国家自然科技基金，发表了一篇影响因子大于3的SCI的文章，这是很不错的。另外他还做了一个猕猴桃结晶的痛经模型，不错。还有陈家旭，我想叫做"陈家旭现象"，他发表了两篇方剂药效的SCI，我认为SCI文章发表起来很难，他的诀窍是什么？我比喻成一个公主坐在里面，门关得紧紧的，求婚的很多，我形容他猛地敲门，开了一点点，就开始投其所好，就把她喜好的东西塞进去，最后再把自己的东西给她，最后进入城堡。他先在国际上的杂志发表两篇西医的文章，别人对他产生信任以后，他再介绍一个逍遥散，这个逍遥散与经方关系也很大，虽然不是直接来源于经方，但是确实在临床上很有作用。我为了准备这次讲座细细的查了文献，认真地看了，逍遥散是肝郁脾虚的代表方，是《伤寒论》、《金匮要略》里的思想，"见肝之病，知肝传脾，当先实脾"，而且这个思想对我们课题组影响太大了，所以我为什么抱着诚惶诚恐的态度来这里，经方思想不仅仅是对你这一拨人起了决定性的作用，甚至对世界医学也做出了重大贡献，你怎么能不对它顶礼膜拜呢，是吧！中医几千年前就提出来了，这是肯定的，所以陈家旭先发表两篇西医的文章，然后搞一篇逍遥散的文章出来，很了不得，我称之为"陈家旭现象"。还有一个韩晶岩，他有他的办法，这个人长期和天士力合作，有 4 篇叫做丹参滴丸药效的 SCI 文章，其中一篇影响因子3.8，目前应该说是影响因子最高的，我们要比他影响因子低一点，但是发表的比他多，他做的是中成药，我们做的是汤药，汤药做起来肯定难很多。但是他很了不得，而且他也节省了大量的时间，他跟这个厂家结合起来搞，很有成就。还有李教授，我又说了，影响这么大的经方学习班办了九届了，真是了不得的，真是不错。

下面进一步说说我的经历，中医药蕴含的思路是美妙绝伦的，我坚定不移、毫不犹豫地说——遥遥领先。刚刚吃饭的时候很多人谈到，我跟大家有更多共同的语言，只是说我可以拿出很多的证据出来，因为我长期在这个最前沿的领域进行临床、教学和科研方面的研究。而且我还说一句，我们不是以临床为主嘛，我们是在前沿科学领域最具有临床特色和中医特色的一个课题组，甚至我称为是科研里面的经方派和中医里面的守旧派。"守旧"这个名词是好的，坚持中医药的特色，是一个博大的方向。还有一点，就是中医的方剂治疗学思想代表了未来，当然在这个未来方剂里经方担任了主角。我不是说你这里都是经方的人，就一味地说好话，经方是很了不得的。我觉得经方有点缺陷就是很怪，我在梳理过程中间，好像经方里没有丹参，需要医史考古的人去论证一下。其实这个丹参早就有了，在《伤寒论》的同时期或者更早的时候就有这个药了，没有丹参是一件遗憾的事情，经方在治病中扮演的是最主要的角色，因为我们对重症胰腺炎治疗效果好得很，柴苓承气汤，就是小承气、大承气这些方加味来的，还有就是临床实践，20世纪以前中医和西医差不多，虽然那个时候有一些发现，但是从临床上看差别是不大的。20世纪医学以繁衍论为主，基础医学突飞猛进带动了临床，这是没得说的。这些理论的现代研究非常精细，它对传染性疾病的贡献是重大的。但是我告诉你，它对复杂性疾病的机制研究，从思路上讲是非常愚蠢的，我当着他们的面这么说，当着那些顶尖的西医我也这么说，为什么愚蠢？大家听我来分析，我是以事实来分析，中医体现了惊人的智慧，我也说证据，不是泛泛而谈。为准备这个会议，还有湖南中医药大学也需要我讲演，他们校长听了我的介绍之后很激动，他说："我们准备破例要你专门搞一次报告，你讲两天三天都行！"我就想怎么样准备那一个报告，正好李教授这个班也在搞。中医药思想和方剂，是天公天意，当然这里面有很多是自然规律，不是说是上帝的旨意，不是那个意思。我认为西医在近代它还是进步的，没得问题，那么如果要巧夺天工的话，必须要用中医的指导思想。对于西医的临床，每个人的水平都很整齐，什么意思呢？一个诺贝尔奖获得者和一个工作了两三年的泌尿外科工作者，水平差不多很整齐，都是那一套治疗方案，治疗方法很简单，就那么几种。但是中医对一个复杂的病，治疗手段太丰富了，也太复杂了，我经常形容是几百种治疗方法，一个药不同剂量就代表几百种方法。我认为什么事都是这样的，极好的和极差的都是少数，大部分差不多，所以这就出现我们中医的疗效一般，但是要达到极好疗效的中医就非常困难，几百种里面只有两三种疗效好的方子。

我有几个很好的方子，这是我摸索了八九年才总结出来的，你从事的事业，一定要钻研几年，才有可能达到较高的境界。就中医来说，存在着疗效极好的那些人毕竟是极少数，那是所谓的"上工"，这就能解释为什么广州中医药大学一些医生挂号费300块钱，排队要排一两个月。还有北京也有很多神医，他们看病往往是一两付药就能解决问题，这些都是非常精彩、达到人杰地灵的临床水平的那一些人，还有一点，要从整体上取得重大的突破，很多东西都需要中医的指导，我就说得这么肯定。

二、经方/变方药理的昨天、今天、明天

我们再来谈谈方剂药理学的昨天、今天和明天。使大家在短短的 2 个小时里有一个全面的了解。在 20 世纪以前，中医药和西医怎么区别？这是我前两天总结出来的。中医那个时候的临床和治疗学思想差不多，它的治疗学思想和临床是齐同的，那个时候都不错，遥遥领先于同时代的西医和其他国家的传统医学，中医在 20 世纪以前那是绝对占主宰地位的，非常丰富多彩，没得问题。中医药先后传至日本、欧洲等许多国家，那个时候没有现在传播的这么广，原因是那个时候传播方法落后嘛！现在用手一点，什么都出去了，互联网传播这么发达，那个时候整个科技影响了它的传播。那时西医的治疗学思想和实践也都差不多，那水平就矮了中医一大截。今天我们有很多人觉得现在的中医水平和以往相比似乎有点下降，从整体水平讲我还是同意这种说法的。"今天"，就是所谓的 1990 年到 2010 年，这是我个人的划分，大家可以提出异议，这只是我个人的一种观点。因为那个时候没有西医的影响，不受干扰，中医发展得是不错的。但是今天的中医药思想，以它现代的诠释来说，我认为达到了空前的高度，它远远高于西医的治疗学思想。那么今天的西医是什么现状呢？从整体上来说，它的思想是处于比较高的位置的，但是它的治疗学思想远远落后于中医的治疗学思想，它的机理、思想落后，它的实践也是落后的。我真的不知道他们犯了什么样的错误，我搞不清，我没有去论证。还有一点就是说对未来医学的预测，那个时候不能叫"中医"或是"西医"，医学的治疗思想已经达到了一个高度，在这样一个医学体系里面，中医起了决定性的作用，起了主导作用，这种思想的建立是那些发现细胞的不能比的。人类是有思想的，那些技术当然很重要，但是你没有思想就永远会往那些死胡同里钻，有了这个思想并共同结合以后，我甚至想象那个时候医学的一个面貌，中医相当于在联合国的常任理事国，联合国安理会主席，那是可以轮流当的，那不是说一个人包打天下，这是我的形容啊！

我是在 1986 年考到第四军医大学的，在 1990 年前后，我在四医大筹建课题组，那个课题组是沿用西医的手段，研究补骨脂素，研究单体，我个人感到痛苦不堪，在那里我们 7、8 个研究生的成果经常被西医院打压，人家说这个补骨脂素在美国《药典》里面都有，你怎么算成是中医的东

西？你不能算在里面。经常 10 来个研究生做的成果在西医院就被枪毙了，我们那个课题组痛苦不堪，我就下定决心，绝对不能安于现状，我不能这么忍受下去，我当时想法很单纯，我要改变。那个时候我就想寻找出路，我敏锐地发现文献里的一些信息，当时很多中医药研究的文献都是日本人搞的。日本鬼子侵略中国是很可恶的，但是我不得不说日本人对我们的经方、对我们中医药的研究、对于中医的贡献确实是了不得的，我发现日本人出现了一批方剂药动学的文章，这些对我的启发很大。当时考四医大硕士，我和同班的一个同学一起考过去，那个人成绩好得很，是年级的尖子，我以为我肯定录取不了，结果那一年我英文考得比他好，那一年在决定方向时候有三个，现在想想有一点天意哦！搞不清楚是一种什么样的力量在指使你这样走，走这么复杂的道路。当时我和另一个同学都想搞药物动力学，又不好意思争，导师说你们自己决定，我们俩都推脱，结果最后就采取抓阄的方法，他也不写阄，我也不写阄，最后我说我来写吧，写了以后往桌子中间一放，他不肯先拿，我也不肯先拿，推脱不下，我先拿了，一拿是药物动力学，把我高兴得要命。当然那个同学现在也很不错，但是我感觉这个药物动力学确实前景更好一些，这是实事求是地说。所以我搞的是药物动力学，可是导师做的是单体的药物动力学，这个时候我们课题组到处碰壁。结果我又看到日本人开展方剂的药物动力学，我说日本人都没有学过中医，他们怎么能够做方剂和证的药物动力学，我是一个中医学院本科毕业的，我是在中国文化的熏陶下长大的，我怎么不能搞药物动力学呢？我很感慨，但是如果日本人发表了方剂方面 SCI 的药物动力学文章，我绝对不能和日本人相同，那样我还是落后，我能不能提出假说比他领先一步，今天看来这个想法很聪明，这里还有四医大的帮助在里边。为什么我对四医大感恩戴德？四医大当时的研究生有一点，要善于提新思路，写哲学论文，政治作业都是布置哲学论文。那个时候什么事情都碰在一起，我们中医科的主任从来不出钱让我们去开会，但是中西医结合成立 10 周年的会议，他发话：谁的文章被选上了就给谁出钱。那一年我投稿，被选上了，他真的就给我出钱。当时两个寒暑假我都在查资料，我为什长达 18 年的时间只回了长沙 3、4 次啊，我妻子任平可以证明的，我也是肉长的，我一个人在西安过年，当时很苦啊！春节吃饭的地方都没有。军队有一个规矩，把前一年的假和第二年的假合在一起有 45 天，这样可以省路费嘛！因为路费是军队报销的，两个合在一起就只要报一个路费，两次分开就报4次路费。我挑灯夜战，写了一个：证治药动学假说的科学依据及其前景。四医大有很多西医顶尖的教授支持我，他们真的很无私，他们甚至对我说："如果你申报课题我作为你一个成员。"

所以那个时候我们就提出了那个思路，我们做了10年的研究，2001年拿了一个国家科技进步二等奖。从2009年我又不安分了，单纯搞药物动力学，这又让我痛苦不堪，我是一个医生，你整天搞药物动力学，这是搞药学的人做的。当一个重大选择在我面前的时候，我一定要搞作用原理，作为医生我可以看病，但是却说不出原理，我不能搞药物动力学，只能搞以药物动力学为基础的作用原理，就叫"生物方剂药理"（BAP）。这个词汇你在谷歌上搜，全世界五六十万个英文单词，这是我们唯一使用的，从学术术语上面做到了唯一，在国际上发表文章，面临极大压力，但是我们倔，顶住压力，一定要用我们的词汇、用我们的思想去发表，最后用中医的思想去发表，实际上就叫做方剂。前面我不是提到徐强吗？徐强是一个非常聪明的人，他研究四逆散的作用原理，他把四逆散里面的一个成分——芍药苷，用液相色谱的方法把它提取出来，那个方子不就少了一个成分么，他就把少了一个成分和不少的成分进行药理对比，然后用抽取的成分进行对比，发现这个成分起了非常重要的作用。这是一个非常好的想法。还有就是我们提出的代表方剂疗效吸收生物活性的成分，最近周文浩院士给予了很高的评价，他甚至说这是你们中医质量控制的第三条路，第一条路是指标成分，《中国药典》里面就是这个成分；还有一个方法就是指纹图谱，国际上欧盟普遍采用的方法，我们的方法就是叫做所谓的将代表方剂疗效的吸收生物活性成分作为指标，作为质量控制成分。他的评价很好，一般来说他不给人家钱的，怕人家拿了钱做不出成果。确实有这种情况，我原来拿回来的国家课题，那个时候40万课题费，给人家6万，一个数据都不给你提供，你痛苦不堪，人家根本没一点事，因为他是其他单位的，你左右不了他。我打交道的方法是从来不跟人家争，但是我们通过自己努力和非常杰出的表现，赢得了专家的信任。周文浩院士认为我们课题是他们西医院十几个课题中表现最突出的，我们发表的中医SCI的文章最多，所以他最近给我成立了中药临床药理研究室，要把我挖过去，甚至到那里接班。但是他那个临床药理研究室不能搞病房，也不能做动物实验，我觉得有点影响，认为跟他合作还是好一些。

我想 1990 ~ 2010 年，就是我们在国际杂志上发表了 BAP 这个策略的时段，我把它作为经方或者是变方药理的今天，根据这样划分，一个是昨天，一个是今天，近 20 年成就了它今天的面貌，那么未来 30 年到 50 年将会是一个什么面貌呢？以我的观点跟大家进行描述，我认为方剂作用原理这个领域，有可能获诺贝尔奖。这不是说我，我太老了，你看白头发很多了，可能等不到那天了，现在我们这么大的压力，这个病那个病的那么多，活不到 90 岁的，我再年轻 10 岁可能有希望。但是我们的下一代，我们现在 30 岁、40 岁的年轻人，你们是很有希望的，至少我们的积极努力可以为你们作出贡献。我很热爱 NBA，因为爱好所以很省力，在电脑前，右手一点，那 NBA 直播赛就出来了，NBA 形容一个有天赋的球员，说天空才是他的极限，我也想沿用这个词：天空才是方剂复方作用原理的极限。我希望在无限发展的过程中间，能作出我们应有的贡献，我是这样想的。

我们来看看昨天是什么样子，我跟大家描述一下，昨天的主角是经方，日本人做了很多的工作都是有关经方的，这些都是非常深入的研究。方剂药理学的研究有五个标志，第一个标志是单纯的药效学，中药复方，尽管日本人做了那么多了不得的贡献和成就，我还是把它归纳为这一类，他们做的是单纯的药效学，整体的器官和组织方面的研究。第二个标志，他们并没有进行药动学的研究，这是根本。标志三，如果进行方剂离体药效学实验，包括柳叶刀上面的文章，我跟韩启德院士讨论过这个问题，他支持我的观点。我说方剂药效学的工作全部是一些假阳性假阴性，包括一些非常有名的国家杂志上发表的文章，至少体现了当时一种"初生牛犊不怕虎"的精神，跟国内最顶尖的高手讨论问题，我说的做的全是错的，因为那个不对，那个有问题，他是同意的。具体原因要花比较长的时间来说明，所以不在这里介绍，我们可以台下交流。标志四就是口服制剂，这是存在的现状，另外就是有一些重金属农药对这方面的污染，还有方剂静脉制剂，我个人认为是危险的，用科学原理是说不过去的，所以时不时会出现一些危险，这时候中医有很多的冤枉。而西医有什么好处呢？它研究得很透彻，把副作用也研究的很透彻，跟你明码标价，这个药有什么副作用，所以它 1 万人死了 100 个人，白死！我开始说清楚了会死人的啊！中医是什么？实事求是说，中医的副作用要小得多，当然它也有副作用，比方说它只死 10 个人，要低 10 倍，统计学有非常显著的差异。但是中医存在哪些问题呢？根据西方的文明，它觉得你这个东西说不清楚，很神秘，中药汤剂里面有这么多成分，不晓得是哪个成分致死。标志五，昨天我查了一下，方剂药效学国际文献比今天少了 10~24.5 倍，这是我们统计的，其中关键是没有方剂药动学。这种特征性研究仍然会持续很长的时间，但是劣势非常明显，会逐渐消亡。

回过头来看，为什么今天我诚惶诚恐，因为经方对我形成了很深的影响，最早是我的同事对我的影响，他是伤寒学的硕士生，他看病疗效很好，给我很大的刺激，《伤寒论》、《金匮要略》还有今天很多的变方都来源于经方，张仲景是影响最为久远的全球极少数的医家之一，还有李时珍影响也很大。全世界公认的原则，就是你去看全世界写的文章里面，引用谁的东西最多？李时珍！张仲景我还不是十分的清楚，国际上有名的医学专著，都用大篇的段落去描述李时珍，人喜欢说坏话，你要人说好话，而且写到专著里面不容易啊！我们中医界里面的医家，长期得到全世界的褒扬，本身就是一种非常了得的贡献，这是全世界公认的法则，他们的含金量很高，而且跨越了时代的影响，如果现代医学以 10 年、20 年为标准也不错，但是我们把时间尺度拉长，100 年、500 年、1000 年去比较，那西医就逊色很多。还有一点，中医药开销在全球三四百个亿，中国的收入只占不到百分之 50%，日本占 60%~70%，很多人说出很多的原因，从我的角度来说，一个非常重要的原因是我们科学研究水平比人家差很多，不是我们的临床，是我们的基础科学研究，特别是发表在 SCI 的文章比日本人少很多。小柴胡汤，日本人称为"TJ-9"，我们全部搞清楚了，任何一个日本人的方剂，日本人叫什么，编号叫什么，我们都清楚，我认为可以这么精细了解的课题组不多，日本人单是这样一个"TJ-9"已经发表了 3 篇 SCI 了。什么概念呢？在今天的大陆和全世界，一个大学西医界，你发表一篇实际上的 SCI 文章，是一个轰动性的事件，至少也是国家科技进步二等奖，有时候拿一等奖回来。是这个概念，大家就知道这个分量。所以有一些在国际的 SCI 期刊里面，小柴胡汤独独占了 9 篇!!! 这里我打了三个惊叹号；我非常的着急和惭愧，我为我们中国的学者着急，花了这么多纳税人的钱，拿了这么多的经费，为什么我们不去突破，这方面存在着很大的气泡，都觉得中医药不好研究就不研究了。我去研究单体，但是就我掌握的信息来看，现在还没有引起全国的重视，外国人正越来越多的涉入，他们的影响越来越大，重量越来越重，循证的中医研究，在国际顶尖的 SCI 期刊上面中国人很少，在方剂方面，在国内就投投文章，那单体就国际上发表，这个泡沫总有一天会破裂的，破裂的那一天将是非常窘迫的一天。科技部有这样一个说法，国家顶级的一些人讲："你们不是说中医药给你们的钱少了吗？行嘛！少了我也承认，那我今天猛着给你钱，左一个'973'，右一个'973'，几个亿的往里面砸这个钱，如果你还做不好你看哦！到了泡沫破裂的时候，你不要怪我没有给你钱哦！"这将是非常难受的日子，我不得不跟你讲，我们要有危机感。

美国人就是天底下危机意识最重的国民，才使得他们保持这样的强大，我是一个危机意识非常重的人，因为我长期在中西医夹缝中生存，作为第一线的学者，我时刻感到危在旦夕，我觉得这样还是有好处的。我们对这个核心问题进行了总结，回到一个基本问题，就是方剂的疗效究竟是由吸收体内的什么成分引起的呢？把这个问题分解开来，方剂吸收于体内的结果能否测出？测什么？它吸收于体内是否有限？成分之间是否存在着相互作用？能不能产生新成分？能不能相互作用？解决了这些问题是我们课题组的昨天，长达 10 年的研究方向，今天我们还偶尔的做一做，这是我们的一个分界标志说明。

我还想谈谈经方，我实事求是检讨，经方我掌握得不好。但《内经》对我影响大一点，今天有些段落我能非常流利的背出来，我感到非常着急的就是我的学生大部分是中医院校毕业，我也有 1/3 的学生是西医院校毕业的，《内经》他们背不出来，"阴阳者，天地之道也，万物之纲纪，变化之父母，生杀之本始……"半句都背不出来，方剂也背不出来，我就不晓得他们怎么搞的，反复跟他们说不能轻待这些宝贵的经验，我就觉得是当时课程没有要求背很多，所以我好多没有背出来，现在看来是很大的损失。还有就是在四医大上门诊的时候，我真正对中医的热爱来自于那年的门诊，我看了 100 多例胃脘痛，形成了自己独有的特点，用逍遥散加味，其实我在加味逍遥散的基础上，重用枳壳、厚朴，当时我和邢之华在中医院发热门诊实习的时候，一个老师告诉我说："如果病人找你看了 次就再也不来了，主要有两种情况，一种是彻底好了，所以不理你了；还有一种是你看不好，所以人家不找你了。"当时我有心，学习热情也很高，我就问老师您有什么诀窍啊？那个老师就告诉我说："凡是遇到肚子胀的，就用枳壳、厚朴，保证疗效好！"我这个人不喜欢因循守旧，他用20g，我就用到40g、50g……疗效真的很好。有一个陕西人说他口干口苦得很，肚子也不是单纯的胀，又胀又难受，我理解为嘈杂不安，我就用了这两味药，结果患者的症状就真的好了，这辈子我受益无穷。这里有学生，我告诉你们，千万不要怠慢老师跟你说的几句话，或是跟老师学的东西，至少这是我们课题组一辈子受益的东西。还有一些消化不良的胃肠道病人，陕西人很穷，你们想象不到他们跑到大医院来看病，家里几年来的积蓄往往一下子就花没了，一般他们看西医怎么看呢？做胃镜，这没得说，往往医生连听都不听，直接开胃镜单，胃镜结果很多都是浅表性胃炎。结果医生就说没病，随便开两粒"吗丁啉"就打发你了。可是中医就不是这样的，"人之所苦谓之病"，这个人有痛苦的症状，这就是病，不能因为说浅表性胃炎就不给你看了，这是中医很宝贵的思想。我是1977级的，当时我们读书的时候，中医真是饱受诟病，说中医没有个客观的指标，总是拿改善症状来评判。西医呢，它的治疗学思想真的不先进，相反还很落后，但是他们的一些做法还是非常值得我们借鉴的，他们觉得自己不好就批判，他自己不好的东西也要严厉的批判。这几十年过来，西医就很重视生活质量的改善了，国际上一个新的观念的出现，就会影响整个学科的发展。国际上出现了大量积分的方法，改善症状不是没指标吗，它就把你的症状进行积分运算，这不就变成是半定量了吗？这种做法是非常有意义的。再说说重症胰腺炎，我们应用柴芩承气汤治疗重症胰腺炎，疗效世界领先，美国和欧洲的病死率是25%，我们华西医院病死率10.47%。

日本人靠研究经方为他们国家做出了非常大的贡献，当然对中医药的贡献也大，还有国际上中药的贸易，中国也是远远落后。我们长期做经方的基础科学研究，我们课题组的藏象研究很有意思，这个领域很有魅力，"见肝之病，知肝传脾，当先实脾"，这个观点决定了我们课题组的命运，经方的思想是可以对抑郁症的治疗作出重大贡献的，这个领域的一些想法得到重大突破都有可能。这里还有一些经方的相关学习知识，由于时间关系我就不多说了。因为日本人的基础研究水平很高，我长期在西医界的一个体会就是你如果在西医院的环境下，容不得你讲道理，你拿不出SCI就靠边站。四医大很先进，它和北大是同步的，非常强调 SCI 论文，这就是大是大非的问题。他们早在上个世纪 90 年代就已经说清楚了，就看 SCI，湘雅是到今天还没有完全解决这个问题。你看我在华西，你们不是说中医药要拿出临床疗效的硬指标嘛！胰腺炎怎么拿？这个痛苦不堪的地方在哪呢？在西医院生活的中医，尤其是在强大的西医院里，就是别人都不要的病你去搞吧！没人搞，你把他搞好了以后呢，别人都来抢病人，都说中医科收这个病干什么呢！应该是我们西医科收的，甚至我们有一句话：中医啊！除了生儿子的病不收，其他什么病都收。

我是 2004 年到华西医院，那里中医科在 2005 年建成，现在发展到 161 张床位，效益非常好。当时我们中医科建设得非常好，达到什么程度呢？对于重症胰腺炎的患者，如果你不用中医药，治疗死了人，那么病人告你的状，你要赔偿；如果你用中药治疗了我不怪你，死了白死，就形成了这样一个良性循环。但是其他内科就疯狂的抢病人，不但告我们状，说我们抢病人，而且还召集所有科室开会，什么胃肠道内科、消化道内科、胃肠道外科、ICU、急诊科……开会，抢病人。当时华西医院的一个领导，一个有 4400 张床的华西医院、全世界最大的单家医院的领导，他说："你这个中医治疗胰腺炎，疗效也好，社会效益也好，经济效益也好，我也承认，但是你们有什么本事呢？……你们真要有本事，就拿出一篇 SCI 治疗胰腺炎的文章出来遛一遛！"我当时气得要死：我们疗效很好！社会效益也好！经济效益也好！他也不得不承认，但他说你 SCI 不好，这是不是欺负人?！结果我们埋头苦干，后来我们发表了很多 SCI 文章，一级学科也拿回来了。华西医院的博士要求发 SCI 毕业，我去的那年是第一年要求，当时有 70% 的博士不能毕业，到了今天有 50% 的博士不能按时毕业，我的几个博士都是 100% 毕业，这个完全没有问题！后来那个领导承认说我确实为医院做了很大的贡献，干得不错，事业心重……后来我提出辞职，我要走，在辞职报告里我列出了他们的"八大罪状"！人一旦要走就什么都不怕了，什么话都敢说。我是上午递上去的辞职报告，下午院长就给我打电话，他说：黄熙，我和书记都看了你的辞职报告，我感觉对你的问题我们全都做错了，我们可以全部改回来，明天我们来谈谈。其实我当时因为生气，提出了好多过分的要求……结果第二天院长跟我谈了 4 个小时。通过这件事情，我就有一种强烈的意识，你不发表 SCI 你就靠边站，就是没有道理可讲。

我还是走了，去了湘雅。我来了3年了，今天我们过着相对舒服一些的日子。他们湘雅是怎么说的呢？他们完全承认，认为我们比西医做得好。他们校长是怎么说的呢？有一次重点学科报告，他说："中医哦！湘雅医院的中医历史上还是辉煌的，现在已经远远不行了，湖南中医药大学的校长跟我一起开会，说你们的水平跟23年前差不多的，现在比我们差远了，这个黄熙是引进来的。不错！但是他啊……"他讲到这里我就不听了，我就出去了，这个院长和书记听一听就可以了。那些西医神经内科医生是很牛的、很高傲的，平时见我们爱理不理的，后来到我报告，我讲了2分钟后他们回来听。综合大学有他们的弊端，你不要以为他们的日子好过，在医院的人痛苦死了，那些综合大学的人都欺负这些医学院，他就觉得你这个医院是独立法人单位，你们有钱，"985"国家每年给你们几个亿啊！你们科室不要向我要钱啊！我汇报的时候，在我"提要求"的时候，PPT上面我是来不及改的，提起要钱的地方，我有意的停了4、5秒没说话，然后就翻过去了。等我讲完的时候评委叫我把经费那页翻回来，他说，"你才要130万？给！这不算什么！"这是我所知湘雅医院历史上西医临床科室第一次这么给钱的。他说："为什么要拨款给黄熙的临床课题组？你看黄熙他们发表的SCI都是临床的，这个多好啊！你们也要发挥你们的临床优势！"我们那次是地位飙升，原来那些西医都是对我们趾高气扬的，结果现在有9个科室都主动要求与我们合作。

这是在中西医院的长处，任何事有利有弊，你不要急，不要去跟人家争，你这个课题没拿回来你觉得亏了。其实一点都不亏，你只要做得好就行，没有问题，关键看你怎么样把利发挥到极致。比方我们前面提到国家发表了这么少的SCI，方剂药效的SCI文章我们就猛着做嘛！而且我们非常缺做方剂药效的SCI，这方面我们有一个理论很简单，你单体做出来，全世界100万篇文章，你发表一篇，是百万分之一，如果是前10篇文章，是十万分之一，但是中医的SCI文章你如果发表了10篇，就是百分之一，在全世界，在全国你就是十分之一，这个地位你就很高，这是为了学科利益来考虑，是有必要的。在西医界只要你能拿出好东西你就受重视，否则你靠边站，没有人稀罕你，这是残酷的现实。湘雅医院的院长怎么说啊："我们这个有名的西医院，中西医结合，稍微哪里做的不是很突出，那就靠边站。"就这么说的，听都不听你的解释，我为什么离开西医院，因为西医院有这么个政策，我再不走我会死在这个地方，虽然当时我是杰出青年，我50岁以下级别就很高了，他们说如果我不走，可能早就是少将什么的，我觉得一点也不亏，我走是为了更好的实现我自身的价值。

当时中医科有一个政策，凡是中西医结合研究毕业的学生，你学位论文发表中医的就行了。这一条太不合理了，今天回过头来看，那个政策害死那些学生了。我当时是最年轻的博导，如果我对抗他们的话，7、8个博导、硕导就会群起而攻之，那我真的死掉了。但那个期间，校长和院长都是这样，每年每一个季度，对没有发表SCI文章的科室说："你看你们这个科没有发表SCI文章。现在我们是没有遇到合适的人，遇到合适的人啊，你这个主任马上下台！"就达到这种程度，压力大极了！我到华西去，发现一个最大的变化就是SCI突破了，因为我发现其实我在四军医就有那个能力了，只是人都有惰性，比如我们叫研究生去发表SCI，他们几乎都说：哎呀我先发表中医中文的，等我毕业了之后再去发表西医SCI去。但中医水平够了，他们就不再发表SCI了。现在回想起来，我当初这一步迈得对不对呢？对极了！在四医大，他们拿经费，给我多拿3千万我一点都不羡慕，因为如果我搞这么久的科学研究，付出这么大的精力，结果还是这么低水准，那我不如做生意去。你们不一样，你们好多是花了很多精力在搞别的事情，我个人是费了很大的精力，付出了很大的代价才来做的。我前面提到十几年春节才回家3、4次，做出了常人难以想象的付出，如果我做得不好，我不如做生意去，凭这么能干和这么精细，挣几十个亿，比你搞低水平学术好得多！我就是这么想的，很单纯。

很多应激性的疾病是怎么来的啊？这个来源是动物在屠宰过程中，由这个农舍搬到那个农舍，一个新环境使动物机体内发生改变而导致应激性的疾病，你看我搬了多少次，迁了多少次，对于自己这个轨迹，这么大的变迁，忍受了很多新单位，前面几年非常痛苦，我到这两个单位前面两年，压力大到我安定都吃了几十片。我到一个新环境往往是第二年就已经奠定基础了，照道理说这个算不错的。有些国外回来的到第七年、第八年才闯出成果，我到湘雅第二年SCI文章就发表了，我们是纯中医的SCI文章，排名第二，马上地位飙升，这没问题。

但我要强调，我是科学研究前沿里面的铁杆中医，在这个领域我可以自信地说，我是仲景派，没问题。今天我更加坚定不移。在全世界关于药效的 SCI 文章里面，分这么几个难度和领域，大部分研究颗粒剂，也就是中成药，研究汤剂的比较少。我们这里都是专家，大家都知道，汤剂蕴含着丰富的中医药思想，君臣佐使，你要变化，中成药怎么变啊？不好变的。汤剂就有不同的组合，在科学研究中，中成药你拿来就可以做，颗粒剂也是，你可以进行临床观察或试验。那汤剂呢？在形成国际标准之前，陷阱无限，让你死掉的陷阱是无数的，这里面不同产地的药材、汤剂要做成标准化的制剂、它的含量，这里面要花很多的精力，稍不留神国际上就把你枪毙了，所以这方面的难度大很多。为什么我说我是铁杆中医，中医药特色很重，我们做的全是中医药汤剂的文章，汤剂的文章难度大很多，有些颗粒剂里面用汤剂原方是很多的，汤剂可以一会久煎一会短煎，这颗粒剂你怎么变啊，中成药你怎么变，你没办法变的。即使你什么都做得很好，你在写这方面论文的情况下，我们的母语是中文，你不晓得会遇到多少困难，大家都知道写 SCI 文章的时候，学生和学生之间喜欢在文字上互相抄袭，我们这个研究你没得抄，全世界没有类似的句子给你抄，所以我们遇到无数的困难，但是我们咬咬牙都挺过来了。我们课题组在非英语国家里是少有的，因为我们写的 SCI 文章不需要外国人修改，不需要国际任何修改，我修改的文献在国际英语杂志评价非常好，文章写得非常好，设计新颖、创新，这也为我们课题组节省了很多钱，改一篇文章动不动就是五六千块的，你如果投十篇呢？五六万块，一个省里面的重点课题就没了。

国际上的文章有关汤剂的比较少，基本上都是颗粒剂，而且影响因子都很高，基本上都在九点几，而且都是很有名的杂志。我们做了很多，几乎都是汤剂，热水煎煮，要做到含量测定的话就有很多的工作要做，我们 3 篇药动学的研究都是用汤剂，包括《伤寒论》里经方的思想我们也运用进来。最近我们做的一个汤剂质量控制标准，这篇文章发表以后我非常高兴，因为汤剂的不同配伍、不同的煎煮方法，得出的有效成分和比例是不同的，我们获得了一个最佳的比例。这篇文章先后花费了我们三四年时间，困难无数，但是最后完全靠我们自己的力量完成了。整个原文的投稿有 30 多页，我们接收到的反馈信息是很不错的。我们要掌握西方人的文化特征，他们如果评价一件事物 interesting（有趣的），这就是代表评价非常高；如果这个事物很单调、乏味，一般他们不会这样说。他们评价说我们的题目很有趣，我们用了很多词汇，包括这些汤剂的提法，这些从来没有过的句子，意想不到的是居然全部通过了。当然西药就不存在这个问题，因为西药是单一的成分，而中药的几个成分之间，服草药以后几个成分被吸收，这肯定有不同的比例，这些词汇令我们挠头，但是我们顺利地发表了。相反你把西医文章里的句子拿到谷歌去搜，你会发现好多句子都是重复的，这样写起来比较省力，我们这里都是独特的句子。在《新英格兰医学杂志》、《科学杂志》上，都认为中医药有三大至关重要的问题，第一疗效，第二质量控制标准，第三个安全性，质量控制标准是它的基础。质量控制标准有两个方法，一个是指标成分，记录在《中国药典》；一个是指纹图谱。我们认为这两种方法都不好，一个"左"一个"右"。比方大承气汤，四个药，大黄、厚朴、枳实、芒硝，《中国药典》是以每一味药作为质量控制标准；西方人是什么呢？四个草药，就把它 400 个成分，像指纹图谱一样，密密麻麻的作为质量控制标准。我认为一个是"左"一个是"右"，都不能表明这些成分和疗效之间的关系。在 400 个成分之间，被吸收的与疗效相关的成分作为质量控制标准（BAP），我们又觉得在这个被吸收的疗效相关的成分之间，肯定有不同的煎煮方法，文火、武火；不同的煎煮时间，它可能有不同的比例，然后遴选出最好的比例，最好的疗效。这是第一篇文章，这么精细地制定了一个质量控制标准，而且我们还采取了一个新的分析方法，全世界都没有，就是低速离心的时候用指纹图谱，定量的时候用液象色谱。这篇文章最近发表了，评价挺高的。

另外我为什么说我们是仲景派和经方派呢？今天我作这个报告，才发现我们做了很多都和经方有关，你看这个"知肝传脾"，我们做的最令人兴奋的内容也来源于经方的思想。现在有一个非常时髦的术语——"转化医学"，"转化医学"是向中医药看齐，"转化医学"是从临床到基础，从基础到临床，就是一些转化。我曾经看了 100 多例胃脘痛的病人，最后发表了一些关于中医临床的文章，10 多年过去后，我把一些精华的地方做了一些科学研究，搞了一些具体指标的研究，在国际上发表文章。一个汤剂的含量测定，我个人形成了逍遥散加味治疗的特色，又发表了药动学的文章。国际杂志发表，文章一发表，就被国际上最大的医疗媒体网站——NewsRx 评价，说是中医药史上的一个发现，是对个人消化不良的一个发现……我们又做柴胡疏肝散的研究，枳壳，就是我实习时得到的灵感啊！我最大量用10g。说到我的临床，我是今天临床少有的经方派，我看门诊的时间不多，每个礼拜看两次，一次专家门诊，一次普通门诊，由于太忙，经常有病人到处找我，那个医生哪去了？我看到他们在网上议论我："这个医生经常给我用两个药，甚至用一个药，疗效不错，一天几毛钱……"为什么中医药有时候有负面报道呢？其实好多中医药疗效很好，但是不挣钱，这个政策不对，被迫给人家开一些乱七八糟的药，政策上，可以把疗效好的效益提高100倍嘛！把那些乱七八糟疗效不好的药打压嘛！所以这个政策把目前中医药给搞乱了，搞得乱七八糟，使得我们左右为难。

中南大学邢之华把科研课题交给我来做，我指导了他博士生一年时间，结果发表了两篇SCI文章，整个年级排名第一，而且他目前还在准备第3篇。这个学生非常兴奋，而且是中南大学心血管内外科里非肿瘤领域里最好的一篇SCI文章，这还是有关中医的枳壳。一个优秀的科研工作者，通过自己努力，要用5年的时间才能发表一篇SCI文章，这个学生就表现出了高效率，投稿的过程中对方对他评价很好，评价说："你的贡献极好，而且你做了很好的工作。"他第二篇文章相对差一点，不过也很好。

三、经/变方药理研究的趋势

我们做的是四逆散，也是经方，我非常希望和这边交流，产生共鸣，所以我会推掉那么多应酬。我今天也说说药理学的五个标志，首先是方剂药动学的研究，这是以色谱学作为基础，所以才使得我们方剂药动学有技术基础，日本学者做了方剂和证的研究，他们是开创性的，我是在他们的基础上来做的工作。为什么方剂药动学如此重要？因为基础的问题不清楚，方剂吸收于体内的成分究竟是什么，是什么成分引起了它的疗效，这样一个基本问题长期搞不清楚。至于它对中医药的贡献我就不说了，为什么研究方剂重要，方剂是中医药理论不可分的，你把方剂搞好了，对中医药理论必然是一个很大的促进，把这方面研究好，才能使方剂的药理与现代药理接轨。我们当初证治药动学发表的文章，在2001年就获得了国家科技进步二等奖，当时在中医界还是比较早的，当时我是第二作者，陈可冀是我的导师排在第一位。第四军医大学是作者第一单位，中国中医科学院是第二单位。四医大当然不同意把第一单位给让出来。

　　我是 2003 年获得国家杰出青年的，当时我在北大，后来我到华西，最大的贡献就是帮他们在全国中西医结合界，由榜上无名到全国排名第 3 位，这是我经过 4 年的努力得来的。当时四川大学也举行了隆重的庆祝仪式，我们后来也提出了用生物方剂分析它的作用原理，根据我的思路，基本上有 3~5 年就可以把一个方剂作用的基本原理搞清楚，当然这要有一定的方剂基础。现在方剂研究都有前期的工作，就是做方剂的疗效，看哪些成分被吸收，然后再研究这些成分与古方疗效的对比，最后得出一个结论，看究竟是什么成分发挥了方剂的疗效。这种模式得到了很多中医界同道的认同，方剂之所以有价值，是因为它的组方原则，它的君臣佐使已经提供了它的科学原理，所以很受欢迎，也受到西医界的赞同，这是毫无疑问的，因为你把它说清楚了嘛！未来方剂的作用原理是必经之路，找不到其他的方法。但是我为什么研究了 BAP 之后我又不想搞下去了呢？这个已经到顶点了，其实 BAP 全世界有 10 万个方剂，还是有的研究的，但是我们认为脑平滑肌轴比 BAP 要有价值得多，我们精力和时间都是有限的，我肯定要把最宝贵的时间和精力放在最有可能取得突破的领域上，我当然选择了脑平滑肌轴，我们 BAP 的测验基本上解决，我们并不是对原来研究的东西完全放弃，而是继承了它的精髓，以这个为基础再去研究别的东西，而且我们一级跳、二级跳、三级跳，一步步的深入，我们今天研究的内容非常的有意思。前面提到的徐强，我们都觉得药物多靶点的研究是当今国际上的一个趋势，你看 NATURE、SCIENCE，原来对西药单成分、单靶点评价很高，而对于一个成分的多个作用，西方是怎么评价我们的：肮脏的、混乱的、淫荡的……什么难听的词汇都用上。如果你不用方剂，根本提都不提。而现在单成分这个理论过时了，原来他们觉得单成分研究是"魔弹"，那么今天他们认为一定要有一个成分多个作用，叫做所谓的 polypharmacology，polypill，cocktail……还有一篇文章对我震撼非常大，它的名称是 Journal of Ethnopharmacology，A systems view on the future of medicine：inspiration from Chinese medicine. 这是什么意思呢？是说为了医学前景的系统综述：来源于中医药的灵感。这个题目很显眼，这个文章如果由中国作者或者华裔提出来的话，他们会说："你是中国人嘛，王婆卖瓜，自卖自夸！"但是我查了一下作者，大家看这张面孔（幻灯片），肯定不是中国人吧！恐怕连他的祖父、祖母都不是中国人；再看名字，所有作者的名字都不是华裔，都是欧洲的教授。欧洲教授和美国教授不一样的，和中国也不一样，美国教授很多，中国教授也很多，我们中医科就有九个教授，而欧洲一个系才一个教授，一个大学骨科才一个教授，整个英格兰骨科正教授只有9个。大家看这篇文章，作者全是欧洲的教授、系主任，不得了啊！我觉得很震撼，他们极力褒扬中医思想，令我感动。回看国内的一些学者，什么专业背景都没有，学哲学的、学政治的，整天去炒作，我简直怀疑他们的动机。

我们引进了大量方剂药理学的 SCI 文章，我们几乎掌握了全世界的动态，这是经过几年努力才得到的成果。中医方剂的科研已经给了我们一个信号，尤其是欧美、日本、韩国，都在搞这个方向，我们需要努力了。我们课题组长期坚持中医药的特色，不结合中医药的文章我们一篇也没有。我曾经在 1996 年的时候发表了一篇有关单体的文章，从那以后我再也不发表有关单体的了，发表起来很容易。但是有关方剂研究的文章，要难上十倍、百倍，很多杂志他们根本看不懂。我们也投了一篇影响因子 7 的杂志，他们说你写得很好，很有思路，很有创新，他们国外编辑的权利很大，他说："我们想来想去，觉得你的方剂不适合我们杂志的范围。"我觉得很冤枉，这简直就是一种歧视嘛！不过没关系，总得有这个过程，他们终究有一天会承认我们的，因为我们的研究是伟大的。我的经历告诉我失败不是可怕的，只要搞科研，就一定会有失败，关键是要吸取失败的教训，从而开阔视野，取得成功。看这篇文章的标题："War on Cancer"，关于肿瘤的战争，世界学者一直想找到解决肿瘤的方法，几十年过去了，这些努力都是失败的，其中有多少人获得诺贝尔奖？从这个角度来说，那诺贝尔奖项没什么了不起，你当初说肿瘤可以治愈，结果根本就没有治好嘛！所以他们面对的是失败和沮丧，在 NATURE 上面的文章也说到："我们感到很沮丧，治不好。"我研究药物动力学这么多年来，发现药物动力学缺乏一种理论来研究它的机制，我积极研究冠心病，发表了 7 篇 SCI 文章，这些数据都是世界上独一无二的，还不算脾虚、郁症等的研究呢！而西药没有一个口服药能够增加冠脉血流量，我就不晓得为什么我每搞一个领域，我就会发现它致命的缺点，当然我只搞了四个病，还没有发言权，因为还有千百种病。这只能靠我们的学术交流，慢慢寻求突破，为中医作贡献。我当时在四医大读博士，他们同样感到西医很困难，搞搞中西医结合可能还有进展，我当时博士是两年毕业的，160 个博士只有 3 个提前毕业，我是其中一个，我们已经具备了和顶尖西医高手竞争的能力，甚至能够超越他们。包括我研究的急性胰腺炎、抑郁症，这些西医都遇到了极大的困难，正好中医来个突破。你看我们就提出了脑平滑肌轴，脑平滑肌轴理论能够一源性解释肝藏象和抑郁症共病，它可以自圆其说。我们认为平滑肌轴有 3 个靶点，一个是海马，一个是血管平滑肌，一个是内脏平滑肌，这不是乱说的，中药对这 3 个靶点进行干预早就存在，而且我们找到了它的证据。你看我们刚才提到的邢之华交给我来指导的博士，他发表的这篇文章，得到很高评价，他也靠这篇文章奠定了地位，在整个中南大学胃肠道研究领域，他这篇文章的水平是最高的。要知道他才搞了 1 年，人家搞胃肠道已经搞了几十年了。这个评价不错。

在哮喘领域，美国人公开承认中药疗效很好，西药在这方面毒副作用很大，当然关于中药具体的作用机制，还需要年轻的一代进行研究。如果让我再重新选择读大学的话，我会选择读中医药大学，但是现在大学搞得也是乱七八糟，不是说中医不好，你看现在中医院校的招生，重数量不重质量，一招就是几千人，学校产业化，教育产业化，搞得很乱，这不是今天要讨论的问题。我不但还要选中医，而且还要选中西医结合。现在对于中药的作用原理，不光是中医学院搞得很乱，包括一些非重点的西医学院都不正规。现在在国外对我们的威胁非常大，美国人现在也在用中药茵栀黄研究抗哮喘治疗，台湾还有一些课题组，对我们也是很好的激励。日本发表关于小柴胡汤的 SCI 论文影响因子在 10 以上的有 3 篇，我认为全中国的技术人员都应该感到惭愧，你知道了惭愧不丢人，奋起直追，超过他们嘛！只要敢想，踏踏实实工作，完全可以做到。美国人研究中药抗哮喘，我并不崇拜他们，因为他们好多思路和方法都是错误的，或者说有待改进，台湾香港也做了大量的工作，还有国内的一些学者做得也很不错。我经过了几次迁徙，虽然费了很多周折但是我学术上取得了成就，我很快乐，这些贡献不是我一个人做的，而是整个课题组用辛勤的血汗换来的。在湘雅，神经内科、外科的主任是非常牛的，但是现在也主动要和我合作，做颅脑损伤病人脑脊液的药物动力学和疗效的关系，抽 10 个时间点，他们反复找我合作，这表明了我们的水平和地位，因为他们跟我合作有可能会做得更好。

　　我提出的这个脑平滑肌轴，任何肝藏象和抑郁症共病的问题通过这个轴都可以自圆其说，而且好操作。怎么证明这个假说？从海马、血管平滑肌、内脏平滑肌三个点就可以证明，全世界都在这方面进入了困境，全世界的重点还是集中在边缘脑区，在外周倾注的力量不够。我们觉得关于治疗也陷入困境，目前三环类抗抑郁药——百忧解，全世界的王牌药，叫做"选择性五羟色胺再摄取抑制剂"，它抗抑郁有效，但是它抑制胃肠动力，引起患者被迫停药，这是第一点。第二点，这是单靶点的作用。多靶点作用是三环类抗抑郁药，它能够同时引起五羟色胺、去甲肾上腺素及多巴胺的再摄取抑制，疗效很好，但是却会引起严重的心脏毒副作用和脑的毒副作用。还有米氮平，它抗抑郁但也不能够增加胃肠动力，而我们中药，就能够同时改善这几点，我们拿出了证据，在海马里面，在肠道里面都有这个成分，而且可以被吸收，那么肝主疏泄理论能够自圆其说，抑郁症共病真的令我们震惊。当时我们提出脑平滑肌轴这个假说的时候，心情非常忐忑，因为不知道这个提法有没有被别人捷足先登，如果别人已经提出来，那我们就是侵犯了别人的劳动成果，我们的前期成果将毁于一旦。我们就广泛地查阅文献，当时心蹦蹦跳，我说怎么有一个叫田进文的人提出了"平滑肌是肝藏象的物质基础"，因为我们提出的脑平滑肌轴是肝藏象的物质基础，我赶快看，紧张得不得了，大气不敢出，结果不是。后来又看到一个叫陈家旭的人，很了不得，跟我是朋友，他很低调，我跟他交谈的时候他也不说，他没说他提出了这个假说，搞得我也不知道，我去查文章的时候，我发现他提出"肝主疏泄的高级中枢是边缘系统，血管系统是肝主疏泄的效应器"，我当时心脏都快跳出来了，他只差那么一两步就提出脑平滑肌轴这个理论了。当然他指的是单纯的血管平滑肌，我们还提出了平滑肌系统、内脏平滑肌，同时我们还做了大量的证明工作，找到了在脑血管、小肠被吸收的证据和有疗效的证据，他们没进一步做研究工作，我看了这个结果大大地松了一口气。虽然我们提出了这个理论，而且也有着非常光明的前景，但是我已经没什么希望了，我们年青一代，不仅是肝藏象，还有其他的系统也是极有希望，至少从我搞的四个病的领域，原来西医好多革命性的东西都证明了这一点，只是那些西方人不懂中医就没有提。同时还有一个可悲的现象，西方人提出一个革命性的思想，而这个思想恰恰和中医有关；国内呢，却在批判中医，由洋人提出来而掀起了全世界的中医热潮，我认为太可悲了。为什么要洋人提出来你才说好呢！在香山会议的时候，我说神经－内分泌－免疫网络怎么不由你们提出来呢？在1997年至少我敢说这句话，应该由你们提出来，想来想去我们各方面实力还是不行，当时我很犯疑，今天想起来根本不对，国际上有一个杂志叫《medical hypothesis》（医学假说），不需要你做任何实验，你提思路就可以发表，那个神经－内分泌－免疫网络有一个就是在这个杂志上发表的，影响因子一点几，这个引起全世界的热潮，几乎很快可以获诺贝尔奖。这些教训太多太多，我们确实要珍惜这些东西，要大胆的进行研究。为什么说我搞这个是天意呢？因为乔明琦他们被迫搞肝藏象，又被迫我和其他教授共同参与肝藏象，"973"的申报，开始几乎要把我们湘雅踢出去，竞争很激烈，因为我长期搞心血管，他们对我还是很尊敬，但是知道我不搞抑郁，所以根本没把我放在眼里。但是通过我们十几天日日夜夜的努力和奋斗，我们地位飙升，他的申报材料有17个地方引用了我递交的材料，而且最后10来个单位，只有4个人去参加答辩，我作为其中一个参加了，评价很不错，所以以自信的姿态去参加国内外的竞争完全是可以的。

最近加拿大、瑞典一些有名的生物化学博士邀请我们去做博士后，这在西医界是非常少见、甚至是见不到的，所以我们很快乐，这样迁徙的过程，我们一步一步地改变了地位，使得我稍微安稳一点，使得我有时间进行交流。原来我学术交流都不敢出去，赶快抓紧时间取得突破，我觉得也有一些天助啊！是中医药的一些帮助，起了这么好的作用，未来趋势我提两点：一个是精确化的研究，要精确方剂的吸收成分和有效成分，还要精确它的质量控制；另一个我们还提出了一个公式：ABC 疗效 ÷ 母方疗效 ×100%。今年我申请了两份基金，一份国家基金已经拿回来了，评价很好。这个 ABC 对母方疗效的公式非常简单，它能够搞清楚一个方剂里面每个成分的贡献度有多少，能够使得君臣佐使的科学原理更加通俗易懂，这是我们发表这方面质量控制方面的一系列 SCI 文章。抑郁症的研究国际上对发病机制误入歧途，遇到了治疗学上的瓶颈，我们这个脑平滑肌轴，用肝藏象的理论会大有作为。我们高兴的是课题组原来总觉得有点不务正业，现在看来是个好事了，这样不务正业兼备抑郁、心血管、胃肠道、方剂 PK（方剂动力学）的多学科的基础，当然我们有一点是适应我们现实情况的，我们守住一个理论，就是一个方法多做几个病。这是源于我第一项国家科技进步奖答辩的时候，有两个教授对我们的成果展开激烈的争论，有一个教授说你这个新的假说至少要有两个病才有说服力。当时就给我强烈的刺激，以后不能单纯搞一个病，至少要搞两个病、三个病，这就给了我提醒，这是学术交流的作用。而且这方面我们提出脑平滑肌轴，我认为迟早也会有人提出来的，只是我们捷足先登了，这方面串联了我们数十年点点滴滴的细节，我认为肝脏象肯定能做出重大贡献。

还有中医药一些其他理论，其他理论我研究还没有其他体会。我告诉大家在科学研究中的重大教训，比方 DNA 双股螺旋学说，是研究者沃森、克里克在 1953 年共同提出来的，学说提出来之前沃森到中国科学院遗传所去了，把《易经》借来看，几年以后他就提出来这样一个革命性的思想，形成了分子生物学、神经 - 内分泌 - 免疫网络、生物 - 心理 - 社会医学模式。我们吃饭的时候还聊这些事，这些都可能由中国学者提出来，很遗憾，再不能这样，这就是我们做的工作。

今天晚上花了这么多时间来跟大家交流我做科研的体会，希望大家有什么宝贵的意见可以提出来，我们大家一起交流，谢谢！

【名师答疑】

问：听了黄教授的讲解，我感觉黄教授是绝绝对对的中西医结合的代表人物，这也增强了我们学中医的自豪感和信心。我想问一下现代的研究该如何更好地体现中医辨证论治的观点？

答：这是一个很艰巨的任务，实事求是讲，我们这一代已经不行了，但是我们的下一代，他们的理论基础非常扎实，他们很有可能取得突破，因为要想体现中医的思想，必须要结合现代最先进的科学技术。但要想取得突破非常的困难，如果我们要在这个领域取得突破，起码也要 40 年，我们这一代肯定是不行了，但是我们的下一代，就是我女儿这一代是非常有可能的。

经方确实是很可贵的，但是它也有缺憾，比如说经方里面没有丹参，我觉得是个遗憾。我中医理论没有你们强，但我想同样一个方子剂量不同，功效就不同，这里面是有着非常深奥的生物学机制的。"见肝之病，知肝传脾，当先实脾"，这句话就含有着非常前卫的医学思想，我后悔大学没有好好的学习中医知识，如果我能多掌握 10 条、20 条那就更好了。

我认为现代科学研究和经方最好的结合点就在经方所蕴含的学术思想，通过经方来研究其生物学机制。现在有一种观点叫做"以药成医"，这个思路是非常错误的。比方说我现在研究的抑郁症共病，现代医学致命的弱点恰恰是我们中医最强的地方。前一段时间，湖南中医药大学的一个搞肾病的教授问我，你搞抑郁症又搞心血管又搞胃肠道疾病，怎么跟我的肾病结合起来？我说肝主疏泄嘛！"疏泄"可以调节生殖啊，对不对？原来我认为脑平滑肌轴不适用于生殖系统，结果错了。你看现在很多不孕不育的患者，都是由于输精管、输卵管的平滑肌功能失常，这不恰恰和我们提出的脑平滑肌轴有关吗！这不就和生殖系统结合起来了嘛。我想科研还是要和大家一起来做，单凭一个人是做不完的，发挥大家的力量，才能达到最大优势的疗效！

李赛美教授：很不容易啊，可以说黄教授是我们中医界的后起之秀，他刚才提到说他老了，没有，现在是正当年！黄教授刚刚与我们分享了他的科研经历和对事业的追求，听后我很受感动，现在很多科研工作者，包括海归派，很多人评价他们是香蕉，皮是黄的，但是里面却是白的，里面还是欧美的思想，外国人的理念。但是我们黄教授不一样，他就像花生一样，皮是黄的，心是红的！黄教授是我们中医的铁杆，是中医科研工作者中的骄傲！听了他的科研历程，真的很不容易。我现在心情很复杂，上午全国中医治疗糖尿病的领军人物——仝小林教授给我们做了中医方面的精彩讲座，刚刚黄熙教授的中医研究，可以说是世界最高水平的研究，我们研究仲景的理论就是要扎根于临床，黄教授的研究恰恰秉承了这个特点，他所作的研究全部来源于临床，从心血管病到胃肠道疾病，从重症胰腺炎到抑郁症共病，真的令我们大开眼界。更重要的是黄教授给我们传达了很多的信息，通过这些信息，我们了解到黄教授确实是在思考，也给我们指出了今后经方发展的趋向，这一点在以往的经方班上是没有的。这也增强了我们的信心，也将更好地推动经方走向国际化的舞台，这对促进国际交流将会起到非常好的作用，也更有助于西方人理解我们的经方，这将是世界对经方最好的解读。

黄教授对于经方不同的剂量及煎煮法都进行了系统的研究，这点是非常有意义的。比如说桂枝汤，在《伤寒论》中，组成完全相同，但是剂量不同的就有三个——桂枝汤，桂枝加芍药汤、桂枝加桂汤，只是桂枝应用的比例不同，结果方剂的作用天地之异。桂枝汤是解肌祛风、调和营卫的一个方子，加大桂枝二两，就变成了桂枝加桂汤，作用就变成了平冲降逆，治疗心阳不足的奔豚病；同样，加大芍药三两，就成了治疗太阴脾络不和腹痛的方子……同样，我们的煎煮法、炮制法、服药方法同样非常的重要，我们喝完桂枝汤要喝粥、覆被，如果不这样做，可能桂枝汤不但不能发汗，还会止汗。所以黄教授今天的报告就像是科研的一盏明灯，给我们今后的科研指明了方向，最后，让我们再一次把掌声献给黄教授，也祝他身体健康，心想事成！

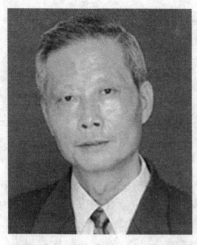

【名师介绍】

梅国强，湖北中医药大学教授、主任医师、博士生导师，中华中医药学会常务理事、湖北省《伤寒论》重点学科带头人。享受国务院特殊津贴，第三、四批全国老中医药专家学术经验继承工作指导老师。临床擅长运用经方治疗心血管、消化系统疾病及疑难杂病。发表论文40余篇，主编全国"十一五"规划教材《伤寒论讲义》及专著10余部。

加减四逆散临证思辨录

湖北中医药大学　梅国强

尊敬的主持人，尊敬的各位同道，新老朋友，今天我向大家汇报的是"加减四逆散临证思辨录"。因为这篇文章比较长，有些地方我就念一下，需要解释的地方就解释一下。

首先介绍一下四逆散，因为对于四逆散这条的理解，历来医家意见不是很一致，四逆散证，它是在伤寒论的第318条，原文是："少阴病，四逆，其人或咳，或悸，或小便不利，或腹中痛，或泄利下重者，四逆散主之。"你看这一条，这个"或"字以后，从这以后过去的描述，都叫做"或然证"，什么叫"或然证"呢？就是可有可无的，它可以出现，也可以不出现。它主证是什么？主证就是四逆，手足冷，叫做"四逆"。

本条虽以少阴病冠首，然其证仅"四逆"二字，那这个病的主证是什么？就只有"四逆"了。根据原文，四肢厥冷，这个叫做"四逆"。如果你把这个问题叫做少阴病，它不符合少阴病的定义，为什么说不符合呢？因为它既无沉微之脉，少阴的主脉是沉微的，又无下利清谷等证，这是本证非少阴病阳衰阴盛之"四逆"，这个四肢厥冷是肯定的，但是它不是因为阳气衰微而四肢厥冷的。下面几条就是证明了这个问题，323条"少阴病，脉沉者，急温之，宜四逆汤"，还有像真武汤之类的方子。通脉四逆汤，"脉微欲绝"，没有沉微的脉象，所以我说它无沉微之脉，从下面的条文可以证明。281条"少阴之为病，脉微细，但欲寐"，它又没有微细之脉，又没有像91条、316条所讲的下利清谷等等，它没有这些证。那为什么开头三个字就是"少阴病"呢？在《伤寒论》里面，有些说某某病，实质讲的并不是某某病，而是为了与某病作鉴别的。关于本条之主证，注家多谓"四逆"即是，你翻阅《伤寒论》的注家，赞成这一派的，主证就是手足冷，没有别的，余皆为或然证；柯韵伯提出："条中无主证，四逆下必有阙文，今以'泄利下重'四字移至'四逆'下，则本方乃有纲目。""阙"和现在缺失的"缺"是一个意思。说"四逆"两个字下面，肯定有漏掉的文字，如果将或然证下面的"泄利下重"提上来，放到"四逆"的后面，这就有两个主证了。这就是柯韵伯在注解四逆散的时候提出的看法。这种看法是有见地的，而且这个见解还比较好。但是不能解决四逆散在临床上广泛应用的问题。我在这里就是这么讲：柯韵伯的说法虽然很有见地，但是也不能解决四逆散在临床上的许多用途，解决不了这个问题。因为泄利下重，就是腹泻了，"下重"就是腹泻、里急后重，最典型的就是痢疾，是吧。当然现在也有其他的某些肠炎，例如溃疡性结肠炎，它也是"泄利下重"啊，一面拉肚子，一面里急后重。泄利下重，把它归纳一下，大体有两类：其一，为热痢，例如第371条"热痢下重者，白头翁方主之。"我说"热痢"是很大一个范畴的。泻痢所用之方很多，举白头翁汤来说呢，不过是举例，这是热痢当中比较典型的代表，这是湿热之邪，侵犯肠道，损伤脉络，妨碍肝气的条达所致。为什么用白头翁汤啊？我刚才讲了，白头翁汤不过是举一个典型的代表，芍药汤行不行？行啊，张洁古的芍药汤，也是治热痢的；葛根芩连汤行不行，在一定情况下也是很好的方子，我这里是举了一个例子，这个总合起来算一类。其二，就是肝气郁结，木邪克土所致。318条所治的"泄利下重，手足逆冷"，那就是肝气郁结的结果，因为气机郁结，阳气就不能外达，张仲景讲："凡厥者，阴阳气不相顺接也。"那么阴阳气，为什么不能在身体里面顺接？"顺接"
两个字，我们可以把它翻译为贯通、周流。那么阳气为什么不能贯通、周
流呢，原因很多，讲四逆散证，就是因为肝气郁结，气机不畅，因此阳气
不能贯通周流。阳气不能贯通周流的结果就是四肢冷，它这个四肢冷的根
本原因就是肝气郁结。当然，我这里讲，分为两类，是不是有些似是而非
呢？当然不是。例如说，现在临床上所称的慢性痢疾、慢性肠炎之类，特
别是慢性痢疾，时间久了以后，部分病人就成为虚寒痢。虚寒痢包括虚寒
痢疾、虚寒腹泻，日久不愈。这一种有没有轻微的里急后重呢？有，但是
不值得一提，算不上典型的里急后重，所以，我就没有把它归为第三条。
还有一些长期腹泻的，特别是老年患者，中医有一个词语叫做"虚坐努
责"，就是成天想上厕所，巴不得坐在马桶上不起来。这一种称不上"泄
利下重"。我们写病例，不能把这种写为"泄利下重"，只能写为"虚坐努
责"，这两种看似差不多，实际上有本质的区别，因为它跟泄利下重的性
质不一样，因此我就没有说。

　　以上论述是就《伤寒论》具体内容为言，本条见于少阴篇是什么道理
呢？现在就讲这个道理了，见于少阴篇，又不是少阴病，因为这一条是承
接 314 条和 317 条。在这几条里，都是讨论的四逆汤证。以现在的教材看，
它不是按照这个次序来的。我现在说的是宋版《伤寒论》的次序。314 条、
317 条都是讨论的四逆汤证。后面来一个 318 条，这就提示大家手足厥冷
的，固然有不少是阳气虚衰，需要用四逆汤。我再来一个有点类似的，手
足也是很冷的，但是由于肝气郁结引起的。这是鉴别，从四肢厥冷加以鉴
别，有用四逆汤的，有用四逆散的，大体意思就是这样。

　　从临床实践而言，自《伤寒论》之后，历代医家对四逆散证多有发
挥。泄利下重者，未必可用本方，而用本方者，主证应与本条相同。这就
是我在拓展《伤寒论》方临床应用当中，提出运用《伤寒论》的 8 条途
径。其中有一条很重要的途径就是谨守病机，不拘证候。我今天所有的内
容都是谨守病机，不拘证候。都用一个四逆散，为什么用四逆散？这个病
人必然有肝气郁结我才用。至于说他是什么病，诊断是什么，那个我不
管。只要你有肝气郁结，符合用四逆散的我就用。因此我归纳了两句话，
就是说泄利下重的人不一定用四逆散，比如说热痢，刚才不是提到"热痢
下重者，白头翁汤主之"么，白头翁汤既可以治疗痢疾，又可以治疗腹

泻。我就以刚才讲到的白头翁汤为例,大家知道,这个细菌性痢疾,当病情很重的时候,病人有一点恶寒、高烧、下利不止。里急后重,下利便脓血,"热深者厥亦深",如果说痢疾很重,热邪深伏于内,当体温没有达到最高点的时候,手足都是冷的。这也是热痢手足厥冷的一种,它和四逆散有一点不同。并不是说白头翁方不会出现手足厥冷,一样可以出现的。一个很重的病人,热性腹泻,当热邪深重的时候,热邪深伏于内,阴阳气不能贯通,照样可以手足逆冷,这个问题就要留心了,所以"泄利下重者",未必就用本方。再有呢,我可以说就是用四逆散的病人,有些症状跟318条所讲的不相关,我后面的例子会提到,用四逆散,但是症状不相关。但是依然有相关的一方面,是什么?病机相同。如果离开了病机相同,你说什么病都可以用四逆散,这就是离经叛道了。教《伤寒论》一辈子,教到离经叛道,这个事情我不干。四逆散主要功效就是调和肝气,或者叫做调和肝脾。肝气不足,在多种疾患当中可以出现,因此四逆散可以治疗多种疾患。

四逆散由柴胡、枳实、芍药、炙甘草组成。这个方子很简单,就有四味药。有疏肝解郁,调和肝脾之效,又因为人是一个有机整体,脏腑功能相关,所以其肝气郁结者,影响甚广。故方后有"若咳者,加干姜、五味子"以散寒而宣肺气;"若悸者,加桂枝"以通心阳而安神;"若小便不利者,加茯苓"以淡渗利水;"若腹中痛者,加炮附子"以温阳散寒止痛;"若泄利下重者,加薤白"以通阳散寒,行气导滞。为什么说这个病人除了四肢厥冷以外,兼有咳嗽就加干姜、五味子?要散寒降肺气,那么这个病人一定要有肺寒才行的。如果感受的不是寒,或者他表现的不是寒,那你就不要去加干姜、五味子。所以读《伤寒论》呢,是要反复从几个方面来考虑的。所以我的老师就说:"你读《伤寒论》,正面要读,侧面要读,反面也要读。"从正面读,就是如"咳者,加干姜、五味子"。病人兼有肺寒,加干姜、五味子。如果是肺热呢,你清热化痰嘛,谁叫你肺热的病人也要加干姜、五味子啊!是吧。从侧面读,当时老师要我这样读,我也是很年轻,不大理解老师的意思,直到后来,慢慢通过自己的临床,记住老师的话,体会为什么要从侧面读,为什么要从反面读。比如说,有的病人咳嗽,很奇怪了,他这个病不在肺,也不在气管里面。例如有些人,他同时兼有胃病,不停地反酸,这个酸水反上来,刺激到食道咽喉引起咳嗽,有时候咳嗽也是蛮重的。这种咳嗽你也用干姜、五味子吗？你应该制酸了。中医制胃酸的药很多啊，我这是侧面读，侧面读还很多，我这里仅是在举例。为什么我特别解释这个问题？这就是说四逆散的用途很广。我们怎么理解它的用途？要知其源，也要知其流。我们从318条讲起，四逆散它的原文如何，方剂由什么组成的？有什么功效？见到什么兼证？还要加什么？特别是见到兼证的时候要加什么？这个问题我举例就讲到，要从正面来读它，要从反面来读它，还要从多个侧面、多个视角来看这个问题。现在我把这个问题介绍了以后，就根据我个人的病案，加以整理、归纳一下。一共归纳了9个问题。实质上四逆散的临床应用绝不会只有9个方面。我指的是临床上病例数比较多的、经常用的，我把它归纳为9个。

一、肝气郁结，颈部瘰疬

肝气郁结，颈部瘰疬。瘰疬多发于颈部、腹股沟、腘窝部等部位。从其经脉联系来讲多与厥阴、少阳相关。颈部、腋下、腹股沟、腘窝，这些部位为什么与厥阴、少阳相关呢？这都是《灵枢·经脉》篇里面明确记载的。例如，"足厥阴肝经，上腘内廉，循股阴，入毛中，过阴器。"股阴，就是大腿的内侧；又"循喉咙之后"，足厥阴肝经在口唇内绕了一圈，循喉咙之后，又"其支者，从目系，下颊里，环唇内"。手厥阴心包经"其支者，循胸出胁，下腋三寸"。厥阴病，足厥阴经在《灵枢·经脉》篇里有记载，但凡经脉脏腑，其气贵在贯通，否则多成郁结，肝气郁结者为热毒，多成郁结，或者郁而化热之病。从病机来讲，或者因为气血痰瘀的，在一定条件下，均可结于上述部位。如因热而结者，可由外在之热邪侵袭人体后，随脏腑功能偏盛不同，聚热成实，郁滞气血，结为瘰疬，其中结于颈部者，较为常见。亦有阳旺之躯，他不是感受外邪了。这个病人，回顾他这一段时间，根本与感受外邪无关，那就是有阳旺之躯，始初难觉，因为阳旺之人，病邪由量变还没有到质变的这个时候是没有什么症状的，所以始出难以察觉，即渐成热，壅滞气血，肝胆气机难以舒展，而结为本病，这是第二种情况。这个热是产生在体内，不是外受的。还有一种情况，是痰湿之体，平素痰湿较重的人，痰湿与肝气相互搏结，也是可以成为瘰疬的。

因热而结分两种。一种热自外受，种热自内生。我这里举两个例子，第一例呢，是热从外面来的，感受了外邪。例如，沈某，31岁，女，左下龋齿，发炎了，齿龈肿痛数日，以致左颌下、颈部瘰疬，她这个瘰疬很快；牙齿痛几天以后左边就生瘰疬，疼痛，低热，腋下体温37.2℃，胃胀，大便2天1次，脉缓，舌苔根部白厚，病起于龋齿，根据现在通行的说法，烂牙齿又加上发炎，疼痛、肿痛，还有低热。在这个阶段，我们怎么判断她的病情呢，牙齿属于阳明，手足阳明经都与牙齿有关。知为阳明风热上壅，继而病及颈下，颈部。或问：阳明风热，与厥阴、少阳经何干？这个病人是因牙齿痛引起的，牙齿痛为什么跑到肝胆的部位来了？这西医有很好的解释，这是通过淋巴管向下感染的。那中医怎么解释呢？其实有些问题只要我们有意的钻研一下，在古代文献里面多去探索一下，也是能找到答案的。这个答案是什么？我这里就讲到经脉了，足阳明经"其支者，从缺盆上颈"，还有一条支脉，足阳明经脉本来也可以到颈部"贯颊，入下齿中，环出挟口，交人中"，在《灵枢·经脉》篇，还记载了阳明经的病证"是动则病，齿痛颈肿"，光阳明经病，就可以颈部肿起来。足厥阴肝经、足少阳胆经，都到颈部。所以跟颈部有关的，有阳明经、有厥阴经，可见阳明经与厥阴、少阳经在颈部互有联络，因齿痛，而结为瘰疬，不为奇怪。我们现在搞临床工作，时间忙啊，对于《灵枢》啊，《素问》啊，读的人不多，再加上言辞深奥，理解的内容就更少了。可是你要解释给病人啊，你把他的病治好了，要作一个合理的解释，你解释起来未必那么合理。病治好了是真的，解释未必合理。那就是说你没有发掘它，你发掘一下就可以解释了。治则就是疏肝解郁，化湿通络。处方：柴胡10g，郁金10g，枳实25g，白芍10g，川芎10g，忍冬藤30g，砂仁10g，青蒿20g，炒黄芩15g，法夏10g。服药1周，上述症状消失。后因痛经等症而继续调治，仍以四逆散为主方，所加之药，则为理气活血、通络止痛之品，疗效亦显。

说用四逆散的，未必就与318条相同，你看这个病人就与318条没有什么关联。"四逆"，手足冷她没有。"或咳，或悸，或泻利下重"，也没有，就是瘰疬。虽文字不同，核心内容相同。核心内容是什么？肝气郁结。因热邪壅滞了肝气，这一点相同，我们就用四逆散。我不是说用《伤寒论》方的8条途径，有谨守病机，不拘证候嘛？这就是不拘证候了。318条没有讲它能够治牙齿痛，能够治瘰疬。没有讲到的地方恰恰是这个方子大有用武之地的所在。翻开《伤寒论》，你看它没有讲到这个问题，这是不是梅老师在这个地方乱说一气呢？我有可能是乱说，但毕竟你要找一点根据啊，我们看临床上能不能够行得通，这是最主要的。所以我们要探讨一个问题啊，不要直观的对照条文用《伤寒》，要于无句读处读书。

四逆散证的病人多舌苔薄白，讲到这个地方，我要补充几句。凡是四逆散证，我在临床上是这么想的，凡是这个病人考虑到要用四逆散，舌苔应是薄白苔；舌质一般正常。如果舌质鲜红，比正常人还红的，或者舌质绛，"绛"就是深红色，还有一种是舌质紫暗，如果碰到这样的舌质，即便是薄白的舌苔，你用四逆散也要谨慎。或者你需要用，处方也要作较多的变化。因为四逆散证常见的舌质、舌苔就是薄白苔，舌质基本正常，不会那么鲜红，不会出现绛色，不然你听我讲了以后，一看舌苔薄白，不管怎样就用四逆散，这不对的，这点还是很重要的。《伤寒论》也好，《金匮要略》也好，很少有讨论舌苔的。一部《伤寒论》只有一条讲舌苔，其余的都没有讲到舌苔。而对于舌苔、舌质的观察，我们叫做"舌诊"。它的黄金时代是在清代，特别是叶天士在《外感温热病篇》，讲舌质、舌苔，不要说有什么发挥啊，你把它记住了，会用了，那就了不得！我认为，到了叶天士这个时间段，是观察舌质、舌苔的顶峰期。直到现在我还没有发现有人超过叶天士。所以用《伤寒论》，用经方，不参照后世发展，不看舌质舌苔，这个方子不好用啊！所以我对于舌质、舌苔，是很慎重的。关于脉象呢，《伤寒论》也好，《金匮要略》也好，脉象讲了很多，我在这里就不补充了。我认为就是舌苔需要说明，假定说这个病人舌苔白厚腻，用四逆散可不可以？如果病情需要，他肝气郁结也可以。你用四逆散还要加化湿滞的药嘛！那我自己常常用的方子是什么，四逆散合温胆汤。如果说舌苔黄厚，舌质也红，而这个病人又有肝气郁结，需要用四逆散，我常常用四逆散合黄连温胆汤、四妙散这样的方子。这就是说，加一味药你这个方名就不一样了。你用温胆汤，加一味黄连就是黄连温胆汤；四妙散本来就有黄柏清热化湿了。你要用单纯的四逆散，那病人舌苔基本上就是薄白的，舌质接近正常。

第二个病例，尹某，女，56岁，右侧颈部瘰疬，她是淋巴结肿大。最大的一个有4cm×3cm，其旁另有小瘰疬2枚，无明显的压痛，周边光滑，可以移动，伴腰痛、左下肢麻木，脉弦缓，苔薄白。这个病人曾经做过淋巴结穿刺，病理报告为：镜下可见各种分化程度的淋巴细胞散在分布，考虑为炎性病变的可能性大。她是先到西医院检查得很清楚了，用抗生素无效，再来找中医的。揣其病情，瘰疬肿硬不痛，皮肤不红不热，这都是辨证的要点，肿硬，但是不疼痛，按下去也不一定痛，皮肤不改变颜色，这说明不是热证；舌苔是薄白苔，舌质接近正常。应该是痰与郁气结于肝经部位，而腰痛、肢麻，似与痰气郁结相关，故宜疏肝解郁、化痰散结。处方：柴胡 10g，郁金 10g，枳实 15g，赤白芍各 10g，炙香附 10g，王不留 20g，壁虎 10g，金刚藤 30g，浙贝 10g，桔梗 10g，当归 10g，川芎 10g，白英 20g，龙葵 15g。服药 1 周，颈部瘰疬略有缩小，质地变软，因素有转氨酶高，而加用田基黄、垂盆草等，共服药 4 周，瘰疬之大者显著缩小，小者消失。我这里用四逆散，有人说你加药加多了就不算经方，你不是"经方派"！四逆散就 4 味药，你加的药比四逆散还多，你是"经方派"吗？这个问题没有关系，你说我是"经方派"我还不敢当。你说我不是"经方派"也没有关系。一个医生最重要的是治病要有疗效，有疗效的方就是好方。你不要说经方如何，经方不会用，不会依证而辨，或者不结合后世学说，特别是不结合温病学里面的查舌辨齿，那你也不是好医生。你看《伤寒论》里面就没有讲舌苔。用麻黄汤，怎么用啊？你不是说光有那几个症状就用啊！假如说一个麻黄汤证的病人，舌苔黄厚腻，你用麻黄汤吗？他发热，恶寒，无汗，舌苔黄厚腻，脉还浮紧，用不用麻黄汤？这是显然不用的。说经方好，经方好是发展到今天，有历代众多的学者在学术上加以发展。我们继承了前人的经验，那才是经方好。如果拿到《伤寒论》对号入座，有时候就不好对了。这个病人是用疏肝解郁、化痰散结的方法，我想这就是四逆散在治疗瘰疬方面的应用。

二、肝郁血瘀，胸胁疼痛

因为我在湖北中医药大学的国医堂门诊，到那个地方的病人，基本上诊断都是清楚的，当然也有少数病人没有经过检查就来看病的。在武汉地区，经济条件不好的病人多半是这样，不愿意检查，检查花了钱了，药还没吃到口，就直接找中医吧！

肝经循行于胸胁部位，一旦邪气侵扰，或气机不畅，常有胸胁疼痛之患。杨某，男，42 岁。右胁隐痛 15 天，素喜饮酒，病起于醉酒，与朋友在一起喝酒，大醉，睡了差不多 1 天才醒。醒来以后感觉右胁及背部隐痛不休。在半个月的时间隐痛不休，偶尔反酸，说明喝酒把胃给喝坏了。武汉人有一句俏皮话："七不害人，八不害人，九（酒）害人"。这个就是酒害人了。胸胁痛，又还反酸，胃被酒精烧坏了。他没有经西医检查，我让他检查他硬是不干，他说我知道我这个病就是喝酒喝坏了。他是肝胃不和，为什么肝胃不和？酒毒所伤。病人二便自调，脉弦缓，苔薄白。观此例，堪称"酒家"，其肝经受损，已暗伏体内，惟以正值壮年，体质尚佳，而暂未出现症状。当豪饮而醉之后，新伤触动暗损，把过去长期饮酒身体里面潜伏的损害触发了，以致肝郁气滞，胃气失和，经脉不利之证显露出来。方法：疏肝解郁，理气止痛，兼以和胃。那为什么要和胃呢？四逆散本来可以疏肝而调和脾胃，但是这个病人有明显的反酸，胃不舒服，所以单纯用四逆散来调胃还不行，还要进行一些加减。如姜黄、炒川楝，我还加了吴萸、乌贼骨，乌贼骨配吴茱萸就是为了和胃制酸的。处方：柴胡10g，郁金 10g，枳实 20g，白芍 10g，炙草 6g，当归 10g，川芎 10g，片姜黄 10g，炒川楝 10g，玄胡 15g，吴萸 6g，乌贼骨 15g。这个病人服用 3 剂以后，症状消失了。

杨某，男，81 岁，头昏，行走不稳，心悸，胸闷，背部及两胁疼痛，失眠多梦，排尿困难，而又难以自行控制，常有失禁现象。这个病人的小便状况很矛盾，他排小便很困难，要解的时候等老半天解不出来，很用力，但滴滴答答的解得不畅快；但解后，又常有失禁现象不停地滴，因此裤子总是湿的。老年患者常常会出现这样的问题，你说他是小便失禁？好像也不是，小便失禁是自己控制不了小便，自行流出；你说他是小便不通畅呢？也不是，在病人不经意的时候又会自行滴出。此例病人确有小便不通畅，腿软，乏力，足痛，饮食尚可，大便正常，脉弦，舌红。在我治疗的病例当中，凡是提到"舌红"两个字的，一般指的是鲜红，就是说比正常人的舌质红的鲜艳一些，如果深红，我就写"舌绛"，这是鲜红。苔薄白而润，未做相关检查。这 80 岁的老人啊，完全靠子女才能生活，靠子女给钱来治病，因此让他做检查，那是很困难的。分析他这个病情比较复杂，老年患者，体检可能有 10 多种病，虽然有些病是无关紧要的。《伤寒论》的方子很小，但是好用啊，效果好，就看你怎么用它，有的病人病情很复杂，可能常见的是 5、6 种病，7、8 种病，甚至达到 10 多种病，像这个病人，头昏，行走不稳，走路颤颤巍巍，摇摇晃晃，一个人就不敢走路，这是一方面的症状；心悸、胸闷，这是第二方面的症状；背部疼痛，这是第三方面的症状；失眠，晚上睡不着，本来晚上睡觉就不好，加上小便这种状况，不是裤子滴湿了，就是他感觉到要小便赶快爬起来，这一晚上就是反复颠倒，非常痛苦。在这好几种情况当中，找出肝气郁结或者病机，这是很重要的。所以下面我们就进行分析，其一，患者年至耄耋（80岁以上），而见头晕，行走不稳，心悸胸闷，失眠多梦，尿失禁，很像肝肾不足，肝肾阴虚；心悸胸闷，失眠多梦，很像心血失养。但是并不是的。他两胁及背部疼痛、足痛，非虚损所能圆满解释。如果属虚证疼痛的不是没有，但像他这样痛的不多。而脉弦，舌质红，是鲜红，老年虚证的患者，舌质能够鲜红吗？80多岁的老人，如果真正是肝肾阴虚，舌质能红吗。有人说阴虚火旺的时候可以红，但这个病人火旺吗？没有火旺的表现啊。所以我于矛盾中，判断他为肝郁血瘀，筋脉失养。用这样一个病机去解释前面的症状，应当是没有多大问题的。例如肝气郁结，清阳之气不能上达巅顶，故而头昏；心悸胸闷，足厥阴肝经发生病变，这是《灵枢·经脉》篇里的，这个应该说肝气郁结；对于胸胁痛，按照中医的理论，两胁及背部疼痛，这个用肝气郁结就更容易解释一些；小便困难，又失禁，那是在肝气郁结的基础上，兼有下焦湿热。说兼有下焦湿热是什么道理？鲜红的舌质，薄白而润的舌苔，本来就是湿热的象征。而且白还是湿润的，叶天士在《外感温热病篇》里面讲到一种舌象，就是白苔，绛地者，"地"就是指的舌质。此例病人这种湿热，是湿热遏伏的一种象征，表现在舌质舌苔上，最容易被忽视。其二，肝经"从颃颡，上出额"，"颃颡"是咽喉的后部，"与督脉会于巅"。因血瘀经脉不利，清阳之气难以上达，应是头昏行走不稳之来由。刚才我已分析过了。肝经行于胁，过阴器抵少腹，故气滞血瘀者，可出现胁痛，小便难以自行控制。貌似尿失禁，而排解困难，亦非虚象。如果失禁纯属虚证的话，失禁就是失禁，不会排解困难。排解困难，又有失禁的现象，这不是虚证。那么对腰痛呢？这个病人的腰痛怎么解释呢？足厥阴肝经"是动则病，腰痛不能俯仰"，《灵枢·经脉》篇上说得很清楚。不要一提到腰痛就是肾虚了，特别是80岁的老人，那就补肾吧！不一定啊，肾虚的人不会解小便困难。失眠多梦，肢软乏力，是年迈之人，又遭病痛折磨，昼夜不安。他为什么昼夜不安呢？主要的原因是肝郁血瘀，因为肝郁血瘀造成患者昼夜不安，当然就失眠么，睡不着了。治疗以疏肝解郁，活血通络为法。处方还是以四逆散为主，不过去掉了炙甘草，不欲其缓，所以没用甘草。处方：柴胡 10g，郁金 10g，枳实 20g，白芍 10g，生地 10g，当归 10g，川芎 10g，土鳖 10g，红花 10g，鸡血藤 30g，丹参 30g，石菖蒲 10g，远志 10g，刘寄奴 20g，徐长卿 20g。如果头晕重，加钩藤、天麻，尿频、失禁明显者，加土茯苓、乌药。共治疗 4 周，精神好转，头晕明显减轻，步履较稳，尿失禁亦有好转。

三、肝郁气滞，乳房结核

乳房结核，包括"乳癖"，相当于现在讲的乳房纤维瘤、乳腺增生、乳腺囊肿之类。清代的高锦庭在《疡科心得集·辨乳癖乳痰乳岩论》谓："乳中结核，形如丸卵，不疼痛，不发寒热，皮色不变，其核随喜怒消长，此名乳癖。""乳岩"的"岩"字，应该读"癌"，这种病好多就是癌症。我认为读"癌"，要引起病者的恐慌，所以就读"岩"吧。按正规读成"癌"，是没有问题的。比如说这个病人，她是良性肿瘤，按照中医说法，说她是"乳癌"，把病人都吓坏了，是吧。"乳中结核"，这个"结核"不是"结核病"那个"结核"，是结了块，老百姓俗称"结了坨坨"。高锦庭说它不痛，此病平时多半是不痛的。虽然平时不疼痛，但是如果正值经期，或者郁闷恼怒之时，发脾气的时候，胀痛仍然为常见症状。其病因病机，多属情怀抑郁，心烦易怒，工作紧张等，以致肝郁气滞，与痰相结，结于乳房，形成此病。治以疏肝解郁为主，还可以结合其他的方法。

黄某，女，49 岁，乳腺囊肿切除术后 1 年，又发现小囊肿 2 枚，大的这 1 枚切掉了，切掉了再长 2 枚。有人讲中医治疗这一类的疾患很难治彻底，哪怕是良性的也很难治彻底。你治疗好转了，她自己摸不到，医生检查也摸不到了，但用红外线，还有什么仪器一检查，就还有那么一点点。但治不彻底，有的是吃药时间短了，有的是最后成为结缔组织，不再是乳腺增生、乳腺囊肿。化不了的那一点点，对人是无害的。那开刀的方法好吗？结果开了刀以后她又长 2 个小的结节，切掉了再长。所以中医、西医啊，各有千秋。我们就发挥自己的特长，发挥自己的优势，以疏肝解郁、化痰活血治疗。处方：柴胡 10g，郁金 10g，枳实 15g，白芍 10g，昆布 10g，海藻 10g，煅牡蛎 10g，橘核 10g，制三棱 10g，制莪术 10g，石上柏

20g，半枝莲30g。服药1周，颈项痛已不明显，乳腺的胀痛消失。自扪其乳腺小囊肿处，未明显触及。

孙某，女，20岁。双侧乳腺增生，乳房胀痛，月经延期而至，经期小腹痛，经色暗红，脉缓，苔薄白，质红。证属肝气郁结，痰瘀兼热，阻滞冲任。治宜疏肝解郁，化痰活血，清热通络。处方：柴胡10g，郁金10g，枳实15g，白芍10g，炙草6g，当归10g，川芎10g，玄胡15g，橘核10g，王不留行10g，黄药子10g，夏枯草20g，煅牡蛎15g，制香附10g。7剂。药后乳房胀痛消失，月经应期而至，约5日净，量中等，色正红，无腰腹痛；脉缓，舌质红，是郁热未清，原方加白英、龙葵、全蝎，清热而兼通其经。

四、肝胃不和，湿阻中焦

肝属木，性喜调达，职属疏泄；脾属土，主运化水谷精微，而奉养全身。在正常状态下，因肝木疏泄调达，气机舒展，则脾土得以运化不休。只有肝气正常的舒发，脾胃之气才能运化不休而供养全身，必无贼邪之患。如肝气郁结，即成病气。这个"病气"呢，"气"就是最小的物质，肉眼看不见的物质，在古代哲学以及中医学理论中，都把它叫做"气"。"病气"就是能够引起人生病的这种很微小的物质，叫做"病气"，这是肝郁引起的能够致病的最小的物质。"病气"最易克害脾土，因此出现脾虚运化失常，水湿停滞，为肝脾不和之病。所以肝脾不和在这种疾患当中见得比较多。

第一个病例，纪某，男，81岁，这个病人年事已高，便溏3个月，餐后不久必大便1次，就好像"廉颇老已，每饭三余矢"，他比廉颇好一点，饭后只解1次，廉颇是一顿饭后解3次，有时因解小便就带出大便来。他说了他大便是稀溏的，1天好几次，经常把内衣弄脏了，他自己很苦恼，家人也苦恼。弄脏一次得洗一次，一家人都为之不安。便溏5次，我刚才讲了便溏5次是他正常大便，至于小便的时候带出来的一点不在其数，这是很苦恼的。你说这个是不是大病呢，是不是重病呢？不是的。但是对于一个老年患者来说，难堪其折磨啊！医者仁心仁术啊，希望他减轻痛苦。胃脘灼热，饮食尚可，腹中隐痛，大便时肛门有坠胀感，因是便溏，这个坠胀感达不到里急后重的程度；脉弦，舌质暗红，舌尖有瘀斑，舌苔白而略厚。此类患者，年事已高，便溏多时，大便有难以控制之象，因此不敢外出。这一例病人很像中气下陷，他好多症状像中气下陷，年龄也高，大便一天5次以上，解小便的时候都带出大便来了，所以很像是中气下陷。为什么不把他当中气下陷来看待呢？中气虚陷之人，胃脘不应有灼热感，这个病人胃脘有明显的灼热感；中气下陷之人，一般舌质不会黯红，兼有瘀斑；其脉呢，一般不会有弦象。揆其机理，当是肝气郁结，迫害中土，运化失职，水液浸渍于肠道。水液在正常疏布的状况是"水精四布，五经并行"，现在它不能四布，不能濡养全身，而浸渍于肠道，所以发生便溏。老年更兼久病，病久入络，进入络脉，这个道理叶天士《临证指南医案》很多地方都有详尽的论述，这个也是叶天士很大的发挥。其实大家不要以为叶天士就是温病学家，跟《伤寒论》没有关系啊，叶天士就伤寒这一门来讲，我认为他也是大家，他不是大家就不能成为叶天士，他是伤寒和温病兼通的，我说这个话，大家翻《临证指南医案》就知道了。治法予疏肝解郁，健脾通阳利水，兼活血通络。处方：柴胡10g，郁金10g，枳实15g，白芍10g，猪苓10g，茯苓30g，泽泻10g，焦术10g，桂枝10g，地榆炭10g，槐花10g，丹参30g，干姜10g，黄连10g。7剂。我简要说一下：柴胡、郁金、枳实，去掉了甘草，加上郁金，四逆散没有郁金；猪苓、茯苓、泽泻，加熟桂枝，这是个完整的五苓散，这个方子是四逆散和五苓散的合方。《伤寒论》第159条："伤寒，服汤药，下利不止，心下痞硬，服泻心汤已，复以他药下之，利不止。医以理中与之，利益甚。理中者，理中焦，此利在下焦，赤石脂禹余粮汤主之。复利不止者，当利其小便。"我为什么要引用159条？他大便难以控制，予赤石脂禹余粮丸温中收涩，温暖脾胃，收涩止泻；用这种方法"复利不止者，当利其小便"，是肝气郁结，兼水运疏布失调，水液不能四布，不能濡养全身，而浸渍于肠道，这就需要用五苓散分利法。讲到这里，我不妨再提一下，就是近期，有一个病人是从武汉市医院那边介绍过来的，我看他就是拉肚子，没有别的，按病人讲就是狂泄，泄的稀水，泄那么几天以后就缓和了，肚子也拉空了，也慢慢地拉少了。一天几次，反复发作。我看他前面的病历，什么温中的、健脾的、收涩的、补肾的、脾肾双补的方子……这些方法都用了，还是溏泄。到我这里来，我就用五苓散为主方，收到了比较好的效果。当然这个病人还没有到最后，现在还在继续治疗。所以五苓散不光是利小便，用途太多了。这是顺便提一下。回到原来那个病人，药后大便日行4～5次，第1次为成形便，其后为溏便，小便时不再带出大便，腹痛减轻，脉弦，舌质同前，舌苔中心白而略厚。原方加乌药10g、黄柏6g。共服2周，精神好转，大便日行2～3次，多为成形便，胃脘灼热感消失。

张某，女，65岁，头昏，下肢沉重，胃脘痞塞，睡眠不安，肋缘下隐痛，嗳气，二便正常，脉缓，苔白略厚。证属肝脾不和，湿邪内阻，清阳不升。法宜舒肝化湿。处方：柴胡10g，郁金10g，枳实25g，白芍10g，法夏10g，陈皮10g，茯苓30g，石菖蒲10g，远志10g，钩藤30g，天麻10g，焦术10g，服药2周，诸症明显好转。

五、肝郁气滞，痛经闭经

这多半是妇科疾患。痛经闭经证，原因甚多，其中有因肝气郁结的，凡肝气郁结引起的，我们就可以考虑用四逆散。妇科病多责之于冲任二脉受影响。《灵枢·五音五味》曰："冲脉任脉皆起于胞中，上循背里。"其中的"背"字我有点怀疑，是"背"字还是"脊柱"的"脊"字呢？应是"上循脊里，为经络之海"。《灵枢·逆顺肥瘦》曰："夫冲脉者，五脏六腑之海也，五脏六腑皆禀焉。"说明冲脉主营运气血，任脉主营运阴血，而主胞胎。肝主藏血，若阴血充沛，疏泄正常，不仅肝木滋荣，而且使冲任二脉与之共荣。荣则共荣，枯则共枯，也可以这么说，肝与冲任之脉，是兴衰与共啊。肝郁气滞，多能影响阴血运行，则冲任之脉以受其害，而出现痛经。叶天士在《临证指南医案》里面讲到："血海者，即冲脉也……女子系胞。"又说"凡经水之至，必有冲脉而始下。"《素问·评热病论》中说："月事不来者，胞脉闭也。胞脉者，属心而络于胞中。今气上迫肺，心气不得下通，故月事不来也。"以上的文字，均可说明肝郁胁痛、冲任受损是可以出现痛经、闭经等妇科疾患的。

第一个病案：吴某，女，30岁，痛经半年，月经周期正常，经期腰腹痛，左股外侧疼痛，经量少，舌黯，乳房胀痛。自称可以扪及包块，面部痤疮，心烦，饮食尚可，二便正常。证属肝郁气滞，冲任虚损。治以疏肝解郁，活血通络为主。处方：柴胡10g，郁金10g，枳实15g，白芍10g，当归10g，川芎10g，石上柏20g，制三棱10g，制莪术10g，玄胡15g，片姜黄10g，炒川楝10g，制鳖甲10g，土鳖虫10g，乌药10g，橘核10g，青皮 10g，王不留行 20g，玫瑰花 10g，绿萼梅 10g，月季花 10g。嘱凡遇经期，则提前 1~2 日服用上方，经净停服。共服药 4 个周期，诸证释然。临证股外侧痛者，加白芷；尿频者加土茯苓、金刚藤。这个疏肝解郁，活血通络的方剂当中，有几味药需要说明一下，绿萼梅、玫瑰花、月季花，像这样的药都有一定的疏肝理气作用，特别是绿萼梅，疏肝理气、凉肝作用比较明显。我用在里面并不是为了加强疏肝理气的作用，主要是为了治痤疮的。

　　王某，女 28 岁，产后 1 年。月经未行，其间曾用黄体酮 2 次，均可行经，自虑服用黄体酮非长久之计，故而停用，迄半年仍然闭经。既往行经时伴小腹、乳房胀痛。经期诱发荨麻疹，瘙痒，又易鼻衄，唇口干燥，大便 2~3 天一行，苔白厚，脉缓。证属肝失调达，冲任瘀闭。复因经期诱发荨麻疹、鼻衄，唇口干燥，大便秘结，而舌苔白厚，知内有湿热兼风，扰于肌肤，则发风疹，伤及阳络则鼻衄。湿热阻滞，津液输布失调，则有唇口干燥、便秘等。治宜疏肝解郁，化湿通络。处方：柴胡 10g，郁金 10g，枳实 20g，白芍 10g，法夏 10g，陈皮 10g，茯苓 30g，竹茹 10g，制香附 10g，仙灵脾 30g，仙茅 15g，益母草 10g，鸡冠花 10g，月季花 10g，莱菔子 10g。上述病情，似不必用仙灵脾、仙茅。我根据她的起病是在产后，可能有肾虚，所以试着加了这 2 味药。服药 1 周，复诊时称月经已行，量少，小腹及乳房胀，舌苔转为薄白，舌质红，荨麻疹虽有发生，但较前明显好转。原方加土贝母、白鲜皮以兼治荨麻疹。第 3 诊时称经量增多，故去仙灵脾、仙茅、益母草，加阿胶、艾叶碳。前后共服药 35 剂，月经应期而至，经量中等，荨麻疹未发，亦无鼻衄。

六、肝郁气滞，石淋内阻

　　石淋多为下焦积热，或肾阴虚，而生内热。或肝郁化热，煎熬津液，结为结石，当其隐伏之时，可无症状。或因劳累，或饮酒，过食辛辣，或因外邪触发，则出现症状。或问："此证当以清热利水通淋为主，何须疏肝解郁呢？"这个石淋，指泌尿道的结石。那清热通淋就行了，为什么要疏肝解郁呢？我的回答是两条：第一，前述肝郁化热，煎熬津液，那么疏肝解郁就有利于清热，四逆散能够疏肝解郁，治疗手足逆冷，是郁而生热在内，四逆散是将热邪从内向外发散、向外透达的方子，所以用四逆散疏肝解郁，让热邪从内向外透达，有利于清热。其二，此证多有尿频、尿急、尿痛、小腹胀痛等症状，其部位属于肝。"肝经，绕阴器，过少腹"，这恰恰是肝经循行的地方，所以疏肝解郁，有利于缓解症状。用清热利水通淋的方子也是可以的，因为主要还是石淋嘛，可是症状主要出现在肝经部位，因此需要疏肝解郁。所以中医在考虑问题的时候，只是说是"石淋"，没有说什么泌尿系统，石淋如果有症状，与肝经的关系太密切了。因此，我就以四逆散为主方。

例如，刘某，男，24岁，左侧腰部剧烈疼痛1天。这个小孩子刚刚找到工作，正在军训过程当中，他为什么没有住院治疗？为什么要一边吃药，一边岗前培训？就怕丢了工作，好不容易找到的。B超探查，提示左肾结石并积水，右侧输尿管上端结石，阵发左侧腰部剧痛。这个腰痛非常剧烈，而且是持续性的，小腹拘急而痛，甚则恶心，不欲饮食，脉弦缓，舌苔白厚。我刚才讲了，如果舌苔白厚用不用四逆散？可以用，但是必须加用其他的药物，或者加用其他的方剂。因工作紧张，不能住院治疗，要求一面上班，一面服中药。他把中药带走，带到他那个岗前培训的地方。年轻人坚持嘛，还是被他挺过来了。初诊时，考虑发病突然，以清热通淋利水为主，这个错误我也犯了，第一次给他开的处方，就是清热利水通淋。服药以后，似效非效。说一点效也没有也不是，剧烈持续的疼痛缓解了，疼起来持续时间短了。吃药第1周就是这样一个效果。我第一方就没有考虑到这些症状主要表现在肝经部位。第二方就改成了以四逆散为主，舌苔白厚腻嘛！处方：柴胡10g，郁金10g，枳实20g，白芍20g，炙草6g，金钱草30g，海金沙15g，鸡内金10g，王不留行10g，瞿麦10g，萹蓄10g，冬葵子10g，玄胡15g，片姜黄10g。又服药1周而复诊，疼痛消失，惟觉乏力，原方加黄芪30g，再投14剂，病情稳定。当然这个病人不叫做"治愈"。只是说他现在工作没丢，能正常上班，一般情况也不发作。

胡某，女，50岁，有肾结石2年余，刻下腰部隐痛，尿频、尿急、尿痛，大便干结，饮食尚可，脉缓，舌苔略厚。证属肝郁气滞，结石内阻，水道不利。治宜疏肝解郁，化气行水。处方：柴胡10g，郁金10g，枳实15g，白芍15g，桂枝10g，猪苓10g，茯苓30g，泽泻10g，焦术10g，金钱草30g，海金沙15g，凤尾草30g，萆薢30g，金刚藤30g。服药2周后，B超复查，提示右输尿管中下段结石（右肾结石未能发现）或为右肾结石移行至输尿管中下段。又予上方 7 剂，再未复诊。

七、肝郁气滞，直肠癌术后下腹疼痛

景某，男，67 岁，直肠癌手术切除并造瘘术后半年。这个病人不仅是直肠癌，还转移到肝了。从这个病人来讲，我们要充分的理解、体会，或者在治疗过程当中合理处理人和病的关系，因为人和大自然是可以和谐共处的，和谐共处不等于没有问题，这个"共处"，毕竟可以提高生活质量，延长存活期。这个病人在腹部的左侧边造了一个瘘，大便不是从肛门出来，而是从侧边出来。半年后，已化疗过 6 次，做 1 次大的手术再加化疗，这对病人的损伤已经是很重了。6 次化疗之后，经 B 超复查，发现癌症转移了，病人受了这么多的痛苦，落到一个什么结果呢？癌症转移。转移到肝，肝左叶低密度影；肝右叶、肝内胆管结石。他是 2009 年的 8 月 21 号来找我治疗。形体消瘦，精神不振，乏力，声音嘶哑，左下腹痛，造瘘口发炎了，红肿疼痛。大便日行 1 次，尚能成形，量少，饮食一般，脉缓，苔薄白。此例癌肿当是毒邪与气血聚结于肠，手术后，转移到肝脏了。在开始的时候是实证，手术切除以后，致机体受到较大损伤，又经化疗再度损伤。如病情就此止步呢，两次损伤停止下来了，那我们中药用药就应补益调养，兼用解毒之方，应该在情理之中。然则半年后，复查癌肿，竟转移到肝脏，又发现肝右叶肝内胆管结石。西医根据当时的身体状况，说这个没有办法啦，你找中医吧，手术现在不能做！他已经做过 1 次手术加 6 次化疗了。化疗以后再转移，病者身体状况相当差，当然他不会接受第 2 次手术。找中医吧！这中医啊，想起来也有一点不舒服啊！像这样的病人，他就叫你找中医，其他的病就说："中医没效，别找了！"就是这么一种状况。这个时候，建议中医治疗，等到你条件符合之后，如果说身体有所恢复，我再给你把这个转移的肝癌切掉。这个病人来找，我们总不能说不给你看病啊，来了就看。这肿瘤转移到肝，尽管病者正气虚弱，他还是一个大实证。我们现在怎样看待虚实的问题？病人不会有无缘无故之虚，也不会有无缘无故之实。这个病人怎么虚的，首先是实证，癌肿切除手术损伤；化疗，导致机体更加损伤。那么到了这个阶段呢，肝脏里面又跑出癌证来了。那你说这个病人气血不虚吗，整个身体状况不虚吗？但肝左叶还有癌肿，大实在内啊！就是"大实有羸状"。这个"大实有羸状"不便

于骤然进补，如果贸然进补，这于肝脏的肿瘤奈何？这个方子如果用大量的补药，你补了正气，这个肝癌也要受补啊。那么说攻它行不行？你攻呢，意思是消癥化结，但身体受得了嘛？攻也难啊，这是一种攻补两难的病。

所以，我们就要从攻补两难之中，想出一种办法来。沉思良久，却补之无益，攻之恐难以耐受，势必取法冲和。冲和之法——四逆散。疏肝解郁是冲和之法啊，这个法子很平和的。我这个话是从哪里来的，叶天士《临证指南医案》，他说："上下交病，治在中焦。"说人浑身上下都有病了，那你从哪个地方下手呢，从中焦下手。我这倒不是从中焦下手，攻之不可，补之无益，取法冲和。用平和的办法来调理，就是调和嘛！现在韩朝关系那么紧张，加上美国的舰队跑进来了，中国就不停的调停，就调和他们嘛！调和他们不打仗就是好事，我们这个用药也是一样的道理，用药如用兵，我用冲和之法调理，让人和病处在一种相对的和谐状态而延长他的寿命，提高生活质量。处方：柴胡 10g，郁金 10g，枳实 20g，白芍 10g，炙草 6g，当归 10g，川芎 10g，壁虎 10g，白英 20g，龙葵 15g，石上柏 20g，半枝莲 30g，蛇舌草 30g，玄胡 15g。他是年初来的，我们用药用到11 月份，他腹痛消失，造瘘口红肿好转，精神饮食尚可。然后西医那边又复查，说你现在可以了，符合手术条件了，我给你把这个肝左叶切除了，这里面有个肿瘤。于是他做了这个切除术。到了 2010 年初，手术切除后，他又来了，白细胞降低，仍形体消瘦，精神不振，纳呆，恶心，手术口隐痛，面色苍白，舌苔白厚腻，脉缓。证属湿阻中焦为主。治宜化湿和胃降逆。处方以温胆汤为主方，加黄芪、当归、壁虎、蛇舌草之类，酌情增减，每日 1 剂。3 个月后，除病情好转之外，舌苔转为薄白，是湿邪已尽，故改用香砂六君子汤加黄芪、当归、红景天，其余解毒消癥之品均参照前方之药。一直到现在，这个病人仍然在治疗中。每次来开 2 周的药，他非常准时，2 周的药吃完了必然来。现在的状况相当好！近期做全面检查，未发现肿瘤转移灶，血象正常，肿瘤全套指标正常。我也不敢说今后还能维持多久，反正从 2009 年的 8 月份开始，到现在 2010 年，这 1 年多的时间，我让病者提高了生活质量，至少他存活 1 年半吧，现在身体状况还好，能存活多久？我当然希望是越久越好。所以说医生的苦心只有在同行当中互相交流，才能够有更深刻的体会。大家可以理解我的心情，我也可以理解大家的心情，因此交流嘛！

八、肝郁气滞，膀胱癌术后小便淋漓

全某，男，52 岁，膀胱癌，用"利普刀"部分切除术后 1 个月。间或尿频，夜尿 1 次，尿后余淋不尽，小腹痛，饮食尚可，大便正常，脉缓，苔白厚。来诊前做膀胱电纤维镜检查。并取样做病理切片，报告为：所取的组织有慢性炎症改变。就是做过手术之后，化疗之后，报告的是炎症。证属肝气郁结，湿毒未净，为什么叫"湿毒未净"呢？舌苔是白厚的。法以疏肝解郁，清热化湿解毒，兼以化气摄纳为主，这个方子也是用的四逆散。处方：柴胡 10g，郁金 10g，枳实 15g，白芍 10g，炙草 6g，苍术 15g，黄柏 10g，土牛膝 15g，土贝母 10g，土茯苓 30g，土大黄 20g，桑寄生 20g，桑螵蛸 20g，乌药 10g，石上柏 20g，壁虎 10g。他不是有一点尿频、尿急、夜尿不舒服吗？服汤药 2 周之后症状已经不明显了。凡是说症状不明显病者还是要求吃中药的，一般我就给他改汤做丸。如果 1 天 3 次，1 次 10g 的话，可以吃 3 个多月。丸药方跟汤药差不多，就是加了量，略作调整：柴胡 200g，郁金 200g，土贝母 200g，土大黄 300g，土牛膝 300g，土茯苓 300g，苍术 200g，莱菔子 200g，桑寄生 200g，桑螵蛸 200g，乌药 200g，壁虎 200g，石上柏 200g，白英 200g。我治疗的不少病人，特别是冠心病人，做 3 次丸药就可以吃 1 年。有的病人连续吃到十几年，效果都还可以。当然这个病人，服丸药时间不是太久。

九、肝郁气滞，胞宫癥瘕

妇科癥瘕，多由气机郁结，气与血搏，以致气滞血瘀，结为有形之物。有结于胞宫者，有结于冲任经脉的，有形之物在身体各处都可以为患，其在胞宫者，是我这里所要讨论的内容。其治法多以疏肝解郁、活血消癥为主。《景岳全书·妇人规下》说："瘀血留滞作癥，惟妇人有之。其证则或由经期，或由产后，凡内伤生冷，或外受风寒，或恚怒伤肝，气逆而血留；或忧思伤脾，气虚而血滞；或积劳积弱，气弱而不行，总由血动之时，余血未尽，而一有所逆，则留滞，日积而渐以成癥矣。然血必由气，气行则血行，故凡欲治血，或攻或补，皆当以调气为先。"要治邪啊，调气那是很重要的。不是说这个病人有瘀血，我就猛攻猛打，用的方子都

是活血化瘀药，要知道活血化瘀也好，用血药也好，必须要用气药。癥之有形，可以触及者，故为"癥"。所以在当今的条件下，癥是能够被相关仪器检测出来的，而切诊不可得的，也应当以"癥"视之。我为什么说这个话呢？有的癥块初期比较小，或者部位比较隐秘、深沉，用手是摸不到的，人家B超一探查，就看到了。其实这个B超也好，或者CT也好，核磁共振也好，我们可以把它们当做望诊的延伸，在体内的东西眼睛看不进去，由现代的仪器帮你看见了，那不是好事吗？所以中医使用这些现代仪器检查只会对我们有帮助。但是有一条，你不要按照西医的办法跑，否则你这个中医就不要当了，那就不需要中医了。借助这些高档仪器来检查是帮助你思考，你看不到的东西它帮你看到了，这个是好事。至于说怎么样处方用药，我们还是要立足到中医的理论上来，回到中医的临床经验上来，要不然你这个方子开了也未必有效。

金某，56岁，经期错乱。56岁月经还没有停，可能是平时体质比较旺盛，一般56岁的病人绝大多数都停经了，她的月经没停。她过去有甲亢，后来治好了。这次西医的诊断是很清楚的：子宫腺肌症，子宫体增大，其纵径9.83cm，前后径5.11cm。经期错乱，经来腹痛。子宫腺肌症的病人，有的时候痛得非常厉害，有的病人表现为月经量过多，不同人有不同的表现。这个人属于肝郁气滞与瘀血结于胞宫。治以疏肝解郁，活血消癥，这个方子也是四逆散。处方：柴胡10g，郁金10g，枳实20g，白芍10g，苍术10g，黄芩炭25g，太子参10g，茯苓30g，焦术10g，阿胶10g，艾叶碳10g，制三棱10g，制莪术10g，白英20g。腹痛较重者，加炮甲珠、龙葵、山慈菇；经量多者，加三七粉；舌苔转为薄白，经量正常者，去苍术、太子参。里面黄芩炭主要是宁络止血，它不是凉血止血。"宁"是"安宁"的"宁"，使邪络"安宁"下来；宁络止血。当然，它还是苦寒之品，黄芩炭炒炭存性，它的性味还是苦寒的。服用这个处方以后，舌苔转为薄白苔，经量正常。她这个薄白苔，是没有湿邪了，她于5个月内断断续续的服药70剂，5个月是150天啊，70剂药吃的结果如何呢？月经周期正常，痛经消失。要做B超复查，检查结果：子宫体已经缩小，接近于正常，5.7cm×4.7cm×4.6cm，略微大一点点，子宫内膜的厚度0.6cm，对于一个56岁的病人，可以视为基本正常。但是她这一次因为子宫的体积缩小了，宫后壁有一个小的肌瘤，再予原方7剂，以巩固疗效。

冀某，女，41岁。自月经初潮以来即有痛经病史，刻下经期正常，经来腰痛剧烈，量中等，腹胀，大便日行3~4次，便溏，自觉乍寒乍热，膝关节以下冷痛，饮食略少，脉弦缓，苔薄白（发现子宫肌瘤6年，瘤体2.6×3.2cm）。证属肝郁气滞，气血结于胞宫。法宜疏肝解郁，活血消癥，温通经脉。处方：柴胡10g，郁金10g，枳实20g，白芍10g，炙草6g，桂枝6g，当归10g，川芎10g，玄胡15g，炒川楝10g，片姜黄10g，制三棱10g，制莪术10g，石上柏20g。大便秘结者加虎杖；小腹胀痛者，加乌药、制鳖甲；腹胀者，加厚朴；膝关节冷痛者，加老鹤草；恶寒者加吴茱萸、生姜。断续服药49剂，诸症已不明显。

今天上午，非常感谢主持人，也非常感谢各位同道给我捧场，谢谢大家！

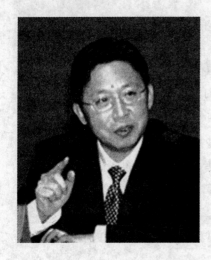

【名师介绍】

黄煌，南京中医药大学教授、博士生导师，江苏省名中医，南京中医药大学董事会副董事长。学术观点鲜明且具有新意，学术专著能紧密结合临床，实用性强，受到国内外中医界的广泛关注。主编《中医临床传统流派》、《张仲景50味药证》等学术专著11部。

经方在肾病治疗中的应用

南京中医药大学　黄　煌

很高兴来到海南，来推广经方。我们今年的主题是关于应用经方治疗肾病，我不是肾病科医生，我看的是杂病，其中也有一些肾病患者，我今天主要就是来谈谈思路、方法，希望大家批评指正。大家可以看到幻灯片上"经方，肾病，体质"这三个关键词。首先我们要明确，经方是什么？我在高校选修课讲经方，有很多人选了这门课，他们很多人是搞经济的，国际贸易的，可能他们觉得经方跟经济有关系了，所以就选了。还有人对妇科感兴趣，他们觉得经方就是调月经之方。可见我们中医院校里很多学生弄不清楚经方是什么概念。

我在这里有必要重复一下这个概念：经方就是经典方的简称。经典方就是张仲景的方，来自《伤寒论》、《金匮要略》，像桂枝汤、麻黄汤、小青龙汤……现在经方使用不理想啊，出现了几种现象：国外热，我今年跑了4个国家，忙得不得了，外国人对经方很感兴趣，我就去跟他们交流探讨；网上热，大家可能上过我的网站，"黄煌经方沙龙"，现在点击率持续攀升；基层热，今天我们这里有很多来自基层的医生，大家对经方的热爱是有目共睹的。但是经方在官方、在学院似乎还没达到这么火热的程度，我想通过我们的努力，这个情况以后会有好转的。今天看到这么多的同道，我非常的高兴。千古相传的经典名方肯定会给临床带来绝大的好处。我要说明一下，经方不仅仅是个方剂，严格地说应该叫"经方医学"，而不是简单的经方，因为这是一种思想，一种方法，是一种完备的医学体系。就像李小龙的截拳道，并不仅仅是拳术的问题，这也不是一种程序，一个规矩，它就是看招拆招，很重实战，是一种制敌取胜的方法。我认为我们经方学和李小龙的截拳道很类似，经方医学里蕴含的医学思想，是古圣先贤认识疾病，调节人体的先进理念，很值得我们学习借鉴。当然其中丰富的用药经验更值得我们研究。这些都是我们传承中医最重要的内容。

提到肾病，有人会问，你说张仲景哪些方是治疗肾病的？从《伤寒论》到《金匮要略》，没有！你说肾炎用什么方，肾功能不全用什么方，IgA 肾病用什么方，都没有。但是中医有它独特的思路，中医怎么看病呢？我刚刚到附属医院查房，我也说中医和西医最大的区别就是西医是治人的病，中医是治病的人。你看西医院分科分得很细，一个消化科还要分出胃病、肝病……现在有人专门治丙肝、有人专门治乙肝……分得非常细，就是讲病。但是我们老祖先流传下来的中医，并没有把疾病分类得那么详细，但是他们很聪明，他们以人作源，按照人的不同体质用药，这是经方医学的最大特征。对慢性病来讲，对体质的甄别是最重要的，急性病讲症，3 分钟解决问题。但是慢性病就要慢慢地寻找体质差异，这就需要辨别。张仲景在这方面就有经验，《金匮要略》里面讲到很多关于人的内容，包括尊荣人、失精家、亡血家、支饮家、中寒家、湿家、喘家、呕家、冒家、淋家、黄家、疮家、衄家、汗家、盛人、强人、羸人等等……有很多关于人的表述，但是我们恰恰忽略了这些非常重要的医学概念，我们盲从了西医学的思路，把自己当成了一个看病的，似乎对病的认识很深入，研究很多，但这却苦了老百姓，今天我看你们附属医院心病科一个六七十岁的老年人，入院诊断起码有 5 种，如果对死亡老人作尸检，平均要有 7 处病理改变。如果这些老年人就医，疾病分科这么细，他们要跑多少个科室？呼吸、消化、循环、泌尿、脑病……可见专科是有它的弊端的，现在不少医院也开设了综合科、老年科……我们中医就是以人为本，通过调人来达到治病的目的。

所以我今天就是想谈谈经方医学在肾病中常见的几种体质类型，我的经验有限，简单跟大家说说。我认为有四种人在肾病中见得多一些：尊荣人，湿家，失精家，淋家。我主要围绕这四种人给大家点一点。这是我的学生张亮亮老师给我做的PPT，她毕业以后在福建中医学院任教，她说可以用京剧的脸谱把这四种人勾勒一下（幻灯片），我说可以啊，这样非常生动。大家看第一个是老旦，这是尊荣人，肌肉松松的、胖胖的；第二个是花脸，这是湿家，很厚实，粗犷，虎背熊腰，不易出汗，寒湿体质；第三个白面小生，这是失精家，白白瘦瘦，嫩嫩的，这是失精家。第四个青衣，代表淋家，因为现在泌尿系感染、慢性膀胱炎的患者多数为女性，所以用青衣来表示。我们尽量不要搞得太严肃，所以我用这个方式展示给大家。

一、尊荣人

我们先说一下尊荣人的特点吧！这个图片是红楼梦中贾母的形象，大大的脸蛋，双下巴，肌肉也松弛下坠了，如果我们作腹诊的话，肚子上的肉肯定是松弛往下坠的，松软如棉，如果晃两下上臂的话，那也是"蝙蝠袖"，松松大大。以往尊荣人的社会地位比较高，他们多数不大运动，"骨弱肌肤盛"。"骨弱"不是说他们有软骨病，而是说他们没有力气，这叫"骨弱"；"肌肤盛"是说他们肉多，肥胖，很容易疲劳汗出，经常伤风受凉，然后就关节疼痛，身体麻木不仁，这就是张仲景对血痹病人的描述。现在这种尊荣人未必就是社会地位高，有很多老百姓也是这种体质的。这种人得肾病的也是非常多，我把这类人的体质归类为"黄芪体质"。因为他们往往需要服用大量黄芪，而张仲景血痹病的代表方就是黄芪桂枝五物汤。还有很多以黄芪为主的方子，比如说防己黄芪汤、芪芍桂枝汤等等，所以我们把这种体质叫"黄芪体质"，他们适合长期大剂量用黄芪。这种人的皮肤一般黄白或者黄红隐隐，或是黄暗，但大多是缺乏光泽的，还有一个非常重要的特点——浮肿貌。平时容易出汗，怕风，容易过敏，特别是遇到风冷的时候，经常出现浮肿，尤其是下肢肿，手脚容易麻木，食欲好，这些人能吃，但是吃了以后照样没有力气，照样容易疲劳，多不会出现腹胀、腹痛。我们使用黄芪前要问患者食欲好不好，吃饭后肚子胀不胀，如果他肚皮薄，不想吃东西，按起来肚子又硬，那用黄芪就不适合。我有一个搞肾病研究的学生，他就不能用黄芪，他吃了黄芪就腹胀，为什么呢？他的体型瘦瘦干干，那当然不适合用了。所以对"黄芪体质"的患者，我们要记住一个特征，就是黄芪肚子，就是大家熟知的啤酒肚、将军肚。另外就是要重视腹诊，日本汉方的腹诊在诊病中占有举足轻重的地位，他们不仅仅是辨病，更多的是辨体质。黄芪肚子的特点就是松松软软的，没有肌肉，都是赘肉，脂肪特别多，用手按上去就像是按到棉花枕头上一样，没有抵抗感，而且没有痛胀感，这是我们大剂量使用黄芪的前提，如果不摸肚子很多人就会出问题，一定要摸一下肚子。

好多年前我治过一个慢性肾病的患者，又是高血压，又是血糖高，当时肚子一按下去就觉得很松软，他也很能吃，这个病人嘴大，鼻子也大，能吃但是毫无力气，我就给他用了黄芪桂枝五物汤，黄芪的量用得很大，很好地控制了他的血压、蛋白尿。现在黄芪体质的患者特别多，尤其是老年人，这种体质跟年龄的增长有着密切的关系，当然年轻的也有，这跟缺乏运动有关，个别营养不良的患者也会出现这种体质，这些人群最容易患的疾病就是心脑血管疾病、糖尿病和骨关节退化性疾病。对于这种体质的肾病，治疗上黄芪是一个主打药。很多人只知道黄芪的补气作用，却忽略了黄芪的退肿利水作用。大家有时间可以看看陆以湉先生的《冷庐医话》，他讲到有一个病人全身浮肿，奄奄一息，很多医生都认为治不了了，准备让家人安排后事，后来有个人出了个偏方，就是用黄芪和糯米煮粥，家人就试着做了，慢慢地喂他喝，喂了不久，小便明显增多，后来有大量的小便下来，病人真的活了过来，只是脚面上的一块肿还没有退掉，不过全身的浮肿都已经退掉了。后来病人又发水肿，家人又用黄芪煮粥把他救过来了。《冷庐医话》里讲不止这一个人用过，还有一个妇人产后浮肿，用的也是黄芪粥治好的。更有意思的是浙江名医范文甫先生在医案里面也讲到用黄芪粥治疗一个产后浮肿的病案，无独有偶，岳美中先生的医案里同样提到用黄芪粥来消慢性肾病的蛋白尿，效果非常好。我也按照这个方法治疗一个多发性骨髓瘤导致肾功能损害的病人，他尿中就有蛋白，我叫他用黄芪60g煮粥，后来用到80g，当时我还加上黄芪桂枝五物汤治疗，效果很好，这个病人至今还活着，10多年了，现在也有70多岁了。这些经验都是提醒我们黄芪在肾病中是一个很值得开的药，不要光想到黄芪补气，而是利尿，而且量一定要大，有的医生用黄芪10g，有什么用啊！没有用。我用黄芪起码都是30g，甚至是60g，岳美中先生讲黄芪"非多服久服方能见效"，所以还要久服。王清任的补阳还五汤里黄芪用到四两，如果一两按30g算的话，四两相当于120g。我看到我家乡江阴老中医治皮肤病，黄芪用到一斤（500g），所以大家应该大剂量使用黄芪。这里还有一个轶闻，新文化运动的起首胡适，他生了糖尿病肾病，在协和医院旦危不治，后来怎么办？请个中医师来看看吧！请来的医生姓陆，叫陆仲安，外号"蒙古医生"，他倒不是来自内蒙古，而是以用药剂量大著称，又叫"陆黄芪"，他黄芪的剂量用得特别大。他当时用大剂量的黄芪和党参，胡适吃了药以后水肿退了，肾功能也转好了。本来胡适骂中医，后来他再也不骂中医了，他还把这件事题在了林琴南的《秋室研经图》上，这是历史上的一段趣闻。所以黄芪这味药很有意思，在肾病上很值得研究，单味黄芪可以用，我们更多的是用到复方。在这里我主要推荐两张方：黄芪桂枝五物汤和四味健步汤。

黄芪桂枝五物汤主要用来治疗血痹，我是按照比例来用，并不是讲克数，黄芪、桂枝、芍药多是等量的，但是生姜的量比较大，再加上大枣一共5味药。我发现这张方用来治疗肾病非常好，我也有十几条经验，在这里和大家分享一下。首先是伴有高血压和心脑血管的肾病，用黄芪桂枝五物汤加怀牛膝和葛根。有人问高血压病患者怎么能用黄芪呢？这是很多人的误解，黄芪升清气和升血压并不是一回事，虽然都有个"升"字，但是完全两回事。不能够简单地把补气升阳说成是升高血压。中医讲的"升清阳"实际是升清气，升清阳是改善心脑血管的供血，从而调节血压。我的经验就是要用大剂量的黄芪，一般都在30g以上，再加上怀牛膝和葛根。

第二张方就是四味健步汤。现在糖尿病肾病的患者越来越多，我经常用这张方。一共4味药：牛膝、赤芍、石斛、丹参。方名的意思就是要让患者健步如飞，这个方子对糖尿病肾病、糖尿病足的患者效果很好。我经常合用黄芪桂枝五物汤，这里的石斛有什么功效呢？以前我也弄不清这味药的功效，只知道它能够治疗口干，但我发现用它来治疗口干效果也不好，对于那些胃阴伤舌光无苔的患者效果也不明显。后来我在唐方里发现石斛经常和牛膝、桂枝合用治疗腰腿乏力、不能走路的患者，甚至还用来

108

治疗消渴。消渴的患者又出现了腰腿无力、不能走路，这不就是糖尿病足嘛！也就是说石斛配牛膝、桂枝等药可以改善下肢的血液循环，保护血管，对神经功能的恢复也有好处。所以石斛是治疗糖尿病非常值得使用的药物。但是现在欧洲却禁止使用，因为这是一种濒临灭绝的植物。我们浙江现在到处都在种石斛。对于糖尿病肾病的患者，用黄芪桂枝五物汤加石斛、丹参、牛膝、赤芍，对糖尿病足的患者很有效。我们已经治疗很多例了，而且病人吃了以后大便会变得通畅。有时候用四味健步汤加上桂枝茯苓丸合用，桂枝茯苓丸是非常好的活血化瘀药，对于改善肾脏及下肢的供血很有帮助。关于桂枝茯苓丸我一会儿还会提到。

黄芪桂枝五物还可以用来治疗伴有明显浮肿的慢性肾功能不全。成都有一个40岁的男子，得了急性胰腺炎，做检查才发现有一个肾已经是功能不全了，另一个肾是先天性萎缩。当时化验血肌酐是700（umol/L）多，这个人1.8m多的大个子，人高马大，按起来腹部非常松软，他当时又找不到肾源，就想通过中医治疗。我用的什么方？就是黄芪桂枝五物汤原方：生黄芪30g，桂枝15g，赤芍15g，再加姜枣，没加其他药。结果他的血肌酐逐步下降，降到200（umol/L）多，稳定了3个多月，后来又升高了，又得了肾炎。他的姐姐捐了一个肾给他，他现在好好的，他亲口告诉我这张方非常有效，服药之后尿量比以前增多了。我觉得这张方非常有意思，它没有甘草，如果你认为加甘草补气那就错了，在治疗肾病的过程中甘草是要谨慎应用的，尤其是浮肿的病人，因为甘草会使人中满，使人浮肿，大家都有这个经验，就是服了大量甘草以后腿、脸都会肿，血压也会升高，因此黄芪桂枝五物汤不用甘草很有道理。

接下来我还要说说防己黄芪汤。"防己事件"使我们很忌惮用这味药，而且方子里面又有甘草，所以我没有推荐这张方子，你们可以到网上查一下相关报道，防己黄芪汤可以治疗肾病综合征，治疗慢性肾炎的报道也不少，但是我认为目前还是谨慎使用为妙，人家说防己有肾毒性，虽然写得是粉防己，万一出错了，药房抓成了广防己，那就很麻烦。

但是我要推荐玉屏风散。虽然它不是张仲景的方，但是组方非常严谨，朱丹溪是杂病高手，如果讲到体质辨证方面，朱丹溪也是十分了得。他经常根据面白、面黑来决定用什么药，他说面白的用黄芪，玉屏风散也经常用。玉屏风散这张方用来治疗小儿慢性肾炎很好，这张方对免疫功能低下的确实有效，但是不是所有的小儿得了感冒都用这张方子呢？不是，一般就是那些脸黄胖的才有用，也就是说这些小孩以后会发展成"黄芪体质"。如果说症状的话，一般都有表浅的症状，比如鼻子塞、容易咳嗽、身体疼痛、皮肤瘙痒等等……张仲景虽然没有用这张方子，但是我发现方子里防风这味药有抗过敏作用，因为自身免疫性疾病和过敏性疾病本身就是一对姊妹。所以很多祛风药就有调节自身免疫系统的作用，像荆芥、紫苏叶等等，这些值得我们去进一步观察。这张方虽不是出自张仲景之手，但是我们可以视它为经方。这张方的颗粒剂冲出来并不难喝，小孩子不排斥，便于常服。蒲辅周、岳美中老先生都非常推崇玉屏风散的。

我最后总结一下尊荣人的特点：体型胖，肌肉松软、无力，肚子软软的，易浮肿，多汗。接下来我谈到的失精家就是另一种情形。

二、失精家

这个我们用京剧脸谱里的小生来描述。先看一下张仲景的原文："夫失精家，少腹弦急，阴头寒，目眩……"这种人小肚子经常拘紧疼痛，性功能往往容易亢奋，但是很快就不大好，"阴头寒"就是这个意思；有头晕、眼睛生花、易脱发，这些人往往头发稀疏、松软、发黄，面色皮肤比较白嫩；这种人女性容易梦交、出血，男性容易失精；脉是浮的。我们江阴的老中医经常讲用桂枝加龙骨牡蛎汤的脉搏一定要浮露，一下就摸到，然后重按无力，尺脉更明显。这种人我们归为"桂枝体质"，因为这些人具备了桂枝汤证的特征：他们多是比较瘦，然后皮肤发白，白得没有光泽，是病态的白；皮肤湿润，因为容易出汗，口唇暗淡，舌暗淡，不鲜红，这个反应他循环功能是有问题的，有的会出现心功能不全，甚至是肾功能不全。这种人群我们称为"桂枝体质"，他们适合用大剂量桂枝，也可以长期使用桂枝汤类方。他们的肌肉并不发达，比较薄，尤其是腹部，所以显得很坚紧，摸起来有点像鼓皮，或者像灯笼。也可以说他们肚子像"灯笼腹"，就是表皮很硬，但是手按会显得很紧绷。当然也有腹部显得扁平的，因为脂肪少，皮薄，我们腹诊的时候可以明显感觉到腹主动脉的搏动，病人往往也有感觉脐下在跳。"桂枝体质"多见于瘦人。"桂枝体质"也就是失精家多见于一些循环系统疾病的患者，像心功能不全、心脏瓣膜病、低血压病、营养不良性疾病、消化系统疾病等等。这张图片是红楼梦里的贾瑞，他看上了王熙凤，结果被王熙凤害死了。我想在曹雪芹心目中贾瑞应该没有他这么好看，这个演员的体质还是不错的，应该看上去像"豆芽菜"一样，更瘦、更白那种。这种体型可以在肾病中看到。失精家的代表方是桂枝加龙骨牡蛎汤，这是张仲景的基本配方。他的基本药物桂枝、芍药，这也是桂枝汤的基本配伍，可以调和营卫。我在国外讲课一直说不清楚这个"调和营卫"，后来我说就是一个扩张动脉血管，一个扩张静脉血管。后来人家告诉我说曹颖甫老先生早就这么说了，确实是这么回事。所谓的调和营卫，就是把全身的血液循环调整好，尤其是作用于微循环，而微循环的功能对于肾病的治疗非常重要。

接下来我推荐给大家几个肾病常用方：第一个，桂枝汤。桂枝汤这个方子我们学得早，用得迟，名声大，用得少。这张方堪称经典，有人说学好桂枝汤，就能理解太阳病篇，甚至理解整个《伤寒论》；通了伤寒病，六经辨证就可以融会贯通，可见桂枝汤的重要性。可惜现在很多人不会用桂枝汤，有人说桂枝汤是一张发汗方，有人说是止汗方，我说桂枝汤是一个强壮剂，就是针对虚人来用的，它就是反应了我们中医治人多于治病。这张方子是可以调理体质的。

我一直把桂枝汤看作是军事医学上的伴随产物。因为张仲景所处的时代战争频繁，肯定需要大量的名医到前线给士兵看病，张仲景作为优良的社会资源——名医，自然是会到前线了，所以我经常模拟场景，跟着张仲景去"出诊"，那么桂枝汤什么时候用呢？我想到了一个场景：刚刚从战场上拼杀回来的将士，饥寒交迫，大汗淋漓，啬啬恶寒，他们徒步回营的时候就像是从王家岭矿挖出来的矿工，极度虚弱。这个时候，张仲景给了每人一碗热腾腾的桂枝汤，大家喝完之后，还要喝一碗热粥，然后马上睡觉，到了夜里，将士们发热汗出，第二天又是精神抖擞，扛枪备马，继续回前线杀敌……所以我说桂枝汤是强壮方，这就是桂枝汤的精神所在，来源于厨房，来源于母亲给孩子熬制的姜汤、生姜大枣汤再加上桂枝、芍药。我们现在仍可以见到很多虚人外感，就用桂枝汤，往往一两剂药就能解决问题。刚才提到的那个把肾捐给弟弟的姐姐，手术后一直虚汗不止，还有低烧，打电话问我有没有好办法？我随手发短信给她：桂枝 15g，白芍 15g，炙甘草 5g，生姜 5 片，红枣 10 粒。吃下去两剂药就好了。当然我还叫她喝粥的，这是张仲景的方法。她还跟我说了一下她买药遇到的一件事：她拿着方子到了药房，药房先生就问她："这个也叫中药方？这不是做菜用的调料嘛，什么生姜、大枣，哪里能治病呢？"好在患者没有信，结果就是这不是"药方"的药方治好了她的病。现在的中药人员已经不认识中药方了！好像非得十七八味、二十几味药才叫中药方，这种现象是很不正常的。这张方子不但是正经八本的经方，而且应用范围极为广泛，如果你认为它只是治感冒的，那你就错了！它也可以用在肾病患者身上。上次我治了一个学生，小便出现了隐血，还有轻微的蛋白，原因就是近期要考试，又是看书，又是熬夜，就出现这种情况了。我看她又瘦又白，脸色也不好，确实是因为劳累造成的，我说这不就是桂枝汤证嘛！吃了桂枝汤以后浑身发暖，人非常精神，再去查小便就恢复正常了。但桂枝汤治疗的肾病往往都是初期的，而调理肾病透析以后的方子就是桂枝加龙骨牡蛎汤了。很多透析患者面色发黑，无法入睡，周身虚汗，脉搏空大无力。是什么原因？失精。透析了以后体内的精华都透掉了，接着很多病人都表现为烦躁、贫血。这种情况怎么办？因为脉虚弦空大，用桂枝加龙骨牡蛎汤能够平冲降逆，安神定志，病人吃了以后会觉得很舒服。很多肾病透析以后的患者会出现失精家的临床症状表现，特别是本身就比较瘦的患者就更糟了，这个时候不要犹豫，就用桂枝加龙骨牡蛎汤。

第二张推荐给大家的方子是桂枝茯苓丸。我临床上用这个方子比较多，这是一张千古相传的活血化瘀方。有人说张仲景这张方用来治疗癥瘕，没错，确实可以治，但是追溯桂枝茯苓丸的历史来看，桂枝茯苓丸是一张治疗胎死腹中的方子。古时候没有办法开刀做手术，死胎怎么办？都是老中医来号脉、问诊、开方，那就吃药吧！他就把桂枝、茯苓、赤芍、丹皮、桃仁五味药等分，打成粉，加上蜂蜜搓成兔屎那么大，产妇吞了一两粒就有效，如果无效再加量，这就是下死胎的方子。宋代著名妇科专家陈自明的《妇人良方大全》里把桂枝茯苓丸称为"夺命丹"，"夺命"不是说要你的命，而是说把产妇的性命从死神那里夺回来，所以叫"夺命丹"。这是张急救用方，也有人叫这张方"催生汤"，日本医生也把这张方子用作下死胎方。但是现在这张方子竟成了治疗子宫肌瘤了，不是说不对，而是大大的缩小了桂枝茯苓丸的使用范围，曲解了仲景本意。死胎都能下，所以我说桂枝茯苓丸是活血化瘀的最佳方！这张方的药物不能分开来用，而且只按这样的配伍才能达到最佳的活血化瘀效果。对于肾病兼有瘀血的患者，这张方非常管用。用桂枝茯苓丸，我经常抓几个应用指征，也是桂枝茯苓丸的证，其实也是一种体质状态。

具体来说大概有四大症：第一叫面症，面部的症状。这类病人面色紫红或者暗红，就像古人说的戴阳证。脸上发红，但这种红往往没有什么光亮；有些人脸上还有很多扩张的毛细血管，或者脸上长痘痘，颜色发暗，痘印很深；有的人鼻子发红嘴唇发暗，眼圈发黑，头发脱落，头屑特别多，这些都是桂枝茯苓丸的面症。舌诊见到舌质紫暗，舌底会见到很多瘀曲充盈的静脉，很多肾病患者都会有这种情况。这是面症。

第二是腹症。腹症一定要看两少腹，肚脐两侧和腹股沟。腹诊按压时患者会疼痛，尤其是左少腹的压痛，这种病人非常多，具体什么原因不清楚。即使肚子没有按压痛，他们的小肚子也会觉得比较充实，很硬，按压起来会有抵抗感。而且围绕着小肚子这一圈，往往出现很多毛病：有的人腰痛，有的人前列腺增生、小便不畅，有的女性有附件炎、卵巢囊肿、子宫肌瘤，有的人会讲到肛肠科的问题，痔疮、肛裂、便秘……围绕着小肚子这一圈，这个就叫腹症。

第三个叫腿症。因为我们医生诊病，看病人全身不大方便，我经常叫患者把裤管拉上去，要看看下肢的皮肤怎样。这些人的下肢往往皮肤粗黑干燥如鱼鳞，肌肤甲错，这是瘀血的主要指征；也有的出现浮肿，有的两只脚一样肿，也有的一只脚肿，另一只不肿，独脚肿就更是桂枝茯苓丸证了，这种情况往往提示他的腿可能是深部静脉血栓形成；还有的病人可能出现局部皮肤发黑，溃烂，不易收口，腿经常抽筋；有的病人讲腿软，下肢冷，有的人腿疼，出现间歇性跛行，走一段路腿就疼，休息一下又好了；我们还要让患者把袜子脱下，看看脚底，有的人脚底干燥开裂，有的人脚底有老茧、鸡眼，还有很多莫名其妙的表现，这些都说明下肢血液循环出了问题。这些都是使用桂枝茯苓丸的应用指征。这就是腿症。

杨贵妃的皮肤，肤如凝脂，肯定不是瘀血证。瘀血证的病人多是肌肤甲错，两目黯黑，这是仲景的描述，非常形象，很有道理。这三大指征——面症、腹症、腿症，不一定都具备才用桂枝茯苓丸，但见一症便是，出现任何一症的表现时，都可应用。其实除了我讲到的三大指征外，还有一个指征，也是张仲景提到的，他在《伤寒论》桃核承气汤里说"少腹急结，其人如狂"，他并没有发疯，只是他很焦虑、头痛、睡不着觉，这些症状折磨得他就像发疯一样。可以看出精神状况也是我们判断能否使用桂枝茯苓丸的一个重要指征。有些患者头痛，头昏，失眠，记忆力下降，注意力不集中，善忘，很多是由于瘀血引起的，给他们用桂枝茯苓丸以后，他们感觉思维更加清晰，头脑更加清爽，所以现在患者脑子不好不是吃脑白金、脑黄金解决问题，用桂枝茯苓丸活血化瘀，脑子自然就好用了。当然，还有用三黄泻心汤清热泻火来改善记忆力下降的。现在一提到脑子不好用就讲肾虚，心血不足，这都是现代的中医教育把这些东西强行灌输给我们，带来了很大的弊端，很多时候已经忘记了中医的经典。以上提到的四大指征，可以说用桂枝茯苓丸百发百中，立竿见影，而且药味也不多，在治疗肾病过程中，我经常用桂枝茯苓丸加牛膝、大黄。为什么加大黄？张仲景有一个活血化瘀的经典组合是桂枝加桃仁，再加大黄。这三味药物出现在桃核承气汤中，三味药合用，大黄、桂枝、桃仁能够通便逐瘀，使脑子更清醒，但是大黄用制大黄，而且量也不要太大，如果桂枝茯苓丸各个药物用量在 10～15g，那么大黄的量 10g 或者更少就可以了。这几味药我一般用量：赤芍 15g，茯苓 15g，丹皮 15g，桃仁 15g，大黄 10g。大黄用量一大，病人腹泻次数就会增加，里面的芍药我一般用赤芍，赤芍活血化瘀作用比白芍强，大家知道宋代以前芍药是不分赤白的，直至宋代以后才分的。白芍长于解痉止痛，赤芍长于活血化瘀。除了这些药以外，我觉得还要加牛膝，牛膝引血下行这种说法普遍被人们所接受，但我对唐宋用过牛膝的方子做了分析，发现应用牛膝的指征是：腰痛，腿痛，还有就是闭经。也就是说它对腰膝以下的活血化瘀力量很强，现在研究看来牛膝确实能够扩张腰以下的血管，包括肾脏血管，改善肾脏供血。我们南京中医药大学的老校长周仲瑛先生，当年去抢救流行性出血热的患者，经常用到桃核承气汤。流行性出血热的患者最后出现急性肾功能衰竭，很多都死在少尿期，周老就是在桃核承气汤的基础上加了一些清热解毒的药物，还加了牛膝。很多学生做实验，确实发现了牛膝在方中起到了至关重要的作用。所以我现在治疗肾病的时候必用牛膝，尤其是有瘀血的病人，就用桂枝茯苓丸加大黄、牛膝，这个方子就成了一台天然透析机，它能够让血肌酐直线下降。对于糖尿病肾病患者的治疗，我会把桂枝茯苓丸、黄芪桂枝五物汤和四味健步汤合起来用，效果也很理想。我治过好多病例，都有效果，但是有的患者效果不长，这里面的原因我说不太清楚。有个来自常州的女性，月经 3 个月没来，查血肌酐很高，发现已经是肾功能不全了，后来就用这个方子，用上之后月经就来了，血肌酐从 800（μmol/L）一下掉到 600（μmol/L）多，非常有效。还有一个河南郑州的患者，他是肾动脉狭窄，肾功能不全，我用了这个方以后，血肌酐迅速下降。这个方子治肾病，不但客观指标可以改善，而且病人的主观感受也有好转：腰不疼了，腿也不酸了，双下肢不肿了，有的高血压也得到了控制。在座的肾病专科同道，我建议你们可以试用一下这个方子，亲身体会一下。

对于急性肾衰竭的病人我们要用桃核承气汤。这个方子在唐山大地震时就出过风头，那个时候很多灾民被压在断瓦残垣下面，时间久了动不了会形成挤压综合征，被解救出来后，很多人由于长时间的挤压导致急性肾衰竭，小便、大便都没有，那个年代的中医用药很大胆，当时也不像现在，有这么多的条条框框制约你，用药还要承担很大风险，所以他们就给病人服用桃核承气汤，结果这些灾民的肾功能就出现了好转，所以桃核承气汤治疗急性肾衰是有效的。

第三张推荐给大家的方子是肾气丸。现在这张方几乎被打入"冷宫"，被很多医生遗忘，甚至还不如它的"妹妹"——六味地黄丸。六味地黄丸现在不得了，大家简直把它当成返老还童的药。其实六味地黄丸远不如肾气丸。六味地黄丸只是肾虚恐慌综合征的一张常用方，不是肾虚，是肾虚恐慌。而肾气丸倒是可以用来治疗由于糖尿病、高血压动脉硬化导致的肾功能低下，还可以在肾气丸的基础上加怀牛膝和车前子，这样它利尿活血的功效就提高了，这张方子又叫济生肾气丸，又称牛车肾气丸，它对于糖尿病肾病有比较好的效果。应用肾气丸的指征，根据张仲景的说法，是腰痛，或是小便出问题，尿频，少腹拘急，少腹拘急还包括少腹不仁，小肚子没有力。有很多老年男性上洗手间，解了半天小便还是解不出来，算了吧，刚刚把裤子拉上，小便就尿出来了，这个就叫少腹不仁。还有性功能下降也可以用这个方，少腹不仁，没有感觉了嘛！还有前列腺增生肥大都可以用，所以我说肾气丸就是一张男性抗衰老的方子。理论上它的应用应该比六味地黄丸要广泛得多，大家都怕附子、肉桂太辛热，其实附子、肉桂的比例是很小的，但它们的地位确实非常重要，阴中求阳嘛。肾气丸是一个利水剂，主要作用是温阳利水。像肾气丸、济生肾气丸这样的方子尤其值得我们肾科的专家关注。肾气丸也有腹症，位置就在关元穴处，这个地方按下去松软无力，很多男性的肚子发福，他们不是上面大，而是下面大，大了以后到下面关元穴那里又马上缩小，这种肚子是没有力的，多见于老年男性，他们走路也不行了，这个时候肾气丸比较好用。

三、湿家

湿家用京剧脸谱的花脸代表。我们先看看原文是怎么描述湿家的："身疼发热，面黄而喘，头痛鼻塞而烦"，"一身尽疼，发热，身色如熏黄"，"其人但头汗出，背强，欲得被覆向火"，"里水者，一身面目黄肿，其脉沉，小便不利"……湿家是张仲景描述的一个重要的体质类型，其特点是面黄而喘，鼻子容易塞，脸色发黄发暗。其中"一身面目黄肿"是使用甘草麻黄汤非常重要的指征，这种情况用甘草麻黄汤效果很好，这个方子能够利水发汗，使人轻松。前两天我牙周胀肿，一边脸肿得非常厉害，我就喝了甘草麻黄汤，这个汤液又麻又涩，很难喝，我喝了两口，好，够了！接下来喝粥，喝了一碗煮的很烂的粥，之后不到半小时，全身透汗，同时心跳非常快，因为吃了麻黄以后会增加心搏，透汗一出，我就不疼了，虽然肿但是不疼了，慢慢的那个牙周胀肿也就消掉了。我这就是根据体质来用药，"一身面目黄肿"，我用甘草麻黄汤利水啊！

我再把湿家的体质特征说一下：一般来说这种人都是比较壮实的，体格粗壮，肌肉发达，皮肤干燥、粗糙。《水浒传》里的鲁智深就是这种类型，他要是感冒的话不是麻黄汤证就是大青龙汤证，或者至少是葛根汤证。湿家还有一种体质就是容易受凉，易肌肉酸痛，容易鼻塞，容易浮肿，小便少，但是这种体质的人一般脉都非常有力，我把这种体质称之为"麻黄体质"。这种体质的病人在肾病可见，呼吸道疾病可见，骨关节疾病也可以见。很多人由于疲劳、受凉成为这个病的主要原因，病机可能为寒湿，也有可能为湿热，总而言之是湿邪为病。我要特别提醒一下，在肾病的治疗上，我们不要光想着用黄芪，可能在严重的情况下要用到麻黄，而且要用生麻黄。尤其是越婢汤，这张方有麻黄、石膏、生姜、大枣，它有消水肿的作用，这里的主药就是麻黄。日本汉方有一张方叫"越婢"，他们还专门生产了越婢加术汤的颗粒，加上苍术治疗肾病、关节痛，效果不错。我在临床上用越婢汤经常加苍术、连翘、黄柏、栀子来治疗一些急性肾炎，还有一些慢性肾炎的水肿，这些药都是针对体质比较强壮的病人。

有人总是担心吃了这个方子会不会血压升高啊！不要担心这些，麻黄虽有升高血压的作用，但是用在这里主要是发汗祛湿的，就按照这个方用效果很好。用麻黄治疗水肿的问题应该引起大家的重视。我记得我看过一本书叫《治验回忆录》，是一个叫赵守真的经方家写的，赵守真先生是湖南的中医，《治验回忆录》是他在上世纪五六十年代写的一本小小的书，书里面有一个医案我印象非常深，说的是一个裁缝因为淋了一场大雨，回来后全身浮肿，非常严重，结果赵守真先生用了大剂量的越婢汤，其中麻黄用到 30～45g，结果患者一身透汗，水肿就消了。可以看出麻黄的利尿作用非常明显，希望能够引起大家注意。除了越婢汤外，还有麻黄加术汤、麻黄连翘赤豆汤、麻杏薏甘汤，都是湿家的常用方。所以关于麻黄在肾科疾病中的应用，我觉得这样的文章值得作。

湿家进一步发展，体质兼阳虚的就会出现真武汤证。真武汤是一张温阳利水方，也是我们治疗肾病的常用方，它在临床上的疗效非常的显著，它一方面温阳，一方面利水，因为真武汤主要针对阳虚患者，所以病人主要症状表现为精神萎靡，脉沉细无力，继而又出现水肿的一些症状。我用得比较多的是真武汤、玉屏风散、黄芪桂枝五物汤合用，用来治疗慢性肾病患者出现的脸色黄暗，全身浮肿，尤其是下肢，还要问他大便成不成形，一天几次，是否先干后溏，并注意患者有没有出现蛋白尿。我记得有一个慢性肾病患者，住院专科治疗了好长一段时间，始终控制不住蛋白尿，人也感到很难受，有一次因为浮肿、发烧不退才到我这个普通内科来看，当时我看后，给他开的是真武汤合黄芪桂枝五物汤，吃了 3 天以后烧就退了。到第 2 个礼拜他又来了，他说从来没有吃到过这样好吃的中药方。他说原来肾科大夫开了一大堆清热利湿的草药，用大锅煎煮，捏着鼻子拼命喝，因为真难喝啊！他一直服用这个方子，到现在大概有 15 年了，虽然人老了，但是肾功能还是很好的。那么真武汤里的芍药用白芍还是赤芍呢？可以用赤芍，增强活血化瘀的力量。所以真武汤确实是一张好方，希望大家多多使用。

四、淋家

最后我还要说一下淋家，用青衣来代替淋家。因为泌尿系统感染中年女性较为多见，她们多是哭哭啼啼的，所以用青衣做代表，比较形象。大家看张仲景对淋家的描述："小便不利，渴欲饮水"，"小便如粟状，小腹弦急，痛引脐肿"，"淋家不可发汗，发汗则尿血"……这些人尿频、尿急，小便短涩，张仲景发现了淋家小便容易出血，到底是不是发汗引起的不好说，用温药也可能出现出血的症状，他就提出来一张方：猪苓汤。"脉浮，发热，渴欲饮水，小便不利者，猪苓汤主之。"淋家多见于现代疾病中的慢性膀胱炎、肾炎、泌尿道结石，这些病很难治，容易反复，我在这里特别提倡要用猪苓汤。以前很长时间，我治疗这些慢性病的感染都是八正散，加鱼腥草、凤尾草清热解毒，后来我发现这些草药大部分是无效的。很多医生提倡用西药，抗生素比你这些清热解毒药好得多，也很简单，这些清热解毒药算什么呀？而且药还贵。后来他们治不好的病，我就用猪苓汤，原方用上就有效果，而且这个方子味道不错，我专门尝过，煮出来的味道就像是牛奶加咖啡，你们不妨一试。我尝这个方子是有原因的，我儿子肾脏上有个结石，可能是遗传，我也有小结石，我就用这个没加糖的"牛奶加咖啡"，不难吃！一般这种病持续时间长，如果每天让病人喝极苦的药，他们是没办法坚持的。其实只要对证，张仲景的方子味道都很好，没有那种捏着鼻子吃的道理。我们学校的李国平老师也是搞伤寒研究的，我是受他的启发，他治疗泌尿道的感染就用猪苓汤，不过他不用阿胶，而是用旱莲草代替，后来我发现猪苓汤加上阿胶也好啊，特别是有尿血的病人，小便隐血，或是肉眼血尿的病人，一剂药下去小便就变清，症状减轻。如果病人烦躁，有盗汗，就加栀子、连翘，这两味药下心火啊，心火一入小肠，就会出现泌尿系统疾病。上次山东的一个老奶奶，她说她以前有"小肠火"的毛病，什么是"小肠火"？一问才知道，原来是尿频、尿急，原来民间也知道"心与小肠相表里"的道理啊！我也是用猪苓汤加栀子、连翘，效果不错。我曾经在我的网站上收过一张被人传抄的经方，就是猪苓汤加上栀子、连翘。我曾经用这张方治疗过一个反复发作的泌尿道感染患者，这个患者用什么药都没有效，我用了以后就有效了，结果他不来找我了，后来又找到我，拿着一张破破烂烂的方子，叫我给他重新抄方，我一看就是我当初给他开的方子，他说他这张方子已经传给了很多人，他们吃了都说有效，可见经方的威力无穷啊！对于淋家的体质类型，只要是反复发作的泌尿系感染，我们就可以用猪苓汤。当然还有一种情形要加味，有黄带的、脚癣的、脚窝里面流黄水的，要加黄柏，黄柏煎出来的水是发黄的，那么它也能治疗分泌物发黄的患者，或者是凡是分泌物发黄的患者加黄柏、栀子都有效果。栀子柏皮汤，对泌尿系结石也有效果，但是要合上四逆散。为什么？因为尿路结石患者往往尿次频数，窘迫难出，这个时候里急后重，要用四逆散。范仲林先生就用四逆散加上桔梗治疗一个反复发作泌尿道感染的小学教师，就用这个方子解决了问题。我从这个病案中得到启发，四逆散不仅可以用于肛门的里急后重，尿频、尿急、尿痛也可以看成是前阴的"里急后重"，所以同样可以应用四逆散，所以我把它和猪苓汤合起来用，效果很好。

现在有很多的肾病患者，宛如常人，不像湿家，淋家也不是，失精家也不贴切，更不是尊荣人，体质没办法辨，这种情况怎么办？我发现这类患者多是自身免疫功能有问题，他们经常小便有隐血，西医说没法治，吃点金水宝胶囊吧，或者吃点黄葵胶囊，但是仍然解决不了问题，尿蛋白一会儿1个"＋"，一会儿2个"＋"，很多中年女性对这种疾病非常苦恼，对于这些疾病应该怎么办？我发现一张调和方——小柴胡加当归芍药散，我称之为"柴归汤"，我认为这是自身免疫性疾病的常规调理方，很多自身免疫性疾病的患者都可以用这个方，不需要辨什么体质，因为确实也很难辨。这些疾病反反复复，就像小柴胡汤所描述的"往来寒热，休作有时"，如果把患者病情的反复勾勒成曲线，那肯定是曲曲折折，来来往往，时好时坏，我把这种曲线叫做"柴胡曲线"，见到"柴胡曲线"，就可以用小柴胡汤。当归芍药散是女性调节方，很多中年女性脸发黄了，这里痛那里痒，月经失调，口干舌燥，头痛，经期乳房胀痛，大便干，或者便溏，肚子痛，手脚麻……总而言之，有说不尽的毛病，做检查发现有的是桥本氏病，有的是干燥综合征，有的是血尿酸偏高，有的是类风湿性关节炎，有的肾功能出了问题……怎么办？小柴胡加当归芍药散，小剂量隔天服用，甚至是隔两天1次，乃至1周2次，这主要是调节气机，调动她自身的正气，还是以调理为主，没必要天天喝药，这样便于患者坚持。至于药味道怎样，据患者的反馈，味道很好，根本不苦，吃上个3个月甚至半年也不成问题。但是药量一定要小，有时黄芩要减量，我现在基本上开始用10g，有的时候5g，因为长期服用黄芩患者会觉得干燥。我还经常在这个方子的基础上加荆芥、防风，因为祛风药可以参与免疫调节，特别是柴胡、甘草配卜防风、荆芥，可以很好的改善患者的免疫调节功能，它对一些过敏性的症状效果特别明显。比如说皮肤痒、头痛、荨麻疹、不明原因的药疹，都管用，所以我在这里把这个方介绍给大家。

好的，我今天就讲到这里，谢谢大家。

【名师答疑】

问：经方治疗肾病的疗效该如何评价？

答：我们古人评价疗效是以症状好转为标准，这个很好理解。但是现在是不够的，我们需要结合现代医学，进行严格的疗效评价，这些还有待开展，当然我们也是做化验检查，看他的红细胞、24 小时尿残渣定量、尿蛋白、肾功能……但是我这里毕竟不是专科，还缺乏严格的大样本的观察，还希望与在座的各位共同探讨。我想肾科不仅仅是透析机，我们有自己的透析机——用中医中药来解决这个问题。

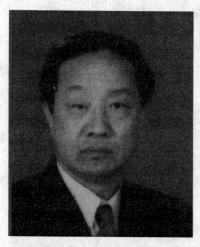

【名师介绍】

畅达，山西运城中医院主任医师，第二批全国老中医专家学术经验继承人导师。山西省中医药学会常务理事，基础理论专业委员会、内科专业委员会副主任委员，运城市中医药学会、中西医结合学会副理事长，《山西中医》杂志编委。从事中医工作50年，长于内科疾病诊治，对糖尿病、肝胆、泌尿系结石及脑血管疾病经方运用尤有心得。发表论文60余篇，主编《汤方辨证及临床》、《名医看家方》、《畅平医论医案》等著作10余部。

《伤寒论》中汤方辨证及应用

山西运城市中医院　畅　达

尊敬的主持人，尊敬的各位专家，大家下午好！很高兴跟大家一起学习经方的临床应用，今天下午我和大家交流的题目是《伤寒论》中汤方辨证及应用。

一、汤方辨证概说

说到汤方辨证大家会感觉比较陌生，大家知道八纲辨证、六经辨证、卫气营血辨证……但是听到汤方辨证，有点不知道指的是什么。大家都有这样的体会，临床上有经验的大夫一个上午要看四五十、六七十个病人。那么他们是不是每看一个病人都要严格地进行逻辑推理、层次分析呢？不是这样的。要是那样的话，恐怕一个上午看不了几个病人。这些医生常常看到某一些病人，知道病人的基本临床症状，看了脉，看了舌以后，就会马上联想到这是某一个汤证。举个例子，当我们看到一个病人全身水肿，小便不利，而且心悸怔忡，马上想到什么呢？想到真武汤。我们还要去严格的推理是寒、是热、是虚、是实、是哪个脏腑的病吗？并不需要这样严格的推理。也就是说，这个汤方辨证的方法实际上是每个大夫都在用的，尤其是有经验的老大夫，是经常使用的一种辨证方法。但是没有上升到理论上去研究它、去提高它。我之所以今天要介绍《伤寒论》中汤方辨证及应用，目的是怎么样从理论上去提高大家的认识，提高我们的临床能力。

《伤寒论》可以说是中医辨证理论的基础，而且是经典之著，但是《伤寒论》里面除了六经辨证的提纲、框架之外，大量存在的是什么呢？是一个一个的方证。在《伤寒论》396 条里，其中有 261 条论述的都是汤证的内容。也就是说《伤寒论》的主要内容是讲汤方辨证应用的。如果《伤寒论》没有这 261 条，仅凭这一个一个的汤证，我想《伤寒论》是没有现在这么大的影响力、这么大的意义的。新中国成立以来，我们把临床所使用的辨证方法进行了归纳和总结。总结了不少的方法，比如脏腑辨证、八纲辨证、卫气营血辨证、病因辨证等……每一种辨证方法都从不同的角度及不同的框架来对疾病进行辨识。辨证的名称反映了辨证基本的结构。比如八纲辨证，它就是以表里、寒热、阴阳、虚实来辨别疾病。脏腑辨证，又是根据脏腑的基本功能和病理特点，来辨识病证。其他比如卫气营血辨证、六经辨证等等，都是这样的。每一个辨证的名称反映了它的基本结构，也反映了它辨证的基本内容。

那么汤方辨证又是什么样子呢？汤方辨证是以方剂适应范围、病机、治法、禁忌证等相关内容作为框架，对疾病的临床表现、体征及其他相关的资料进行辨识的方法。也就是说每一个汤证、每一个汤方都有其适应范围，这个适应范围就是汤证。我们所面对的病人也有他的病证，来辨析病证和汤证之间的相应关系，这就是汤方辨证。有人说，那不就是对证治疗，或者是方证相应吗？我们说不是的，并不是所有的方子都能够进行汤方辨证。而只有理法方药比较全备的方子，就是成熟的方子，才能进行汤方辨证。比如说，我们经验方里某一样药能治牙痛，但是这个牙痛有一定的范围，因为它不具备病因病机，可是老百姓牙痛的时候，就拿几个花椒塞到牙上咬一咬，看还疼不疼？有可能不疼，也有可能没有作用。因为这个方是一个验方，一个单方，它不是一个成熟的方剂。这个方没有严格地按照中医理法方药去进行组方，而是根据经验所组成的方剂。那么，这个汤方的辨证结果，不但是病证和方证的相应，病证及方证在症状、舌、脉上的统一，而且还包含着病证的病因、病位、病机等方面的内容。比如我们刚才举的那个例子——真武汤证，我们辨出来以后，其实它里面包含了病位是在肾，病因是寒、水，病机是肾阳不足、水饮之邪上犯，水饮凌心，实际上汤方辨证的结果也辨了病因和病机。

那么按刚才所说的定义或概念，我们再进一步明确汤方辨证。它包含了下面三个方面的内容：第一，专病专方。无论从古代的记载，还是从现在每一个大夫的处方上看，都有成熟的方剂。只要看到某一个病就想到某一个方剂，就用这个方剂去治疗，这叫"专病专方"。尤其是有经验的大夫，他长期的临床经验对某一些病人形成了一个固定的看法，看到某一种情况，某一个疾病就马上想到某一个方。赵锡武曾经论述："治病所用方剂，有已经成熟者，有尚未成熟者。成熟者专病专方，未成熟者一病多方。"我们说专病专方实际上也属于汤方辨证的范围。第二，专证专方。专证专方就我们刚才介绍的那种情况，就是某一个病证有固定的方剂。方证和病证是相统一的，在《伤寒论》大量存在这样的情况。第三，在同类的方剂中寻求方症对应。这是汤方辨证表现的另一种形式，我们看到一个水肿病人，常常在水肿的相关方剂里头找相对应的方剂，哪一个方剂跟我们现在面对的临床症状更符合、更切合病因、病机，这是所谓在同类方剂中寻求方症对应。

刚才的概念和内涵应该包含三个方面的内容。我们当时之所以提出来汤方辨证的概念，有下面几个看法：第一个，汤方辨证是历代医家早已经沿用的一种辨证方法，而且也是在中医典籍里头常见的一种思辨方法。这个以后我们在讲它的沿革里面要讲。不单单在张仲景的方剂里面有，后世的《肘后方》、《千金方》、《圣济总录》等历代的方书里面都在沿用这样一种辨证方法。第二个，汤方辨证理论上被忽视，而实际上是被广泛运用的一种辨证方法。实际我们大家在临床中，无论年轻大夫还是有经验的老大夫，都在临床中使用这种辨证方法。但是在理论上，在诊断学讲义上都没有提到这么一种辨证方法。1981 年，沈自尹大夫在《上海中医药杂志》的一篇文章里面提出来汤方辨证的这么一个概念。1987 年，我在《山东中医药学报》上发表一篇文章，就是"从方法论的角度看汤方辨证"。之后我一直思考这个问题。最后，1999 年我写成了《汤方辨证及临床》这么一本书，以后相当长的一段时间，提到方证的人还是很少。一直到今年的 6、7 月份，在《中国中医药报》上相关学者开始大量的研究、探讨方证在临床中的应用。今年可以说是研究方证比较多的一年。第三个，汤方辨证的思辨过程符合一般辨证的特点。每一种辨证方法都以中医基本理论为基础，又有一定的学术思想作为指导，而形成的一种辨证方法。而汤方辨证也符合这个特点，按照中医的基本理论，而且在一定的学术思想指导下形成的这么一种辨证方法。第四个，加强汤方辨证的研究有利于对"证"进行多学科的研究。中医的现代化一直仁者见仁，智者见智，从不同的角度、不同的方面去进行研究，但是在目前还没有大的突破。大家认为"证"是中医看病基本的一个概念。如果能把"证"的机理搞清楚，中医的一些基本理论也应该迎刃而解。而研究"证"，好多以方设证，从已知药物的作用来研究"证"的基本机理，从这个角度进行研究。所以如果对汤方辨证研究有一个突破的话，也会有助于对"证"研究的突破，有利于中医现代化的研究。第五个，为什么叫"汤方辨证"呢？"汤方辨证"现在一般人叫"方证"。因为根据《伤寒论》的基本阐述，有大量的某某证，如柴胡证、桂枝证、某某汤证。比如《伤寒论》第 34 条（葛根芩连汤证）："太阳病，桂枝证，医反下之，利遂不止……"149 条："伤寒五六日，呕而发热者，柴胡汤证具，而以他药下之，柴胡证仍在者，复与柴胡汤……"像这样的条文不少。张仲景原来就叫作什么证，所以当时叫的名字就叫做汤方辨证。实际上现在又把它称作"方证"。

　　虽然汤方辨证是这些年才提出来的，实际已经被历代医家所应用。在东汉早期，在《五十二病方》和《黄帝内经》的成书时期，人们已经有了汤方辨证的应用，那时候汤方辨证的萌芽时期已经形成。在《五十二病方》里面有一篇"治疽病"，其中一条曰："睢（疽）病，冶白莶（蔹）、黄蓍（芪）、芍乐（药）、桂、姜、椒、朱（茱）臾（萸），凡七物。骨睢（疽）倍白莶（蔹），〔肉〕睢（疽）（倍）黄蓍（芪），肾睢（疽）倍芍药，其余各一。并以三指大最（撮）一入杯酒中，日五六饮之……"这不单单提出来对"疽"的基本用药，而且知道什么样的疽应该加哪样药，哪些药应该成倍用，它具体的用法都有了。实际上这已经存在着辨证思想，已经存在着汤方辨证的思维。另外在《素问·病能论》里记载："帝曰：有病怒狂者，此病安生？岐伯曰：生于阳也。帝曰：阳何以使人狂？岐伯曰：阳气者，因暴折而难决，故善怒也，病名曰阳厥。……帝曰：治之奈何？岐伯曰：……使之服以生铁络为饮，夫生铁络者，下气疾也。"这条同样也可以看出来在《内经》时代，人们已经对一些疾病有了固定的看法，而且他知道这个病是因为什么而来的，由什么原因导致了阳厥，阳盛为什么可引起厥，什么方剂来治疗，用这个药的原因又是什么，已经包括理法方药在里面。虽然在这个时期还没有形成完整的汤方辨证的内容，但是实际上已经萌发了汤方辨证的概念和用法。张仲景在《伤寒杂病论》首先提出"汤证"的概念，而且使汤方辨证趋于成熟和完善。可以说张仲景开了汤方辨证的先河。

《伤寒论》396 条内，其中有 261 条论述汤方辨证的内容，而且在汤方辨证论述里面可以说有汤证的应用，而且往往用多条条文来阐述一个汤证的应用。直到现在我们仍然在应用《伤寒论》里关于汤方辨证的内容，可以看出它的影响之深广。到汉唐以后，各种方书越来越多，包括《千金方》《肘后方》《圣济总录》，里面都有这样一个写作的模式：先提出方名，然后在方名的后面提出它的病证，最后才提出它的方剂组成和煎服法。这是一个典型的汤方辨证的模式，这种写作方法一直沿用到明清时期。我们简单回顾一下汤方辨证的形成过程，下面我要和大家一起讨论汤方辨证的临床思维。

我们说学习中医，不单单要学中医的一招一式，不单单要学习它的治疗方法，更主要的是要学习中医的思维方法。而且我们在和老大夫学习的时候，也要学习老大夫的临床思维方法。只有掌握他的思维方法，才算是真正继承了老大夫的临床经验。什么病用什么方剂，这个应该继承，但这不是真正的继承。真正的继承应该是学习他的思维方法。中医与西医最大的区别在于思维方法不一样。如果我们记住了中医一个一个的方剂，但是又用西医的思维方法去运用这些方剂，同样也不能把中医继承下来。汤方辨证的思维方法有哪些：第一个，直接思维。直接思维是汤方辨证最常见的思维形式，又叫做"顿悟"。就是在临床中看到一个病人的舌脉症状，就马上想到某个汤证，马上去运用。这是没有经过严格的逻辑分析而直接在脑中形成的概念，这就叫做"顿悟"。"直接思维"是西方哲学的一个名词，而"顿悟"是佛学的一个名词。中国的佛学分为南宗和北宗，南宗主张顿悟，所以学佛学不需要去念经、打坐，人人自有佛性，只要顿悟就可以了解佛学的真谛；而北宗强调学佛学必须严格的念经、打坐，长期修炼。直接思维就是"顿悟"，每个人在生活中经常出现"顿悟"的情况，一见到一件事情，马上就联想到另一个问题，马上就对这个问题有一个决断，因为他在脑子里长期积累各种各样的信息，这个信息促使他看到某个现象后，就能够做出一个决断。这个直接思维是在汤方辨证里面是最常见的一种形式。越是有经验的大夫，越是临床实践多的大夫，越是中医基础扎实的大夫，他直接思维的出现率就越高。他见了病人，不再去冥思苦想，一个一个去分析，是寒、热、表、里？而是马上想到小柴胡汤证、半夏泻心汤证。所以他的临床处理能力比较快。我看到一位北京的专家在我们那里坐诊，他一个上午4个小时看六七十个病人，你算一算一个病人下来几分钟？还要摸脉，还要问病人，所以留给他考虑的时间太少，如果没有很强功底的话，是做不到这一点的，这是直接思维。再一个，不少人说直接思维强调灵感，强调灵感就是迷信。我们说直接思维不是迷信，而是实实在在存在的一件事情。只是基本功越扎实，临床经验越多，直接思维出现的机会就越多。刚刚学几天中医就想要直接思维，那就是胡猜乱想，那就不叫直接思维。

第二个形式是专病专方，或专证专方，或专病专药等。这是汤方辨证的另一种形式。我们刚才提了一下，《金匮要略》里有治黄的方剂、有治利的方剂、有治哕的方剂……这些方剂到现在应用几千年，仍然有效。它就是针对这个病证而来的。只要诊断是这个病，就能用这个方剂，而且有效。这是中医长期临床经验所形成的。专病专方是辨证论治深入发展的一种结果，是更加成熟的一种标志。我们刚才提到了赵锡武所说的："治病所用方剂，有已经成熟者，有尚未成熟者。成熟者专病专方，未成熟者一病多方。"这是第二种形式。

第三种形式，是将病证在同类方剂中寻求对应。这个形式还包括两种情况：一种情况就是在所看到的病证中，从某一类方剂里面寻求对应，然后同类方剂再进行辨析。另外一种情况，在一般的辨证方法中，无论是八纲辨证、脏腑辨证，或六经辨证，最后都要看用什么方剂，用什么药，都要走到这一步。是不是你辨证完了以后，立了法以后，还要考虑用哪个方剂合适？是不是这个时候还要进行辨析呢？所以这个过程也是汤方辨证的另外一种形式。辨证论治一般理解成辨证和论治两个层次。第一个层次，找出病证。第二个层次，立法、处方、用药。可是实际上，论治这个过程也是思辨的第二个层次，也是分析、考虑、辨证的过程。可以说，辨证是第一层次对病症的分析，而论治是对病症的第二层次，同样也属于辨证的过程。汤方辨证的思维模式分为三种：第一种是直接顿悟的形式；第二种是专病专证，或者专病专方、专病症专方药；第三种是在同类方剂中形成对应，这里面又包含两种形式。就是说，一般的辨证方法中间就包含着汤方辨证的内容。刚才我提出来汤方辨证概念的时候，有人说汤方辨证不就是方症对应吗？我们说汤方辨证和方症对应不是一个概念。在这里首先应明确：汤方辨证辨的"证"是言字旁的"证"，而方症对应的"症"是病字旁的"症"。"汤方辨证"是以理法为根据的，理法方药具备的、成熟的方剂和病证之间的一个辨析过程。而方症对应是一个简单的症状和方剂之间的对应，所以两者不一样，它们是不同层次的辨析方法。方症对应不讲理法，而讲究这个方剂治什么病。这个方剂不见得有治法、理论根据。像《验方新编》里大量存在这样的方剂，方剂的效果挺好，但它不是成熟的方剂，就是一个验方、单方。而我们所说的汤方辨证一定是比较成熟的方剂，就是像《伤寒》、《金匮》里面的方剂，也包括后世成熟的时方，这些经过千锤百炼的方剂，比如归脾汤、逍遥散……因为它们含有完整的理法概念，所以也属于汤方辨证的范围。日本人也非常喜欢用张仲景的方剂，有人统计，在日本人所用的方剂里有51%是张仲景的原方。你说他们用汤方是成熟的方剂，但是我说他们同样也不属于汤方辨证。因为他们把张仲景的方剂移植过去以后，不再讲究理法，就说这个病是什么病症，不再讲究中医的病机，只说方剂和症候群之间的关系，所以这同样也不算汤方辨证的内容。我们说汤方辨证是汤证和病证之间的对应。汤证本身包含了病因、病性、病机概念的辨识，也包含了病位和病机的鉴别。它是一个方证的集合，汤证的症状之间存在一个有机的联系，是在同一种病因下形成的，而不是简单的症状堆积。汤方不是同效的药物相加，而是非常复杂的集合，讲究组方的原则，所谓君臣佐使，所以汤方辨证和方症对应完全是两个不同的概念。症状就是病人的直接表现，或者几个症状相加的一些综合征，和我们讲的"证"完全不是一个概念，那么你说汤方辨证和其他的辨证方法之间有什么样的关系？我们从辨证方法的源流来讲，各种辨证方法都是由汤方辨证进行归纳总结的；就如从蛋和鸡来讲，先有蛋还是先有鸡？先有汤方辨证还是先有八纲辨证、六经辨证呢？我们说应该先有汤方辨证，汤方辨证的运用时间长了，人们认为单纯使用汤方辨证不能够完全解释疾病变化的过程，不能够完全适用于临床需要，这才总结出脏腑辨证、八纲辨证、六经辨证、卫气营血辨证……从源流来讲，汤方辨证是源，各种辨证方法是流。那么各种辨证方法虽然都有不同的框架，但是它都不能离开汤方辨证内容，我们刚才说辨证完了最后还要落脚到什么呢？落脚到"论治"，还要落脚到方证的辨证过程。所以说每种辨证方法都不能够脱离汤方辨证而独立存在，可以认为汤方辨证是融合在每一种辨证方法之中，这是第二层意思。从源流来讲，汤方辨证是源，各种辨证方法是流。汤方辨证融合在每一种辨证方法之中，每种辨证方法都有汤方辨证的内容。但是汤方辨证又是一个独立存在的方法，就像我们刚才说的各种思维方法、专病专方的方法，这些都是独立存在的一个辨证，如果从思维发展程序来讲，可以说汤方辨证是各种辨证方法的升华和再提高。因为只有具备相当经验和相当理论基础的人才能够进行汤方辨证，只有把各种辨证方法运用成熟了以后才具有汤方辨证的能力。所以说它是各种辨证方法的发展升华。这是第一个大问题，我们简单介绍了一下汤方辨证的基本概念。

然后我们再来共同学习汤方辨证在《伤寒论》中的价值。我们说汤方辨证是仲景总结汉以前的汤方，在临床运用的基础上写成的。《伤寒论》对汤方辨证的形成起着承前启后的作用，我们看到在张仲景所写的《伤寒论》里面，有好多的内容和《五十二病方》有相类似的地方。比如《五十二病方》就用了 11 条、7 个方子来论述痉病的治疗。"痉湿暍病"的"痉"，它的治疗方法有内治的方法，有外治的方法。在《伤寒论》里也有同样的文字论述了"痉"的治疗方法，治疗方法包含《五十二病方》所说的那些治疗方法，而且治疗的基本方法是发汗。我们可以推想，张仲景在《伤寒论》写作的过程中应该参考了《五十二病方》的内容，因为《五十二病方》成书的年代要比《伤寒论》早 300 年。公元前 158 年到张仲景写《伤寒论》差不多 300 年的时间，张仲景在写《伤寒论》的过程中参考了《五十二病方》的内容，这点应该是肯定的。在张仲景的书里，他也说在写作《伤寒论》的时候参阅了大量前人的医学著作,《汉书》是记载公元前38年到公元158年汉朝的一些事情,在这里有个《汉书·艺文志》,《汉书·艺文志》里提到了那个时候存在的医书,有易经家7家,经方家11家……11家里有个叫做"汤液经法",在后人研究《伤寒论》里,就说《伤寒论》其实是参阅了汤液经法的一些基本内容。汤液经法里有好多方子和《伤寒论》有相类似的地方,比如汤液经法里面有大阳旦汤、小阳旦汤、大阴旦汤、小阴旦汤。大阳旦汤和《伤寒论》里的黄芪建中加人参汤的组成是完全一致的,而小阳旦汤就是桂枝汤,小阴旦汤是黄芩加生姜汤,大阴旦汤是小柴胡加芍药汤。所以说张仲景在写《伤寒论》时,参阅了汉代以前的各种医学著作,这在张仲景的序里写得明明白白。

第二个,我们说六经辨证是《伤寒论》的基本框架,汤方辨证才是它的基本内容。这个我们已经反复提了多次,在397条原文中,有261条属于汤方辨证内容,如果《伤寒论》除去了汤方辨证的内容,就不会具有现在的价值。在这里面,我们说六经辨证是从阴阳胜复的高度来概括外感病的全过程,从阴阳胜复的角度把外感疾病的发展和变化分为太阳、少阳、阳明、少阴、厥阴。可以说是外感热病六个不同的发展阶段,或者说六个不同的病证,它是从阴阳胜复的高度来进行概括的。但是它只属于疾病阴阳属性的划定,属于第一个成熟的辨析,是抽象的概括。如果我们单纯用六经来分证,而没有其他一个一个的汤证,那么我们在临床中也就没办法去治病了,《伤寒论》也就没有现在的价值。汤方辨证是六经辨证的具体内容,是以方证对应的形式来辨识疾病各个阶段的病理变化。它是条分缕析,从细微的地方来进一步辨识疾病的。事实上,六经辨证可以说是纲,而汤方辨证可以说是目,没有六经辨证就没有纲举目张的情况。而没有汤方辨证,六经辨证便失去了它的具体内容。

我们说张仲景是继承了前人汤方辨证的内容并加以归纳总结,从而写成了《伤寒论》,在《伤寒论》里面汤方辨证的内容已经相当成熟,而且表现形式是多种多样的。一般他是先提出病症,然后再提出治法,这是最一般的描述方法,比如161条:"伤寒发汗,若吐若下,解后,心下痞硬,噫气不除者,旋覆代赭石汤主之。"大量条文是以这样的形式写成的,先描述症状,然后再提出来治疗方法,这是一种形式;还有就是先提出汤证的机理,然后再描述症状,最后再提出治疗方法,比如41条:"伤寒心下有水气，咳而微喘，发热不渴。服汤已，渴者，此寒去欲解也，小青龙汤主之。"这里面先提出它的病机是什么？是心下有水气，然后再描述症状，然后再提出治疗方法，这是一种形式。第三个形式是指出方证的适应证，同时指出方证的禁忌证，而且提出误治的辨证，比如38条："太阳中风，脉浮紧，发热，恶寒，身疼痛，不汗出而烦躁者，大青龙汤主之；若脉微弱，汗出恶风者，不可服之。服之则厥逆、筋惕肉瞤，此为逆也。"大青龙汤方，张仲景不单单提出它的适应证，而且还提出来它的禁忌证，同时还提出来误治之后会出现哪些变化，张仲景对汤证内容的描述相当全面。第四个形式，以叙述汤证误治辨证为主，并指出误治的原因、治法。在《伤寒论》里，有108条都是记述误治方面的内容，以误治的形式写出来，怎么出现了误治，应该怎么治疗……这其实是张仲景在提示我们从另一个角度采取辨证治疗方法。比如17条："若酒客病，不可与桂枝汤，得之则呕，以酒客不喜甘故也。"像这样的条文有108条，指出来误治以后会出现哪一种变化，他从另外的角度来说这个方子的适应证是什么，禁忌证是什么。

　　《伤寒论》不单单表述形式是多种多样的，而且其中的治法也有很强的针对性。比如在《伤寒论》里，有大量的什么方"主之"，什么方"与之"，什么方"可与"……他描述得非常细致。有的只要是这个证，你就放心去用，它就是"主之"，"桂枝汤主之"，桂枝汤包治，不用怀疑。"与桂枝汤"，这有点商量考虑的意思，另外还有一个"可与桂枝汤"，这有另外一层意思了，他用不同的表述方式来阐述方证的不同使用状况。

　　我们说完了这些，再进一步说说《伤寒论》里汤方辨证的辨析方法。学习《伤寒论》的时候，老师一定讲过，在使用汤方辨证的时候，《伤寒论》里提到的方法有以下几点：第一个是抓主症，病症有主症，汤证也有主症，就从主症入手，寻求病证和汤证的对应是汤方辨证的主要方法。主症指的是主要脉证，是基本病理变化的一个反应，在《伤寒论》条文里，我们常常看到以"什么者"这种形式出现，比如38条："太阳中风，脉浮紧，发热，恶寒，身疼痛，不汗出而烦躁者……"这里提出大青龙汤证的主症就在于"不汗出"，拿这点和桂枝汤证相鉴别。桂枝汤是有汗出的，而大青龙汤是不汗出的，通过比较的方法来阐明方子的主症。主症一般是病证里面主要的表现，但是同时又能够反映病机的症状，这才叫做"主症"，并不是所有的症状都叫做"主症"。《伤寒论》101 条："柴胡证，但见一症便是，不必悉俱……""一症"常常指的是主症，这个主症一定能够反映出来它的主要病机变化才行，而不是一般的症状，必须有特异性的症状才能叫做"主症"。抓主症是寻求疾病本质病理变化的基本方法，是一个汤证区别于另外一个汤证的主要临床指征。抓主症要求能够熟练掌握足够的汤证，也就是说在你脑子里，至少有相当多的方证，知道每个方证的组成，知道它的基本病机，知道它的主要症状，不然的话不可能进行汤方辨证，要熟练掌握足够的汤证，这是第一点。要芟繁就简，抓准病证的主症，病人的表现常常是复杂的，而且病人的叙述常常是繁冗的，你要从病人所说的那些症状中找出哪些是主症，哪些是非主要的症状，比较难。还有我们在临床看病也常常碰到农村的病人，来了以后他常常先试一试，看你这个大夫号脉准不准，什么都不说，那么也肯定搞不好。主症是必须能代表疾病本质的、反应主要病机的那一个症状。

第二个叫"不必悉俱"。我们刚才讲的 101 条"……但见一证便是，不必悉俱。"这个不单单指的是柴胡证，几乎所有的病证、所有的方证都应该是这样的，这是张仲景在《伤寒论》里一个具有普遍意义的辨证原则。但是"一证"必定是代表病证病机的脉证，并不是随便的"一证"，只有所谓的"柴胡八证"，"麻黄八证"，"陷胸三证"才是具备代表性的，能够反应病机的脉证，而不是随便拿来一个症状我们就可以"但见一证便是，不必悉具"。方证一般表现的证候是多种多样的，在每一个方证里面他提出来的主症往往不是一个两个，有的是几个，我们在辨证的时候不能够要求这个病人所有方证的症状全部出现，你才认定他是某一个汤证，这是对上一句话的诠释，你只要抓住一两个能够代表病机的病症就能行，如果要求每一个症状都具备的话就等于作茧自缚。

第三个叫"识病机"，这个可以说是更重要的一点，每一个汤证都有它特定的病机，汤证的病机不单单反应了该方剂的理法所在，也反映了汤方发生的机理，也就是病机所在，所以汤证的病机是一个汤证区别于另外一个汤证的实质所在。上午梅国强教授四逆散用到那么多的病证，这些并不是伤寒论 318 条所说的那个四逆散证，关键就是他抓住了四逆散证的病机所在，抓住了肝郁气滞、肝郁脾虚的病机所在，他才能够应用到那么多的病证。对病机的识别不仅在脉证相疑时要抓住病机，鉴别病证，更主要的是你要根据汤证病机扩大汤方的使用范围。我们现在之所以提倡经方的应用，并不是要固守《伤寒论》给我们提出的概念，而是要在掌握病机基础上扩大使用，来治疗更多的病种，这样适用范围才会更广，才更能够体现经方在临床中的作用。

第四个叫"辨兼证，识变化"。在临床中有的情况主症是相同的，这个时候就要分析它的次要症状以及兼见症状来完成对汤证的辨析。有的主症可以是完全一样的，但是它又有不完全一样的兼症，这不完全一样的兼症就体现了一个汤证与另外一个汤证的区别，这个时候就要从兼症入手，来辨别一个汤证和另外一个汤证的区别。

第五个就是"辨误治，识禁忌"。各个汤方的禁忌证和它的适应证一样，是汤证之间的辨识要点，掌握了禁忌证也就能够使我们应用汤方辨证更加准确，能够更加适应临床的实际要求。前面概括地给大家介绍了汤方辨证的基本内容。下面想举个例子来说明汤方辨证的具体应用。

二、汤证辨析例举

我选了一个方——四逆散。这个四逆散上午梅老已经讲了不少了，所以梅老已经讲过的在这里我也不想再啰嗦了，我们说要了解某一个汤证的辨析，就必须要了解某一个汤证的病机，要了解某一个汤证的病机，就要了解张仲景在原文中是怎样论述的。张仲景在《伤寒论》318 条里提出来四逆散，由于他前面有"少阴病" 3 个字，所以给后人的理解带来很多不同辨证机制的看法，有的人认为这一条就是描述的少阴病，有的人提出这不是少阴病，现在大多数人的观点就像梅老上午所说的那样，它并不是少阴病的原文，而是为了和少阴病相鉴别。在《伤寒论》里提到某某病一般有这么三个情况：第一个就是提纲证，为某某病的发生和它可能出现的基本症状，就是《伤寒论》里六经症状的提纲证，都是以这种形式写出来的。第二个，这个条文里所提出的病证是由某一个病证演变而来的。第三个是与某某病相似，需要鉴别，318 条"少阴病"，实际上就是第三个情况，因为 318 条描述的症状有"四逆"这个症状，所以应该和少阴病的四肢厥逆相鉴别，所以他写出来少阴病，关于这一条的病机，我这里就不想解释太多，因为梅老师上午已经说过相关内容，我们说四逆散里的枳实，其实枳实、枳壳在六朝以前是不分的，《伤寒论》里所说的枳实准确说是枳壳。

关于剂量问题，沈括在《梦溪笔谈》里有相关的论述，我们说除了《伤寒论》里所用的衡器来称量一些药物之外，还有一部分药物是以个数来计算的，比如杏仁 70 枚，关于汉代的剂量和现在剂量的换算问题，学者们一直有不同的看法，我们现在教材里大部分写的是汉代的 1 两相当于现代的 3g，我认为这种换算法是不符合张仲景原剂量的本意的，为什么这样说？汉代的度量衡和现在有变化，那个时候一两是多少，这个要换算，可是那个时候有些药按个数，不应该换算，那个时候说的杏仁 70 枚，就是杏仁 70 枚，而不应该汉代的 70 枚就相当于现代的 12 枚吧？不会是这样吧！如果按照那个换算方法，就出现一个问题，换算出来的量和这个 70 枚的杏仁在一起配伍的时候，杏仁的量就会远大于其他药的量，这也就是说那个换算的方法是不准确的。1983 年，我做了这样一个工作，我找出来 24 味药，就把它一个一个称量，称量以后就换算，发现教材上的量和称出来的量不符，换算出的量不成比例，从这里就可以得出一个结论，我认为上海柯雪帆教授提出的 15.625g 相当于汉代的一两是比较符合实际的，用这样的换算方法，我们把杏仁称下来的量完全成比例。

四逆散证的病机是气机不畅，阳郁不舒，因为肝胃气滞失常是本证的基本病机，所以肝气郁结，气机不畅，阳气必郁，"阴阳气不相顺接"，不能达于四末，而造成四末不温，由于气机逆乱，所以出现好多"或然证"。我们从 318 条和后人对它的一些理解和运用把四逆散的汤证归纳为下面几个方面：它的主症是什么？"手足不温"。原文在 318 条首先提到的"少阴病，四逆"；还可见胸胁满闷、疼痛，腹中痛；还有泻利下重，这是根据前人对这条的理解而把其列为四逆散的主症。它的副症有哪些？就是咳，悸，小便不利，精神抑郁，精神不振，脘腹疼痛，乳房作胀，月经不调，心烦易怒。它的舌脉应该是舌红脉弦。四逆散腹痛有个特点，肚子疼必然连及两胁，或者是两侧少腹疼痛连到两胁，疼痛都是胀痛，或者痉挛性疼痛。我们为了便于汤证的辨识应用，所以就提出来那几个主症和副症。它的诊断要点，第一个应该具备主症；第二个具备主症中的一项，和典型的舌和脉；第三个具备副症中的前两组之一，再加主症的一项和典型的舌脉；第四个是副症中的后一组加典型的舌脉。这是我们为了便于方证在临床中应用，设计出来的一些诊断要点。其实在具体应用的时候，主要在于掌握它的病机。因为好多人认为四逆散没有主症，它多见的是或然症，主症也是后人根据应用提出来的一些见解。四逆散对于阴寒内盛，阳气衰微的寒厥证是禁用的；还有热邪内伏，阳气不能透达之热邪侵扰也不能用。比如说350条白虎汤证："伤寒脉滑而厥者，里有热也，白虎汤主之。"就是因为热邪壅盛于内，无法透达于外，形成手足不温的现象，这样的热厥也不能用。

下面讲汤证辨疑，第一个需要区别的是四逆汤证和四逆散证。这也就是少阴病和318条之四逆散证相鉴别。两个都有"四末不温"这个症状，但是四逆汤证是因为阴寒内盛，阳气衰微形成的，必然有手冷、足冷过膝，畏寒，蜷卧，呕利不渴，舌淡苔白滑，脉沉微欲绝等表现，治疗方法应该是回阳救逆；而四逆散证呢，由于它气机不畅，所以手脚虽冷，但是不太厉害，不会出现手冷、足冷过膝的情况，舌不淡反而是红的，治疗方法应该是宣郁达滞，两个方证从这里区分开来。同样叫"四逆"，一个叫"四逆汤"，一个叫"四逆散"，适用范围完全不一样。还有一个是四逆散和当归四逆汤的鉴别。当归四逆汤和四逆散也有四末不温的表现，但是当归四逆汤是血虚寒凝所引起的，其临床表现有面色不华，舌淡脉虚，有血虚的表现；而四逆散证是气机不疏，阳郁不达所形成的，它的主症是胸胁胀满，脘腹疼痛，泄利下重，脉弦。当归四逆汤证的治疗方法是温经散寒，养血通脉；四逆散证治法则是宣郁达滞。还有就是白虎汤证和四逆散证，这是区别热厥和阳郁之厥的。白虎汤证有手足逆冷，这属于热厥，所以出现手足逆冷。四逆散证也有手足逆冷，但是白虎汤是由于邪热内伏，阳气不达所形成的手足厥冷，必然见胸腹灼热，恶寒，烦躁，口渴，便秘，舌红，苔黄，脉数，这是热厥。而四逆散证是气机郁滞，阳气不达，所以胸胁脘腹胀满疼痛，泄利下重，脉弦。四版教材把四逆散证的适应证写成是阳厥或热厥，我认为这样的提法是错误的，因为所谓的"热厥"应该是白虎汤证的"热深厥亦深"，热邪内伏，阳气不达的"厥证"，而不是四逆散的气机郁闭所形成的热厥。还有柴胡疏肝散，柴胡疏肝散实际上是四逆散的加减方，柴胡疏肝散和四逆散都有胸胁疼痛，但是四逆散疼痛时，是以脘腹胀满，泄利下重为主的，虽然有胸胁疼痛，但大都是胀满，或者是游走不定；而柴胡疏肝散的疼痛一般有定处，疼胀兼剧，而且舌质比较瘀暗，或者有瘀点、瘀斑，脉比较沉涩。因为柴胡疏肝散不单有肝郁气滞，还有血瘀，所以柴胡疏肝散证是以疏肝行气、活血止痛为主，而四逆散是宣郁达滞，两个又不一样。在疏肝解郁的方剂里还有一个逍遥散，它和四逆散都有胸胁胀满、疼痛的症状，但逍遥散是肝郁血虚，而四逆散证单纯是肝郁气滞，逍遥散应该有神疲、食少、头晕目眩、月经不调、脉弦而虚的症状，而四逆散证里面就有中脘痞满、嗳气、叹息、脘腹痉挛疼痛、脉弦。两个在治法上也有区别，逍遥散治法是疏肝解郁，健脾和营，而四逆散治法就是单纯疏肝解郁。

我们说一说四逆散的具体临床运用，关于四逆散，你如果在网上查一下，相关条文就有 12 万多条，可见人们对四逆散非常关注，也就是说它的运用范围比较广泛，有人统计过四逆散所治的病症多达 96 种，有 96 个病名都可以用四逆散来治疗，而且报道成功率很高，它涉及内、外、妇、儿、五官各个科，我们说在临床中四逆散主要用于肝郁气滞、肝脾失调所引起的多种病症，一般临床表现以四肢不温、心胸烦热、胸腹胀满疼痛、厌食为主症，舌红苔薄黄，或者脉弦为辨证要点。四逆散临床运用的病机必须具备肝郁气滞，气机不畅的表现，如果有相应的病机，而没有相应的症状，也可以考虑使用。梅老师上午提到了，他使用的那些病症没有一条与 318 条所叙述症状相符，但是用了以后都有很好的疗效，关键在于它有相同的病机。

我在临床运用的时候，把另外一个表现也作为我运用四逆散的标准，那就是经络循行路线，这也可以作为辨证的依据。因为四逆散是疏肝解郁行气，宣郁达滞的，所以凡是肝经循行的会阴部、少阴部，或者胆经循行的耳前、耳后和胸胁，这些部位所出现的症状都考虑使用四逆散，往往这些症状看上去和四逆散没有什么明显的关系，但是其症状的表现恰恰是肝经、胆经的循行路线，所以我用这个方子取得比较好的效果。在临床运用时，一般多加香附、郁金、川楝子、延胡索，以增加其疏肝理气的作用；胃脘痛吐酸的时候可以加左金丸；如果食滞脘腹而疼痛者，加山楂、内金、麦芽等；肋间神经痛可以加香附、郁金、延胡；如果兼夹瘀血，加当归、川芎、丹参和失笑散；如果见发黄，考虑加茵陈、金钱草；胆囊炎、胆结石可以加金钱草、内金、郁金、川楝子、延胡索、茵陈、大黄等。

下面介绍一下我在临床应用四逆散的一些经验。我在临床运用四逆散治疗过胆囊术后综合征，这胆囊术后综合征的患者经常出现一些胃肠道症状，就是消化不好，大便不通畅，或泄泻等表现，还有一些患者表现比较剧烈，就是做手术以后反而比原来没做手术还要疼痛，我所知的这10几个病人全部都是这样。有一个病人因为胆囊结石做的手术，手术以后反而疼得更厉害，在床上打滚，外科大夫没办法，只能打止疼针，而且一做B超，在做手术的那个胆囊部位又出现一个5cm直径大的液性暗区。这刚做完手术，怎么办，再次开腹？最后他说还是用中药试试吧！我当时就用了四逆散，重用白芍，我记得当时用到30g，而且用上蜂蜜、茵陈和大黄，这样用了2剂以后，他疼痛就完全缓解了，一共吃了5付药，然后再去做B超，发现那个液性暗区不见了，最后西医分析的结果是什么呢？是由于胆汁黏稠，因为胆管比较狭窄，黏稠的胆汁从胆管出去，形成了胆管高张力，出现了痉挛疼痛。这个病人当时做手术的时候30多岁。还有一个60多岁的老太太，也是做完胆囊手术以后出现剧烈疼痛，每天靠打止痛针来维持，最后害怕有什么问题，做CT，做各种检查，结果都没问题，但是就是这个疼痛缓解不了。我同样还用四逆散，还是四逆散重用白芍，加蜂蜜，这个病人大便不秘结，所以没有用大黄。四逆散里面不见得一定要加川楝子、延胡索……重用四逆散里的白芍效果就很好，很快就缓解了疼痛。因为我们那个中西医院的外科大夫只要遇到这类问题就来找我，所以像这样的病例我看过10来例，而且每个病人都是吃了几付药后就症状缓解，这是胆囊术后综合征。不过四逆散对胆道结石效果一般不太理想，尤其是胆结石比较大的时候，一般排石的效果不太好。还有对充满性、胆囊泥沙状结石的治疗，效果也不好。因为结石的排出是需要胆囊收缩的，需要胆汁把这些结石冲出来，如果胆囊完全没有胆汁的话，它就没办法冲击这些石头，而且充满性的胆结石使得胆囊已经没有收缩力了，它也不好冲出来。用四逆散治疗尿路结石效果非常明显，需要四逆散加上"三金"，就是金钱草、鸡内金、海金沙，这方面的报道有很多。在肾绞痛的时候，我经常用四逆散加"三金"、石韦、车前子这些药物，因为肾绞痛有剧烈的少腹部和腰部的疼痛，从病位和症状表现上来说都符合四逆散的适用范围，这时候我用四逆散来治疗。但是也有几种情况不能使用：第一个是结石个大，结石如果超过0.7mm，大家不要贸然排石，因为输尿管的粗细最多也就0.5mm，同时它的解剖形态还有3个狭窄部位，如果刚好在排的过程中卡到这3个生理狭窄，病人就会疼得要死要活，不但排不出来，还会给病人带来痛苦，这个时候应该先碎石，然后再排石；另外一个是在肾中的结石，肾分为上极、中极和下极，一般在上极和中极的时候好排，但是在下极时不好排，我们一般用加大病人尿量的方法把结石冲出来，结石在下极或者是胆固醇结石、色素结石就会比较沉，一般漂不起来，也不好排。那么在什么情况下用呢？肾绞痛的时候用四逆散加金钱草、冬葵子、鸡内金、海金沙、石韦这些方子，而且要多喝水多蹦跳，这个很容易排出来。最好叫病人在盆里小便，不要尿到厕所里去，否则不知道排出来没有，尿到盆里，结石一出来就"啪"一响，看见结石出来就不再喝药了。不然等你再做 B 超，看有没有结石影才停药，这样很浪费钱财。另外输尿管结石一定要注意查尿，要查小便里有没有潜血，有没有红细胞，如果有潜血又有肾绞痛，就用这个方。如果没有肾绞痛我们用什么方呢？用五苓散或者猪苓汤。在什么情况下用五苓散，在什么情况下用猪苓汤？就是在尿里没有潜血的时候，我们用五苓散加排石药；如果有潜血，就用猪苓汤加排石药，这样就更有针对性。因为结石不一定都是圆圆的，有好多色素性结石都带有毛刺，它们很容易把肾组织或输尿管组织的小血管刺破引起出血，在这种情况下，就不能用五苓散，因为五苓散里有桂枝，容易促进它出血，不利于排石，所以不用五苓散，只用猪苓汤。

用四逆散配合天台乌药散，治疗疝气和妇科盆腔疾患所引起的少腹疼痛也很有疗效。有一个 70 多岁陈旧心梗的老头，而且还有脑梗死后遗症，他又得了嵌顿疝，右少腹部疝气卡到那里，回不去了。当时局部皮肤已经变色，发青而且瘀血，当时我不敢治这个病人，像这样的情况还是先让外科大夫看看吧，但是这个病人说："我都 70 多岁了，快 80 岁了，还得过心肌梗死，还有脑梗死后遗症，如果再做一次手术，怕受不了啊！"到外科肯定要做手术，病人不愿意做手术，那我就试试看吧，因为当时的医患矛盾还不像现在这么尖锐。当时我就大胆的用了四逆散加上天台乌药散，我还告诉他要把药渣趁热包起来，敷到嵌顿疝这个地方，结果用药后过了几个小时，热敷的药渣就起到了作用，慢慢的这个疝就恢复上去了，最后这个病人免除了一场大手术，这个病人后来又活了好多年。

对妇科的一些属于寒的盆腔炎症，注意一定是属于寒的，我们就可以用四逆散配合天台乌药散。之所以妇科的疾患也用四逆散，是因为四逆散运用方法的第三条，就是以经络循行所过的部位为根据的。经络循行在少腹部、两胁，所以我用这个方子。近两年我用这个方子配合痛泻要方来治疗肠易激综合征。肠易激综合征在60年代70年代叫做"过敏性结肠炎"，也叫做"非特异性结肠炎"。现在把名字改了，叫"肠易激综合征"，就是说病人常常说小肚子不舒服，经常大便稀溏或者便秘，有的时候肚子一疼就想大便，大便完了就缓解了。用四逆散和痛泻要方配合起来用往往取得比较明显的效果，而且药味不多，就7、8味药。好多人吃了以后，肚子疼也减轻了，大便也有改变。不过在这儿也要注意，如果是大便稀溏的就用炒白术，如果是大便秘结的就用生白术，不需要再加其他通便的药了，用生白术就行了，而且生白术的用量要大，因为肠易激综合征确实表现为便溏和便秘两种，我们所做的只需改动一味药，改一下炮制方法就可以。另外在临床中治疗消化系统的疾病，如果是以脘腹胀痛为主症，又兼有肝胃不和，我们就选用柴平煎加减；如果以脘腹疼痛，肝脾不调为主症就选用四逆散加减。柴平煎是小柴胡和平胃散两个合方。对于妇科的月经不调，月经先后不定期，经量或多或少，少腹疼痛，经前乳房胀痛，心烦，失眠……可以用这个方子加当归、川芎、香附、延胡索，一般在临床中比较有效。另外用这个方子治疗小儿腹痛性的癫痫也很好。有一次我那里来了一个8岁的小孩，肚子疼得了不得，疼得在床上打滚，可是疼过去以后一切如常，该吃该喝该玩，没事，可是他一会儿又疼起来了，又疼得不得了，做各种检查都找不到问题，前医按蛔虫来治、按肠痉挛来治效果都不好。用上解痉的药能缓解一时，可是总是解痉止痛毕竟不是办法，我还是用四逆散，重用柴胡，还用了大陷胸汤，又加川椒3g，就是花椒，加蜂蜜，吃了以后病人一下子就缓解了。因为现在都是独生子女，把孩子当宝贝，当时家属都来了，爷爷、奶奶、外公、外婆，都围着这孩子转，孩子不疼了，大家自然很高兴，以后也没有再发过。

四逆散的有关文献很多，实验室研究结果表明，这个方子能够解痉抗溃疡、镇静降体温、升血压抗休克、抗心律失常、增加心肌收缩力、增加心输出量、抗心肌缺氧、增加脑血流量，抗病毒等等……现在实验室的研究都证明了这个方子的作用是多方面的，所以从另外一个方面也可以解释为什么这个方适用范围这么广，但是不管怎么说，我们在使用这个方子的时候，一定要把握住它的病机。具有四逆散适应证的病机才能够使用这个方子，这样才能够收到良好的效果。

今天下午我占用大家一段时间给大家做这样一个汇报，里面肯定有很多错误，错误的地方希望大家提出来。谢谢大家！

【名师答疑】

问：您在治疗胆囊结石术后经常加蜂蜜，请问蜂蜜和药一起熬，还是后下？

答：药熬好了以后再把蜂蜜加进去，一般蜂蜜用到30g。这个蜂蜜大家注意一下，因为我们这个方是用来缓急止痛的，蜂蜜甘缓，和芍药配在一起可以起到缓解痉挛的作用，用的时候一定要用生蜂蜜，不要用熟蜂蜜。超市里卖的蜂蜜都是熟蜂蜜，红红亮亮的，都是熟蜂蜜。最近我看新闻，有媒体报道说现在假蜂蜜的做法，就是用糖稀化开，然后加色素，加香精，在一起勾兑出来的，那个蜂蜜千万不能用。超市里的蜂蜜都是经过加工的熟蜂蜜不是生蜂蜜。所以我们用的时候一般交代病人去养蜂那个地方找专卖店。另外加蜂蜜的时间也有讲究，要把药熬出来以后，放温了再加蜂蜜，不能熬出来马上就倒蜂蜜，这样就变成熟蜂蜜了，又起不到作用。等到药能服用的时候加蜂蜜，这个时候效果才好。但是另外一个情况，比如我们用黄芪建中汤，建中汤里不是有饴糖吗？饴糖就是麦芽糖，麦芽糖现在好多病人还不好找，怎么办呢？我们可以用蜂蜜来替代，这次是把药熬出来后，马上加蜂蜜进去，然后再到火上熬，因为建中汤是要补虚的，所以熬的时间要相对久一些，这些看似不起眼的事情一定要和病人解释清楚，否则就会在煎服法上出问题，影响疗效。

【名师介绍】

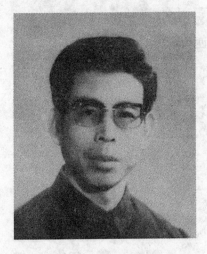

吕志杰，河北医科大学中医学院教授、主任医师、硕士研究生导师。中华中医药学会仲景学说分会委员、新世纪全国高等中医药院校五年制、七年制规划教材《金匮要略》编委。发表学术论文80余篇；主编与参编著作20余部。主要著作有《金匮杂病论治全书》、《金匮要略注释》、《张仲景方剂学》等书。

经方治疗肾病与相关病症验案讨论

河北医科大学　吕志杰

　　首先感谢这次经方班的主办人——李赛美教授。没有她盛情的邀请，我就不能站在这里和大家交流。听了以上几位教授的讲座，很受启发。接下来我要和大家谈谈对中医的理解和感悟。

　　辨证论治主要体现在四个方面：理、法、方、药。我们的研修班抓住了一个核心——方。方和其他三个方面是密切相关的。前面教授的讲解精彩绝伦，他们有的侧重理论，有的侧重临床，有的侧重研究，大家听了这么多精彩的讲座，现在对经方有没有一种提纲挈领、游刃有余的感觉呢？现在我就来谈谈我的体会，我认为用好经方，应该掌握三个要点或者说是三种境界：第一点就是"方证相对"，就是应用原方解除病痛。这个原则古人早就提出来了，唐代的孙思邈就有这方面的论述，更简要的就是《金匮要略方论》序中的一句话："以对方证对者，施之于人，其效若神。"什么意思呢？比如说病人的症状表现和《伤寒》、《金匮》的某一个条文正相符合，医生用条文中出现的原方便会取得神奇的疗效。其实这只是小学生的功夫，只是把条文背下来后对号入座。方证相对，"方"很好理解，那么"证"指的是什么呢？这个"证"有两方面的意思，一是代表"病症"，就是临床上病人表现出的病症特点，方子对这个病症产生了特殊的效果，专症专药，药到病除。二是代表"证候"，指的是疾病的病机。所以说"方证相对"既针对病症又针对病机，疗效自然是很好了。第二个要点就要高一个层次了，叫"随证加减，活用经方"。我们学《伤寒》、《金匮》的方子，就要搞清它的组方思路和用药规律。《伤寒论》有多少方子？113方，但是有一个方子是有方无名，实际是112方。《金匮要略》多少个方子？除去和《伤寒》重复的有140个。这200多个方子怎么学，有什么捷径可走？那就是抓主方。一个桂枝汤加加减减可以衍化成几十个方子，后世的加减变化就更多了，方是死的，可是病人是活的，主证相对，兼证不同，随证加减，疗效卓然。第三个特点也是最高境界，叫"善施古法，自创新方"。这也是很多名医的境界。后世的时方，有经方的根基，以经典为基础，都是古人在达到这种境界后，创立出的方子，他们通过大量的临床实践和理论的学习，总结出自身独到的经验。他们的理论依据就在四部经典。熟悉了仲景的法，就可以衍化出更多的方，像温病学中的承气汤，吴鞠通就创出八个，还有复脉汤，虽然名字变了，但还是不离《伤寒》的法。又比如著名的补阳还五汤，它是什么法？就是《伤寒》、《金匮》中建中汤的法，只不过是药物组成变了。

接下来我就要和大家一起探讨我们的专题——经方治疗肾病与相关病症验案讨论。可能大家认为就是几个病案，没什么好讲的，其实不然，晚清名人章太炎说过一句话："中医之成绩，医案最重。"医案是名医的临床经验，是他们独到见解的真实写照。特别是在座来自临床一线的医生，我们从古今医家的验案中，可以学到他们很多独到的见解。我们这次研修班是以肾病作为主题的，《内经》讲："人以天地之气生，四时之法成。"说明我们人和天地是一个整体，人体是一个整体，本身也是一个小天地，五脏六腑之间，五脏六腑和四肢百骸皮毛之间都是一个整体，所以肾和其他脏腑也是密切相关的。肾病诊治，大略应把握两个要点：一是肾病日久，累积他脏；二是他脏之病，久病及肾。要明确肾病之变，首先应明确肾的生理功能。肾左右各一，命门附焉，内藏元阴元阳，为水火之脏，其经脉络膀胱，互为表里，外应于腰，腰为肾之外腑。肾主藏精，为生殖发育之源；主藏志，志为精神活动的一部分；主水，司开合，维持体内水液代谢的正常；主纳气，为元气之根；主骨，生髓，通于脑，开窍于耳，其华在发等。上述肾的生理功能，如果用西医学来解释，其范围包括神经、内分泌、泌尿、呼吸及免疫等多系统、多器官的部分功能。这种"一脏多能"的生理特点，也就决定了其病理变化的多样性、复杂性。即使病理机制千变万化，但肾病为本者，必然有引起肾病的病因及肾的生理功能的病理证候。若他脏病为本，病久累及于肾者，必然有原发病的病因、证候，以及累及于肾的证候表现。不论是肾病为本，还是肾病为标，只要表现肾病证候，都应从整体观念出发，"观其脉证，知犯何逆，随证治之"。我虽然不是从事肾病研究的，但是也收集了我以往临床中的一些病例来和大家分享。

我要说三个病案，为了活跃现场的气氛，我们可以采取猜读的方式，就是把病案的病史，四诊摆在上面，大家来猜这个病案的理法方药，看看我们的思路是否相近，好不好？

一、发热 水肿 身𥔶动（狼疮性肾炎）

这是一个男性患者，26 岁，间断性发热，关节痛 5 年，伴有周身浮肿半年，加重 7 天。于 1980 年 5 月 3 日以"狼疮性肾炎"收入院。这是我当年做住院医师时候的一个病人，印象很深。狼疮本身就是一种很难根治的自身免疫性疾病，它又累及到肾，形成了狼疮性肾炎，住院半个多月后就出现发热复作，体温 39℃。当时是五一劳动节前后，河北地区已经到了穿单衣甚至是短袖的季节了。但是这个病人虽然发热，烧到 39℃，却喜衣被，他周身浮肿，还可以见到肌肉跳动，腹胀时痛，手足欠温，神疲头晕，口干不欲饮，大便溏，小便少，舌淡红，体胖，质润，苔腻而厚黄，脉滑数而沉取无力。当时用过银翘散也用过柴胡注射液，甚至是西医的安痛定（阿尼利定）也用上了，但是高热基本没有退，偶尔有点效果，但是疗效不大。大家想想看，这个病人怎么辨证，怎样用方，是随证加减还是你自己创造个新方？

听众甲：我认为这是个阳虚湿盛证，用的方剂是甘草附子汤，也可以合上真武汤，因为关节痛，所以桂枝的量一定要大。

听众乙：我认为真武汤是主证，因为他有湿热的表现，所以还要合上麻黄连翘赤豆汤。

好的，大家都很熟悉《伤寒论》，想到的都是《伤寒论》的方，这样很好，有利于临床的提高。这个病人高热，却喜衣被，大家想到了《伤寒论》的哪一条文？第11条，"病人身大热，反欲得衣者，热在皮肤，寒在骨髓也。"这是什么？真寒假热证。还有第82条，"太阳病发汗，汗出不解，其人仍发热，心下悸，头眩，身𥆧动，振振欲擗地者，真武汤主之。"像病人身𥆧动、头晕这些表现和条文的论述还是非常吻合的。这个病人周身浮肿，但是这条里面没有说浮肿啊！这就是第316条论述的："少阴病，二三日不已，至四五日……四肢沉重疼痛，此为有水气。"有水气当然就肿了！我们再从舌脉上分析，他舌淡胖，为什么会红呢，因为发烧的病人舌色显然要红一些了，这个淡红舌其实就是淡胖舌的表现，舌质润，这是水湿上犯的表现，舌黄怎么解释？黄是热象，不过这个热是虚热，是阳虚之后，虚热上越的表现。滑数脉看似实脉，但是按之少力，这是脉上的功夫，李时珍的《濒湖脉学》讲滑脉有句话叫"滑为阳脉元气衰"，肾阳不足，正契病机。我用的是真武汤加减，所以刚才两位同道都说对了。当年我还很年轻，没有处方权，我就去请教肾炎研究组的几位老先生，问用这个方子行不行？他们一看，说行，就用这个方子吧！实际上我在真武汤原方的基础上加了竹叶，清心利尿；加了生姜皮，以皮治皮。方子是这样的：炮附子15g，白术12g，白芍12g，茯苓12g，生姜皮18g，竹叶6g。基本上还是维持了原方原貌，上午开的方，病人中午喝了药，他平时下午体温偏高，喝了药后体温没有上升，还有下降的趋势，到第二天傍晚，体温降到37.5℃。他喝完药之后汗出得比较多，这显然不是大汗亡阳，而是阳气得到温通，用发汗的方法来消肿。他晚上睡觉前又喝了第三次，也是最后一次，第二天早上体温就降到37℃以下，效果非常显著。一周之后老专家来查房，看到这样的效果，拍拍我的肩膀说："这才是辨证论治的样子嘛！"当时作为学生的我，听到老专家的夸奖心里美滋滋的。

二、眩晕 腰痛 二便不利（高血压病 单纯性肥胖）

我们来看第二个病例，葛某，女，45岁，住院号：8465。眩晕10余年，发胖6年，二便不利2年，以"高血压病2级，单纯性肥胖"收入院。现腰部酸痛，周身乏力，**体型肥胖**，头晕眼花，动则胸闷，气短喘息，小便频数，淋漓不尽，甚则失禁，大便不固，黎明即泄，舌质淡黯，苔白而润，脉弦尺弱。这个病人的表现用我们的中医经典不难认证，可以对号选方。我们首先抓主证，辨病机，主证、病机清晰了，自然可以立法选方了。哪位同道来谈一谈？

听众丙：这个病人阳气不足，动则气喘，小便频数也是气化不利的症状，可以从温阳的角度考虑，方子我选用肾气丸。

好，我们分析一下啊，这个患者肥胖，肥胖是虚证还是实证呢？胖人多湿，湿多阳气是不足的；舌象淡黯，淡是阳气虚，黯是久病成瘀的表现，因虚致瘀；苔薄白而润，润是水湿上犯的表现；脉弦，大家可以观察，临床上绝大多数高血压病人的脉象都是弦的，只不过其兼证不同，病程不同，多出现一些兼夹的脉象；尺弱，肯定是肾阳不足了；腰部酸痛，腰为肾之腑，二便异常，肾司二便，所以病位在肾。病机为肾阳不足。刚才的同道讲得非常好。因为她有虚还有瘀，以虚为主，我和刚才的同道想法一样，用肾气丸作底方，当然用真武汤之类的方剂也可以。我加了两味药，龙骨、牡蛎，为什么加这两味药？它们有潜镇的作用，他的血压本身就高，我用龙、牡来潜镇平阳，而且还能起到收敛固涩的作用，这也是"一药多用"的情况。方剂如下：生熟地各15g，山萸肉15g，山药15g，丹皮9g，泽泻9g，茯苓9g，炮附子5g，桂枝5g，生龙牡各15g。服药1个多月以后，她的血压逐渐往下降，把降压药慢慢减掉以后，血压是稳定的，而且体重也减了5千克。她全身的水哪里去了？肾气丸恢复了肾化气行水的功能，水湿从小便而去。肾气丸是个什么功效的方子呢，说补肾药，养阴药都不确切，它既能养肾阴，又能助肾阳，还能利水湿。方中的茯苓、泽泻是佐药，我不否认佐药的功效，这个利水湿是寓利于补，以补来治本，以利来治标，这是我根据仲景用药总结出来的，所以仲景要说"虚劳腰痛，少腹拘急，小便不利，肾气丸主之。"小便不利，要用利水药，《金匮》痰饮病篇讲："短气有微饮，当从小便去之，苓桂术甘汤主之，肾气丸亦主之。"妇人病篇也提到"妇人转胞，不得尿，当利其小便，肾气丸主之。"这个利小便和五苓散利小便是不一样的，利小便只是治标，还是以补益为主。接下来看第三个病例。

三、水肿重症（心力衰竭）

司某，男，78 岁，因间断头痛 7 年，水肿、胸闷、气短、咳嗽 2 年，加重 3 天，于 2010 年 6 月 15 日收入院。患者 7 年前无明显诱因间断出现头痛，多次测血压升高，最高达 160/95mmHg，无恶心、呕吐及视物不清，无心悸、胸痛及胸闷，结合家族史，诊断为"高血压病"，予氨氯地平片 5mg，每日 1 次口服，血压可控制在 120～140/70～90mmHg。2 年前因头痛，心悸，双下肢水肿就诊。诊断：高血压病 2 级；心律失常，心房纤颤；心力衰竭，心功能Ⅲ级；2 型糖尿病。住院治疗 6 个月病情好转出院。1 周前夜间不能平卧，嗜睡乏力，偶尔大汗，稍活动即胸闷、气短、心悸等，3 日来较前加重而入院。入院时症见：精神差，认知功能轻度障碍，烦躁易怒，咳嗽，痰白黏，饮食尚可，睡眠欠安，大便 3～4 日 1 次，干结，小便较少；双下肢水肿。入院诊断：1. 高血压病 2 级 极高危；2. 心律失常 心房纤颤；3. 心力衰竭 心功能Ⅳ级；4. 2 型糖尿病；5. 肺部感染；6. 低蛋白血症；7. 贫血；8. 电解质紊乱 低钠、低氯血症。入院后予抗炎、利尿、降压、降糖、强心等对症及支持治疗，疗效不满意，且水肿等症状有加重之势。经西医专家会诊：水肿已很难消除。故请中医会诊。

这个病人是我们学校一个职工的父亲，将近 80 岁了，是个离休干部，多次住院，每次都要花上十几万元医疗费，但效果不是很理想。西药呋塞米每天推了 120mg，还是消不了肿，下肢肿得就像象皮腿一样。有句俗话叫"女怕戴帽，男怕穿鞋"，他肿得穿不了鞋，非常难受。家属是我们学校的一个行政干部，听说我治心脏病还有点办法，就找到我试试看。我看了病人以后，首先想的是开经方，如果想不出来的时候再考虑用时方，我用的是人参汤，人参汤的药物组成和理中汤相同，只是一个是生甘草，一个是炙甘草。《金匮要略》胸痹心痛短气病篇讲："胸痹心中痞气，气结在胸，胸满，胁下逆抢心，枳实薤白桂枝汤主之。人参汤亦主之。"所以虚性心脏病可以用人参汤温阳益气治本，我又加了几味药：人参（生晒参）10g，党参 20g，生白术 60g，干姜 20g，炮附子 10g，枳实 10g，甘草 15g。我尽量本着少用药、少花钱、治好病的原则，人参效果很好，党参很便宜，所以一起用，白术我用了 60g，《伤寒》、《金匮》都有提到："若大便坚，小便自利者，去桂加白术汤主之。"后世医家多从这条受到启发，凡是风湿便秘的病人，加大白术用量通便。根据现代药理学研究，白术具有很好的利尿作用，因为脾主运化水湿，白术健脾，水湿得化，从而达到利尿作用。枳实，现在治疗心衰，往往用这味药。开了中药后就停掉了他软化大便的西药"福松"。患者吃了2付药以后，病情略有好转，次日有2次大便，但是咳嗽较前加重了，舌脉同前。咳嗽加重怎么解释呢？大家仔细分析，如果病人奄奄一息，他还会咳嗽吗？咳嗽是肺气宣发，排除痰液，这不是坏现象。我又用了茯苓四逆汤加味：茯苓60g，人参30g，生白术60g，干姜30g，炮附子30g，黄芪15g，枳实10g，甘草15g。茯苓四逆汤是四逆汤加人参补气，加茯苓利水。用黄芪配人参是增强补心气的作用。附子用的是饮片，很厚，很硬，泡上1个小时也泡不透，煎上半个小时，外面软的，里面还是硬的，量大了很容易中毒。但是长时间煎煮后，附子里面所含的乌头碱就会分解，这样即使量大也不会中毒。这个方子吃了两天以后，症状明显减轻，心衰缓解，睡眠好转，咳嗽减轻，脉象也较前缓和，原来的脉大而按之无力，现在脉象趋于缓和，这是正气来复。西药也减了量，只是略微还有点肿，病人之前是卧床不起的，现在也能由家属推出去溜达溜达，大家都很高兴。而在没有用中药前，西药加量也没有疗效，这是不是中药的效果呢？后来巩固疗效，改为2天服1剂中药，1个月后，病人情况基本稳定。这么危重的病人，一点西药不用，显然不太现实，适当用一点，巩固中药的疗效还是可以的。

从这个病例上，我们可以得到什么启发，又有哪些经验可以效仿？当时是我的研究生和我一起去看的病人，他们既感叹经方疗效的显著，又提出疑惑不解的问题。他们有的问：人参汤、茯苓四逆汤主治为何？人参汤功擅补助心脾之阳气，主治心脾阳虚，寒饮内停所致心悸、短气、胸中痞闷等症。茯苓四逆汤具有回阳益阴利水之功，主治阴阳两虚，阳虚为重，水饮内停证。

有的问：水肿呋塞米已经用到了每天120mg，也没有效果，反倒是中药效果好，道理何在？这是因为病人水肿日久，阳气衰竭，无力化气行水所致。有句话叫"最好的医生是人体自身"，肾气不足了，再好的药也难以发挥作用。中医是以人为本，来调动人体的正气，使肾气恢复，病就好了。

有的学生问：茯苓为何要重用？茯苓用了60g，比常用量大了几倍。

60～120g 的茯苓治疗心衰、肾衰效果特别好，量小了杯水车薪，起不到任何作用。我曾经看过一个科研设计，就是把茯苓的量不断加大，20g、30g、50g……100g，其他药材量不变，结果随着茯苓药量的递增，它的利水效果越来越好，这恰恰证实了古人的经验。有的学生问为什么处方用的都是生白术，是否可以换为炒白术？现代药理研究证实，白术有促进胃肠分泌的作用，使胃肠分泌旺盛，蠕动增加，这可能是白术通便的机理所在。据临床观察，生白术一定要重用 60～90g 才有润肠治便秘的作用，并需辨证配伍。炒白术的作用是健脾止泻，与生白术的作用恰好相反，便秘的病人当然要用生白术了。像这类虚性便秘的病人，生白术可以配合其他补益药一并使用，效果更好，阴血虚者加当归、生地，阳气虚者加姜、附等。

有学生问：附子有毒，一般需要炮制，且炮附子一般亦需要先煎，为何老师用炮附子 30g 而不先煎呢？附子是温阳、助阳及回阳救逆的主药，不同医家经验也不完全一样，当代善用经方的临床家吴佩衡、范仲林、李可等老中医，都以善于重用附子救危急重症、治疑难杂病而著名。他们一般用附子 30～100g，最多一剂药用至 500g。他们多采用长时间的煎煮来消除附子的毒性。我自己的经验是附子在煎前一定要泡透，一般方中用附子 10g 以下，不必先煎，用 10g 以上，应随附子用量的加大，其煎煮时间要适当延长。必须要强调说明：附子毒性的大小不仅与用量有关，还与方剂配伍密切相关。古人有一句话叫"方中无药"，那么一个方子里面没有药还叫方吗？这是说几味药配在一起，就不是原来那个药的作用了，而表现得是几味药的协同作用、综合作用。有人研究四逆汤，里面附子的毒性要比单味附子的毒性降低几十倍，因为干姜、甘草都能解附子的毒，它们不仅能增强附子的效果，还能抑制它的毒副作用，这就是我们经方的科学之处。总之，中医治病，首先要辨证，只有明辨病机，才能治病求本。接着是立法、处方、遣药，要法因证立，方从法出，环环相扣，一个方子开出来，既要发挥每味药之专长，又要谋划各司其职的合力，以达到最佳效果。

四、我研究《伤寒论》的主要著作

来这个班之前，我还准备了一个题目，叫"《伤寒杂病论》的研究思路"，这个题目很大，我按照这个思路写了一本书，叫《伤寒杂病论研究

147

大成》，是今年 5 月份出版的。很有幸，三位国医大师邓铁涛、朱良春、任继学给这本书写了序，两位老专家李培生、李今庸给这本书题了词，同时全国的几位同行专家也给我做了审定，像李赛美教授、黄煌教授等，我感到受宠若惊啊！在这里我也向他们表示感谢。

我的研究思路概括起来说是三纲、五求、十项内容。"三纲"是什么？以理论研究为纲，以临床研究为纲，以理论和临床相结合为纲。这是古今名医大家研究经典的三个方面。可以说我是博采古今名医大家之长，采百家之蜜，也结合自己的心得编纂这部书。"五求"，一求全，理、法、方、药俱全；二求通，原著《伤寒杂病论》后世分为《伤寒论》、《金匮要略》，它本来是一部书，要把《伤寒》、《金匮》融会贯通，我编在一起的目的就是达到这样一个"通"的目的；第三求精，做学问要精益求精，不能走捷径，不能图快，170 万字，从内容、文字到标点，我都做到了"精"，七八年的时间，我充分尊重各个专家的意见，不断的修改，因为不会电脑，所以让人家专业打字的给我打，花钱买效益，然后让我的研究生校对，每一个步骤都容不得半点马虎；第四求实，我们中医的生命力就在临床疗效，邓老也讲到过这个问题，治好病才能有资格谈论中医；第五求新，"新"要与时俱进，要衷中参西，从体例上要有创新。三纲、五求具体体现在十项内容上，一是原文，原文里加了校勘；二是注脚，注脚是对原文的字、词、句包括脉象、个别方的名字含义加了注脚；第三提要，原文的要点讲什么，通过提要画龙点睛；第四简释，简明扼要地对原文进行解释，有时我怎么看都觉得没有人家写得好，就干脆把古今《伤寒》、《金匮》注家的原文引过来，当然也有部分内容是我自己的解释；第四方歌，如果记方剂有什么捷径的话，那就是背方歌，我们背方歌要讲究，我本着：药物组成、方的主证、功效、剂量、鉴别等编方歌；第六方证鉴别，两个或多个方证之间的鉴别，比如桂枝汤和麻黄汤，大柴胡汤和小柴胡汤，大承气汤和小承气汤等等，从方药组成功效怎么鉴别、证候怎么鉴别，有鉴别才可以区别应用；第七大论新悟，"大论"是《伤寒杂病论》的简称，包括古今医家独到的见解和我个人的理解；第八验案精选，少则一两个，多则三五十个，这些病案并不是资料的堆积，我都做了系统的分类，从而找出不同验案的要点、规律；第九临证指要，把方子的要点提炼出来，用最少的文字加以归纳；第十项实验研究，比如说桂枝汤，几十篇的研究成果，我用几十个字把它归纳总结，切中要点。

在中医与西医并存的现代，我们中医既不能唯我独尊，又不能妄自菲薄；应当审时度势，衷中参西，认清中医学与西医学各自的优势和不足，充分发挥中医药治病的优势及特色；立足于治好病，治好西医西药治不了、治不好的病，治好病才是硬道理。学好中医、当好中医，把中医学之精华继承下来，发展下去，造福民众，这是历史赋予我们的使命。

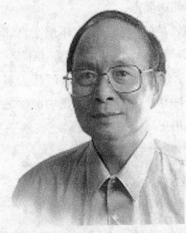

【名师介绍】

张步桃，台湾著名中医教育家、经方大家。现任台湾中医师全国联合会顾问；荣星中医诊所院长。曾任卫生署中医药委员会执行秘书，中医组组长；考选部中医师检特考典试委员；中医师特考及格人员训练班讲师；中国医药研究发展基金会常务董事；台北市中医师公会理事；中华过敏及气喘病研究学会理事；中华传统医学会秘书长；长庚医院中医部主治医师。出版著作《张步桃解读伤寒论》《伤寒大论坛》《自己开药方》等著作10余部。

仲景经方治疗"肾病症候群"的临床应用

台湾中医师联合会　张步桃

主持人、举办这次经方班的李赛美教授，以及各位女士，各位先生，大家晚安！

我差一点就不能来了，大家看我走路，我的左膝啊走起来还不是那么顺利。9号那天，我去参加一个演讲，他们派的车子上下的阶梯比较高，我没上去，受了伤。去年11月7号，我吃饭的时候摔了一跤，一直有点状况，本来已经逐渐好转了，结果又受伤，痛了两个晚上，不过意志力很坚强，我一方面唱歌鼓舞自己，另一方面，李教授邀请盛情难却，所以我来到了这里和大家见面。

刚刚主持人介绍我写了《解读伤寒论》的药物篇、方剂篇……其实那只是在《伤寒大论坛》里边的一个部分而已，尤其是药物篇，真正的精华还是在《伤寒大论坛》这本书里，这本书大概有 130 万字，凝聚了我用方的经验和对《伤寒论》的一些体会。大家会问我《伤寒论》念了几遍了？我说念了 3000 遍而已。这里边想必也有一些要考试的人，我说要参加考试的话，念 50 遍就应该可以去考了。念了 3000 遍的话，我们在讨论的时候不用带任何参考资料，就可以说出任意一个条文出处在什么地方。

最近我想起了小孩子服朱砂中毒的事件，很有感触。我们中医药界之所以发生被人质疑、攻击、批判的原因，往往来源于这些媒体的报导。中药朱砂曾经被禁用了很长一段时间，就是因为当年某家医院发生了婴儿食朱砂致死的新闻，闹得沸沸扬扬，那个时候我正好在中医药委员会担任执行秘书，社会舆论的压力压得我们喘不过气来。出现了服朱砂中毒的事情，那么是不是朱砂这味药就从中医大夫的处方中消失了呢？我家本身就是从事医疗工作的，我老爹从事医疗工作有 41 年的时间，在我有生之年，我从来没有看到过老爹开朱砂给小孩子而吃出人命的。这到底是药本身的问题，还是用药的人的问题呢？所以我有很深的感慨！今年的 10 月 5 号，因为压力太大，台湾中医药委员会召集了 30 几个单位的学者、专家希望把朱砂中毒案给平反了，最后翻案成功。我们感到很欣慰的同时，就想到小孩子吃八宝牛黄散里面也有重金属矿物类的药物，应该会影响大脑，会产生痴呆的现象吧？事实上却达到治疗疾病的效果。这又说明了什么呢？这不是用药的人水平问题吗？好端端的废掉了一味中药。哪个药没有毒？附子有毒，你就把附子废掉了？那么多阴寒内盛的患者不用附子你怎么回阳？

大概在上个月媒体发布了一个消息，有一个阿妈，就是奶奶，爱孙心切，每天都给这个小孩子炖补药吃，结果这个 11 个月的爱孙竟然得了肾结石。才 11 个月，肾结石，情何以堪啊！那你要怎么办呢，要用体外震破的方式吗？还是要开刀把石头拿掉呢？从排除结石的角度来说，不管你体外震破也好，或者是开刀也好，那种伤害用 10 年的时间能够弥补回来吗？西医就用体外震破来把结石碎掉，大家没有罹患过这种疾病，所以你很难体会到震破有什么副作用。我本身就有肾结石的病症，当年还没有这个所谓的体外震破的碎石机，我右肾结石，外科医生从输尿管进去，用夹子把那块结石夹掉。后来我左边的肾结石是第一代接受体外震石方式打碎的，到现在 20 多年了，在台湾地区，我做体外震破碎石是第 168 个。接受体外震石会有什么副作用呢？我每到冬天，那简直是手脚冰冷，就是所谓的厥逆。厥阴病的"厥"，"逆"就是手脚冰冷。这个跟生辰八字没有关，我们是讲科学的，可是我是冬天出生的，到冬天我就手脚冰冷，很多的问题一直在冬天出现，非常不好。当时我做体外震石，是躺在水里面，为了缓解紧张的情绪，我带着耳机听音乐，大家很难想象，我要把衣服脱光，穿上纸裤，躺在水上……我尽量把音乐的声音调到最大，不然的话那碎石的声音就跟我们盖房子打地桩的声音一模一样，非常可怕。20年来，每个冬天都是我非常痛苦的时间。当年我就问那个医生说有没有什么副作用？他不敢做任何答复。已经超过20年了，我自己是过来人，确定一定有很严重的副作用。所以我拜托那些病者，千万不要去打石头。可是不打石头，怎么办呢？一般我治疗肾结石的话，用猪苓汤。猪苓汤第一次出现在阳明篇里面的第223条。猪苓汤里面有滑石，滑可祛著。大家记得，在南北朝时期，有一个徐之才医家，提出了所谓的"十剂"，即：宣、通、补、泄、轻、重、滑、涩、燥、湿十剂。徐之才先生讲的"十剂"中的滑剂，滑能祛著，"著"是古字，相当于现在"著作权"的"著"字，这个"著"，就是停留在你的某一局部上面。猪苓汤里面有滑石，滑石是华东的，还有冬葵子也是华东的，大家要知道冬葵子这味药，把外皮洗干净，切掉头，放在开水里面一分钟，你就一定要捞起来，否则你用筷子挑都挑不起来，它那个丝丝非常黏。治疗肾结石除了加冬葵子以外，还要用一些化石的药，比如说化石草，但是用了化石草以后就会产生一个问题，很多患者反映说会拉肚子，所以我个人如果用化石草的时候，就会加黄芪来补气，补气的药可以产生推动的力量。除了用黄芪以外我有时候会加平胃散。西药里边的化学成分研究得非常明确，很多药都有严重的副作用，中药也有副作用，就像刚才提到的朱砂一样，但是重点是大夫怎样去协调制约这些副作用，使这些副作用化为零。我们加平胃散和化石草同用，就不会产生肠胃反应，或者加了黄芪以后也不会有其他严重的副作用。对于肾结石来说，化石类药一定要用。我要说说鸡内金，鸡内金就是鸡胃，大家平常到市场买鸡肉的时候有没有发现，当你把鸡胃打开以后，里面几乎全都是石头，甚至发现有铁钉，还有铁丝……但是你有没有发现有哪一只鸡有胃穿孔的？有没有发现哪一只鸡有胃溃疡的？好像都没有，对不对！所以，鸡内金很厉害啊，它硬是把那些石头、铁块、铁钉、铁丝给融化掉。所以要化石的话，鸡内金是一定要用的。当然化石散我已经讲过，有些人吃了会有些副作用，但是菊科植物金钱草和冬葵子、滑石都有滑窍的作用，所以要用。

　　猪苓汤里面已经有滑石了，鸡内金是一定不可或缺的，很多化石的药物里面有金钱草，它一方面有利尿作用，一方面有化石的效果。有的患者住在大医院里面几个月，还是尿血，石头就是排不出来，还不想手术，一筹莫展，最后我给他吃了3付药，结石就出来了。就用我提到的这些中药，这不是虚构的，我们每一个病历都有号码，都可以提供出来给大家做一个参考。那个是运气好的，所以就出来了；而且没有任何的伤害。有的患者会产生严重的"血尿"症状，倒过来念也可以，叫做"尿血"也行。有的患者还会引起感染。坦白地讲形状规则的结石还比较好处理，可是出现了这个多角形的、六角形的石块，它在滑动的时候会摩擦到组织，平滑肌受摩擦就会出现血尿的症状，而且病人腰会很酸，酸到像要断掉一样，尿路也会很不舒服。血尿就用猪苓汤、紫菀、仙鹤草、冬葵子、金钱草、白茅根。如果是热证，那就一定要用凉药或者是寒药。"热伤阳络则吐衄"，肚脐上面叫做阳，阳络受伤则吐衄；"热伤阴络则便血"，肚脐以下叫做阴，所以血不管是从口腔出来的，还是从泌尿道出来的，它肯定存在热象，所以我们用的药一定都是比较凉的，而且是偏于滋阴养阴的药，猪苓汤里面的阿胶就是滋阴养阴的药。菊科的紫菀，清热解毒；蔷薇科的仙鹤草，本身也有收涩作用。尿路结石大部分都是因为起居不当而引发的，所以一定告诉患者这件事，防重于治，一个好的生活作息习惯就是一帖良药，这比生病之后再来找医生开药有用多了！《黄帝内经》开宗明义告诉我们说："肾为作强之官。""作强之官"表示它是我们的防御系统，也就是免疫系统，因此过于劳累、疲劳很容易使肾脏病发作。就我个人来说，我本身最忙碌的时候就像接了3份差事一样，又要上班，又要兼顾家庭，又要上课，还要看诊……假如一般人活到70岁的话，理论上我已经过了210岁了。人毕竟不是金刚不坏的身躯，因此在1991年的时候，我因为太过疲劳，结果一个小感冒就使我患上了急性肾盂肾炎，到医院挂急诊，抽血检查发现血小板只剩下7000，所以那家军医医院就判定我得了"慢性骨髓性白血病"，多吓人啊！听到这个病名这就代表人完啦！中医说"肾主骨髓"，而骨髓又是提供造血机能正常运行的供应站，以身试药，能不能有那么大的勇气？你看看，我依然到现在，没有任何的恐惧感。如果你不生病的话，你不能够体会生病的味道。所以生活起居作息，一定要有规律，不能过度劳累。有一个 46 岁的女性，姓陈，肾功能衰竭，已经到了要洗肾的地步了，她还去日本找汉方医家治疗。她也不想想那汉方医学还不是从我们中国传过去的啊，放着中国这么多的中医不找，偏偏找到日本的汉方医家，这不是舍本求末嘛！结果没有看好，后来找到了我。我很感动的是她很耐心，她可以吃三五年药，对医生非常信任，非常有耐心地接受我们老祖宗的一套治疗方法，实在是太让人感动了。后来她病情恢复得很好，已经不用洗肾了。但我还是要求她注意生活起居和饮食，这非常的重要。

有一个镇长发现自己有血尿，在某一家军医医院里面看了 7 个月，完全没有用。我们有一个姓周的学员，就带着药到医院去看他，劝他把这包药吃下去。结果这个镇长 7 个多月的血尿竟然一包药就解决掉了。这个学员学到了我的经验，除了用猪苓汤以外，还加了冬葵子、金钱草、鸡内金这些利尿通淋的药。仙鹤草是蔷薇科植物，是一个非常好的止血药。治好了以后呢，这个镇长还是不能相信，他说这是怎么可能的事情？我在大医院都看了 7 个月，没有任何的效果，吃你的一包药就好了？无论如何他也不相信。后来过一个礼拜，没有血尿，又过了一个月，依然还是没有血尿，是彻彻底底的治好了，这回他再不信也难了！对不对？

我在临床用猪苓汤、五苓散的时候一般很少去辨证，因为对方子太熟悉了，一眼就看出来了，没有必要再慢悠悠的辨证了，否则我一天几百个病人怎么能够看得完呢？当然辨别二者还有一个最快的方法：猪苓汤和五苓散同样是五味药，在临床上使用有什么不同？大部分的人都说不出所以然来。我常常是从组成的药味来探讨，五苓散中，有桂枝、白术是辛温、辛热的药，另外猪苓、茯苓、泽泻这些是跟猪苓汤一样的，而猪苓汤中还有滑石、阿胶，阿胶是滋阴养阴的药，滑石有利水的作用，也不是像桂枝、白术那样辛温。因此我给它做了一个结论，猪苓汤是用在湿盛、热也盛的情况之下，因为阿胶有滋阴养阴的功效；五苓散是用在湿盛、热不盛的情况。掌握了这些，你才可以在临床上游刃有余，予取予求，运筹帷幄，决胜千里。

实际上西医针对肾病症候群是一筹莫展的，完全没有药物可以治疗，除了前面所说的腹膜透析和血液透析以外，所能给的药除了类固醇还是类固醇。但是患者服用了类固醇之后会出现严重的副反应。我是完全不能接受现代医学的任何处理，无论是打针还是在针里添加一些所谓消炎利尿的药物。我从 1991 年 11 月 20 到 11 月 25 日住院治疗急性肾盂肾炎，前后 5 天的时间，只是做各种例行检查，所有一切的西医治疗我都是排斥抗拒的，这样子 5 天以后，我主动办理出院，一直到现在已经超过 18 年了，我没有做任何的治疗，也没有再做任何的检查。只是饮食上吃的比较清淡，作息上我就调整工作的项目，减少业务，这样一直到现在我的肾也没出过什么大问题。肾病症候群常常在下肢，尤其在踝关节的地方，按压会凹陷不起，也就是有水肿的现象。我发现只要比较疲劳或者饮食不当，出现水肿现象的几率就比较高。当然还要考虑排除女性水肿与怀孕的关系，因为女性到妊娠末期的时候，会出现所谓的"妊娠水肿"，妊娠水肿是受到怀孕妊娠的影响，所以在生完宝宝后就会消失掉。民间有句俗话叫"男怕穿鞋子，女怕戴帽子"，也就是说男性出现脚水肿，女性出现头面肿的话，都是预后不良的，如果水肿始终不消，就意味着肾病症候群会跟着你。

　　刚刚应该是海南的一些电视记者吧，问我对中医的一些看法。我说有的时候医生就是把重心放到了处理医病关系上面来了。我来海南的头两天，有一个女性病人找到我说你看我的病还要吃药多久？她才吃了一个礼拜，就问还要吃多久？我不是神，我只是一个平凡的医生。还有一种问题更荒谬，他说你看我还能活多久？即便是神明，可能也不敢给你愈后诊断，说你还可以活 2 个月，还是活 2 年、活 5 年……我们每天都要遭遇到这样的一些问题，少说 3 例到 5 例，多到 10 余例，太荒谬了！我感觉医生把宝贵的时间都放在了这些无聊的琐事上面，不能够全身心地投入到治病上来，很苦恼。

　　肾病和饮食的关系也很大，我们老祖宗的智慧肯定不会亚于现代人的智慧，在《黄帝内经》时代，就已经提到了当饮食吃得口味太重，也就是吃得太咸，咸入肾，就会增加肾脏的负担，影响肾功能。

　　我记得在"九二一事件"以后，到九寨沟去旅游，到了那边的中午，当地人给我们做了一道菜——牦牛肉。牦牛肉一般人是比较少吃的，只有在西藏青藏高原才有，由于高原地区的饮食是需要很多盐分来维持电解质的平衡，又需要有高热量的食材来维持抗寒的能力，所以做出来的牦牛肉是又油又咸又辣，结果 24 个团员有 16 人出现了肠胃系统的病变，全部都拉肚子。《黄帝内经》提到，肾开窍于二阴，所以肾病症候群的人往往在大小便时都会出现障碍，出现腹泻、洞泄。我把所带的药分给团员，吃了以后所有的人腹泻都改善，可是我5分钟会拉一次，到最后肠黏膜的微血管受伤，第二天虽然已经不拉了，但竟然出现大便带血，有两位女生严重到要在当地医院打点滴，最后还带着医院的点滴回到台湾。

前年国立历史图书馆举办了一个很有名的画家米勒的画展，结果很多人为了欣赏米勒的画展，从排队到看完，前后要花3个小时的时间。因为正好是农历的五月初八，那个时段的气温很高，太阳的辐射热会破坏皮下血管，影响泌尿系统，出现感染，出现血尿，如果不去处理的话，很快就会影响到肾。现在患肾病的人多，为什么呢？因为大家不爱睡觉。我们一般过晚上11点，叫做"子时"，那是胆经的时间。你过11点睡，那就叫做晚睡了。有个病人找我看病，我说不要"晚睡"啊，结果他没听清楚，以为叫他不要"玩水"。我说你几点睡？他说凌晨4点。肾为先天之本，不生宝宝跟你熬夜晚睡有绝对关系，所以很多不孕症的患者，我常常要加入肾的药物在里面。

最近有一位姓郑的女士在民生东路4栋15巷61号开了一家餐厅，结婚11年，怀孕5次，流掉5次，是习惯性流产。怎么来的？吃冰啦、熬夜啦、体力透支啦……尤其她还多了一项，叫做多囊性卵巢。在处理这种妇科病时，往往要加入一点入肾的药，因为肾为先天之本，有关先天的问题就要从肾入手。她一确定有受精，并且已经着床，我们就未雨绸缪，加进去一些补肾药，果然，她成功怀孕，而且是双胞胎，都是男生。这个病人很高兴，也没有征求我的同意，就叫孩子叫我"干爹"，还让我到她的餐厅吃饭，孩子看到我就高兴得不得了。

我带来了一份病历资料，这张病历大家可以在底下传看一下：

病患：陈某；病历号：00094437；年龄：2000年出生；初诊日期：2006年4月24日。

主症：蛋白尿3"+"，全身水肿，每天服类固醇8颗，小便白浊，盗汗，鼻塞，口臭，发烧，咽喉痛，咳嗽有痰。

脉象：左脉浮弦数，右脉浮弦数。

病名：肾病症候群

处方：猪苓汤3g，麦门冬汤3g，桔梗1g，牛蒡子1g，冬瓜子1g，川草薢 1g，金钱草 1g，芦苇根 1g，桑白皮 1g。

第一次复诊：5 月 26 日

主症：蛋白尿 3 "＋"，身水肿，服类固醇 8 颗，小便白浊，盗汗，鼻塞，口臭改善，发烧，咽喉痛，咳嗽有痰。

脉象：左脉浮弦数，右脉浮弦数

处方：猪苓汤 3g，麦门冬汤 3g，桔梗 1g，牛蒡子 1g，冬瓜子 1g，川萆薢 1g，金钱草 1g，芦苇根 1g，白茅根 1g

第二次复诊：6 月 1 日

主症：蛋白尿 4 "＋"，身水肿，服类固醇 4 颗，小便白浊，盗汗，鼻塞，口臭，发烧，咽喉痛，咳嗽有痰

脉象：左脉浮弦数，右脉浮弦数

病名：蛋白尿

处方：猪苓汤 3g，麦门冬汤 3g，桔梗 1g，牛蒡子 1g，冬瓜子 1g，川萆薢 1g，金钱草 1g，白茅根 1g，玉米须 1g。

两周后再诊，诸症悉除。

我认为有些药物对肾病有很大的帮助，一个是禾本科的白茅根，像甘蔗、稻米、麦子、薏仁都是禾本科的。禾本科的植物基本上都具有利尿的作用，尤其是白茅根利尿的效果非常不错。第二个是冬瓜子，仲景《金匮要略》有个方子叫做大黄牡丹皮汤，里面就有冬瓜子；唐朝孙思邈在《千金方》中创制了"千金苇茎汤"，这个苇本身也是禾本科的植物，里面也有冬瓜子，冬瓜子第一可以排脓，第二可以消炎，第三可以利尿。所以有肾病的话，我特别介绍这两味药，不妨用煮水的方式，白茅根剂量一般从五钱到二两、四两都没有关系，冬瓜子可以从五钱开始，两味煮水当茶饮。

现在有一种病叫狼疮性肾炎，西医只有用类固醇治疗，没什么好办法。我治过一个病人，在小学 5 年级的时候得了狼疮性肾炎，我把他看好了，后来他考上了大学。今年 1 月 21 号，他狼疮性肾炎又犯了，到当地的一家医院，结果第 2 天就被医院赶出门了，医院说这个病他们没有办法治，你请便，他就回家了。然后写了一封信给我，说他小学 5 年级患了狼疮性肾炎，被我治好了，现在又犯了，医院说治不了，要我帮他想个办法。第 2 天，他来了，医者父母心，哪里有不给患者看病的医生呢？我把他这个

病归到先天不足上来，以滋阴、养阴为治疗方向。

1995年我到日本去，坦白地讲，日本汉方医家研究学问的功夫，我佩服得五体投地，九州岛大学也好，东京大学也好，都已经是半夜12点多甚至是超过1点了，他们的研究室里还是灯火通明的。我有一个好朋友，原来在某大学生物研究所当所长，当年是到九州岛大学的博士研究生，我去看他，发现他真的很好学，那种治学的精神不是徒有其名的，可以说是"三更灯火五更鸡"，就像我们李赛美老师一样，工作那么卖力，这种无私奉献的精神叫我很感动！但不要像我，不注意养生，也不好好睡觉，不是睡不着，是完全睡不着。全世界的美味，在我嘴里都没有味道，这是很不好的。

2008年5月份我到河南南阳，张仲景的家乡去参访，去收集他的一些事迹，也收集一些古文物。我和李教授曾经到张仲景的文教基金会去参访、指导。大家如果有空，可以到台北的南京东路2段38号的10楼，那里我们供了一个铜雕的张仲景像，还有很多古文物，我们希望张仲景的学术思想能够很好地传承下去。11月6号，北京中医药大学王庆国副校长专程到台湾进行仲景学说理论的讨论，台湾部分是由我来讲，王副校长非常用功，非常认真。我很希望他们来参与我们的研究团队。在台湾地区，他们花了很庞大的经费，来组成一个研究团队，可是呢，你不管对肝病也好，对肾脏病也好，对于非常棘手的疾病依然还是没有任何的发展，没有任何优异的成绩表现出来。当然现在广东不用讲了，我觉得李赛美教授简直已经变成工作狂了，跟我有异曲同工的感觉，这实在是不好，可是没办法，文章我还是要写的，我春节都在家里，人家在度假，我就在写文章、找资料，我总觉得对于仲景学说理论的研究，你可以存疑，但是你不能否定，因为你不会超越仲景的学术，如果你用否定的态度来看问题，我个人是非常不能接受的。

我曾经跟北京中医药大学的教授谈过水肿治法的问题，我说大家往往忽略掉了一些非常简单的问题，就是见证治本。这个本来就是理所当然的事情嘛！大家都忽略掉了我们所谓"五入"的观点：肝是管所有的色泽的，肝主五色，你身上有任何的黑斑、白斑、紫斑，有任何一种颜色的变化，你一定要从治肝这个角度进行思考，并提出治法和方药。有的人半边脸是胎记，像关公一样；有的人脸黑黑的，像张飞一样；还有的人的脸出现了深蓝色的胎记……镭射医学发展到今天为止，不会超过 20 年的时间。有一位非常有名的台大的医生，他的名字叫做高明见，他是第一任激光医学会的创会理事长，他可以把皮肤的斑啊、胎记啊变得跟正常皮肤一样。我当年在卫生所中医药委员会担任执行秘书的时候，也是委员会的一个专业委员，对镭射医学还是有点了解的，有的皮肤有那种黑斑色素沉淀的患者，做了镭射医学的治疗后，结果整个脸溃烂，怎么处理啊？你找他赔偿，他赔得了金钱，赔得了你漂亮的容貌吗？当然赔不起了，镭射医学不是万能医学。那还是用我们的中医吧！你出现黑斑，我就给你用一些含有白色素的药物，把你的黑色素"漂白"，在所有天然药物里面，可以达到"漂白"医疗功效的一味药是什么？白蒺藜？白蒺藜的效果不错，但不是最好的，最好的是天门冬！你现在拿一张白布，把墨汁倒在白布上面，然后你把天门冬洒在白布上面，搓一下，再用水一冲，白布马上恢复它原来的颜色。我是不轻易泄露天机的哦！如果你有兴趣，你就把《中药大辞典》看一看，是大陆药学专家主编的，他们花了很多心血去编纂的这套书，6000 多味药，我就每天翻，终于有一天我找到了，其实我是可以秘而不宣的，当祖传秘方，但是我没必要这样做，如果真的跟我走入历史，岂不是很可惜嘛！我卖人家一瓶美白药，只卖 300 块，你看我的价值只有 300 块，配方是什么？第一味天门冬，第二味蒿本，第三味白芷。当然，我要感激大陆的学者，能够花很多的心思来整理出这么一套《中药大辞典》，6000 多味药够你看的。所以最重要的就是要读书，尤其是医案，你多看医案，只有好处，不会有任何的损失的。

叶桂的医案你们要多读。叶桂，又叫做叶香岩。现在我在台湾开《历代名医及其著作内容简介》这个课，起码的中医常识大家应该知道。"壮水之主，以制阳光"，是什么人讲的？王冰。王冰又叫做"王太仆"，又叫"启玄子"，他是道家人，《素问·上古天真论》里边讲得很多东西，都是来自道家的。所以读书不要光看考试要考的，要广泛涉猎其他的学问。"壮水之主，以制阳光；益火之源，以消阴翳"，说得实在是太好了，就是这样子嘛！你们要多看明清医案，这样才能在临床上有所提高。

男性生殖器缩小啦，就是"阴缩证"，有人知道用什么方吗？用当归四逆汤。肝经的走行是要循阴器的，《内经》讲"寒主收引"，所以应该用温肝经的方剂，用当归四逆汤。你有机会的话，找一本明清医案看，有这个病案。有一个小学五年级的小朋友，也是我本家，在台北的东门小学念书，每天早上起来，你看不到他的小鸡鸡，那怎么办呢？妈妈很忧心啊，将来他传宗接代怎么办？我告诉她，每天早上男生起床的时候，应该海绵体就会充血，一充血就勃起了，现在看不到他的小鸡鸡，用什么能够让它勃起？大家知道，肝经环绕到哪里啊，肝经环绕到阴器嘛！我们可以用入肝经的药，疗效最明显的方子就是当归四逆汤！那个阴缩证的小朋友，吃了当归四逆汤以后，没事了。当归四逆汤是由桂枝汤变化出来的，用桂枝汤行不行？你回去从《伤寒论》第一条"太阳之为病，脉浮，头项强痛而恶寒"一路查，起码少说可以查到20条的条文，告诉你说不可以用桂枝汤，那是肯定的。但你不能够借题发挥，说桂枝汤不好用。何况张仲景不是仅仅只有桂枝汤，桂枝汤加当归补肝血，加细辛温肝，事实上细辛本身是入肾的，当归是入肝血的。所以要治疗生殖泌尿系统的疾病，一定要考虑到这个思维模式。

怎样辨证论治？刚才两位电视台的记者还问我这个问题呢！她问：老师，中医的内容博大精深，具体是怎样看病的呢？其实如果没有深入这个领域，就不需要回答，是不是？我很钦佩大家用功读书的精神，我每天也是至少要看50页的书，重点还是要博闻强记。台中中国医药大学有一位硕士生的研究论文写的是用沙参麦冬汤治疗癌症末期的病人。沙参麦冬汤是滋阴养阴的一个方子，出自《温病条辨》，对癌末组织黏膜破坏有很好的修复功能。说到养阴、滋阴的方法，对于血液病，你一定要用滋阴、养阴、养血的治法，这样效果就很好。有的人喜欢用肾气丸，不是不可以，问题是肾气丸里有桂枝跟附子。在原始的肾气丸里边，是桂枝不是肉桂啊，为什么到后来就变成肉桂了呢？我一直在思考，也一直在找寻相关的资料。

北京有一个关幼波，擅长治疗肝病。有一年他到台湾去讲学，我就当面请教关老，我说你治疗肝病，喜欢用橘红跟杏仁，你的思考的方向是不是跟一贯煎的思考模式是一样的？关老笑笑表示同意。北沙参跟麦门冬都是入肺的药，杏仁也是入肺的药，大家记不记得中药学里面就说桃仁是入肺经的血分，而杏仁是入肺经的气分。所以你看喽，把肺养得强健一点，不要去克制肝木，就可以安心的治疗肝病了，那肝病是不是很快就可以缓解？道理就在这里。

我声音比较小，因为我每天都要讲很多话，你们知道我一天最多看多少病人吗？100？700？对了，700个病人，我讲的时候被他偷听到了，我白天在长庚看368个，晚上到家又看差不多三四百个，700多个，具体的数字没有统计，那样的状态简直是看病的机器啊！有电视台的记者问我，你最擅长看哪一科？要说我看病看得最多的就是内妇儿科了。因为我的病人男女各半嘛，似乎男性还少了一点，因为女性也得内科病嘛！另外儿童和成年人也是各半嘛，所以我看的是内妇儿科。现在的小朋友很可怜，一感冒就吃西药，一吃西药肾脏就坏掉，你说可不可怜呢？有一个姓施的小朋友，才五、六年级的样子，吃类固醇吃的跟猪头的样子，看好了没？肯定看不好的！整个眼皮都是肿肿的，在《金匮要略》痰饮篇里提到："腰以上肿，当发其汗，腰以下肿，当利小便。"肾功能障碍出现严重的水肿，那你一般就是用利尿药吧？不一定对。我始终都感受到，《内经》在2000多年前，就已经给我们树立了一个非常神奇的治则："开鬼门，洁净府。"我用的是越婢加术汤，越婢汤是由麻杏甘石汤衍化出来的，所以，腰以上水肿，开鬼门，当发其汗嘛，越婢加术汤。麻黄汤可以不可以？当然也可以。麻黄汤跟五苓散合起来用可以不可以？当然也可以嘛！那要是腰以下肿该怎么办呢？利尿啊，像茵陈五苓散、五苓散、猪苓汤全部都可以治疗啊，只是要注意五苓散和猪苓汤的鉴别，我刚才已经讲到了。"洁净府"什么意思？就是利尿的意思。除了"开鬼门，洁净府"以外，还要"去菀陈莝"，"去菀陈莝"的意思就叫做逐水法，要用十枣汤。十枣汤大家还记得吗？大戟、甘遂、芫花、大枣。

刚才有人问我关于美白方的事情。如果你要叫经营药铺生意的人，帮你去磨其中的天门冬，他会骂你的，一般天门冬要做赋型剂，赋型剂里面第一个它会用到山药，第二个会用到茯苓，用茯苓片，这样子的话它才不会粘研磨机，那个研磨机一粘的话，洗也不是，不洗也不是，很尴尬的事情。

我的一本书叫做《张步桃医方思维》，我打算把我的一套书，大概有20本，送给学校，这样你们就能够到图书馆看我的书。刚才我提到的一贯煎有六味药，当归、地黄补肝血；四物汤是二阴二阳，四物汤的二阴就是地黄跟芍药，二阳就是当归跟川芎。方剂的名称很有意思，从一数到十，大家看：一贯煎、二陈汤、二术汤、二妙散、三子养亲汤、四逆汤、四逆散、五味消毒饮、六君子汤、七味白术散、八珍汤、九味羌活汤、十全大补汤，很有意思。这样很容易就把它牢牢地记起来。

现在有一个很严峻的问题，很多搞药的人已经很难去掌控我们的中药，怎么样炮制？怎么去制作？想当年我跟在我老爹身边几十年，小学的时候就跟着老爹上山采药去了。有一首诗叫《寻隐者不遇》，说："松下问童子，言师采药去。只在此山中，云深不知处。"因为人家访问嘛，说师父哪里去啦？童子就回答说：师父上山采药去。我跟着老爹上山采药，所以我从小就认识马兜铃长的什么样子。细辛就是马兜铃科的，因为它有马兜铃酸，但是如果你用药时没有去注意，就会产生一些副作用。所以为什么我对药物的研究花了五十几年？我花了五十几年搞植物的养生，出了一本书，叫做《张步桃谈植物养生》。从民国五十四年，也就是 1965 年，确切的说到现在已经 45 年了。我就凭一己之力，奋力支撑，就希望多一些解决的方法。

有一位住在新竹的女生，她跟一个朋友到美国去度假，回来以后，因为饮食，肠胃出了一点问题，她就去西医院开药，医生给她开了很多肠胃药，里边还有氢氧化铝的成分，很多矿物质的成分，吃了这些药以后她大便就解不出来。然后医生又给她一些含有镁的矿物药，说吃了镁以后大便就会顺畅。结果呢，由于她摄入了大量含重金属的药物，就影响到肾小球系膜过滤的功能，增加了肾脏的负担。这就是药源性的肾病，我给她用中药治疗，收到了很好的效果。我的医案里边还有一个杨美丽小朋友，她一感冒肾脏就出问题，用药除了类固醇还是类固醇，有什么用呢？后来我给她吃了药，检验指数完全正常了。我所处理的这种肾病症候群的医案实在是太多了。

所以我一直在思考要成立一个研究团队，有一次北京中医药大学的教授来参加张仲景文教基金会，安排了仲景学术活动，他们希望成立一个团队，不仅仅对肾病症候群进行研究，还包括其他的研究内容。因为现在还有很多棘手的问题，包括多发性硬化症，在美国多达 30 万人次，依然一筹莫展，没有任何进展。美国一位非常著名的电视节目制作人理查德科恩就罹患了这种疾病，已有 32 年，台湾的一个作家就很希望能够找到这个人，看是否能把他带到台湾来让我帮他治疗，因为我有成功的病例。所以我就觉得这些病例应该是可以思考的，医疗无国界嘛！

　　临床上对于坐骨神经痛、关节退化、骨刺和风湿性关节炎的患者，我经常用四妙散。四妙散什么药组成？苍术、黄柏、牛膝、薏苡仁，对于这些患者全部都有效。不仅有效，而且卧床多年的患者，居然可以走到府上去，所以我感到还是很安慰的。你可以把药做成药丸，或者是磨成粉，你也可以把它浸泡在酒里边。在北方冬天很冷，大家经常喝一些药酒暖身子。不过在海南，应该是用不到的，因为气候宜人，冬天也像春天一样温暖。

【名师答疑】

　　问：请问张教授，现在临床上腰椎间盘突出，到后期神经根受压，引起麻木，还有椎管狭窄的问题，用活血化瘀加补气的药，有的有效果，有的不见效，或者是作用时间不长，有一段时间好了，有一段时间就又发了，我不明白这个道理。谢谢！

　　答：每个人体质不太一样，饮食的习惯也不一样。我再三叮咛病人，比如说这个不能吃，那个不能吃，可是他理都不理你。很多的病是自己制造出来的，如果能够正常生活起居，我想吃药肯定是会有效的，而且服药时间也有绝对关系。要病人吃两三付药就能痊愈，这个有点强人所难，我有一个病人吃药吃了10年，他现在快80岁了，他是个鼻咽癌的患者，以前只要一低头，血就从鼻子里面喷出来，西医也没什么好办法，我就给他吃了一段时间的药，结果他的血就不流了，我说你不用吃药了，他说不行啊，没有安全感啊！病人想吃药你也没有办法啊，对不对？

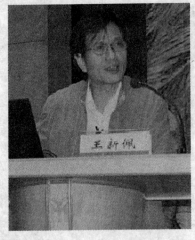

【名师介绍】

王新佩,北京中医药大学教授,主任医师,博士研究生导师,国家级重点学科学术带头人,中华中医药学会仲景学说分会委员,北京中医学会委员。北京中医药大学《金匮要略》课程负责人。国家"十五""十一五"规划教材《金匮要略》副主编,北京市精品教材《金匮要略讲义》主编。主编、副主编和参与编写的著作达30余部。

《金匮要略》治则与应用举隅

北京中医药大学　王新佩

同道们好,有幸和大家一起学习就是一种缘分!首先要感谢的是海南省中医院的各位领导和会务组成员,另外还要感谢广州中医药大学的李赛美教授给我的支持和机会,否则我还没有胆量和大家一起讨论仲景的学术,因为同道们都是这方面的专家,所以我总有一种班门弄斧的感觉,在她的支持下才有这么一点勇气来汇报一下我多年来的教学体会。北京现在是严寒的冬季,而海南这里风景好、气候好、人更好!

读经典,学临床,这是我们国家所倡导的政策。但是经典怎么读,临床怎么搞?这又是一个很实际的问题。教了这么多年《金匮要略》,我感觉经典有它的魅力。常言说"话说三遍淡如水",可是我《金匮要略》讲了这么多年,算起来也有上百遍了,但是每讲一遍都有新的体会。原来的知识是这么理解的,随着你在学习和讲课过程中,有时会有新的体会,有时自己又否定前面的一些理解。总是在这种肯定与否定的过程当中去揣摩，去感悟，我感觉这就是经典的魅力。之所以称为"经典"，我想一定有它的道理，因为它不仅有深刻的理论知识，而且对临床也有着很重要的指导意义。是张仲景把我们联系到了一起，我们之间在 1700 多年前就有了这种缘分，而且我们可以跨越时空去和张仲景一起分享诊疗的过程，这可是不小的缘分啊！我想有这种缘分也是一种机遇，向大家汇报一下我这么多年学习《金匮要略》的一点体会。

一、仲景湿病论治探讨

首先想和大家一起探讨的是张仲景关于湿病的一些论述，《金匮要略》的湿病在《金匮要略》的第二篇《痉湿暍病》篇里，湿病张仲景总共给出了 6 个方子，在条文里，他给我们介绍了治湿病的一些原则。像第 14 条："太阳病，关节疼痛而烦，脉沉而细者，此名湿痹。湿痹之候，小便不利，大便反快，但当利其小便。"他讲这个"利小便"我们怎么来理解？是不是我们利小便就要用泽泻、猪苓、茯苓这些药？实际上张仲景在利小便的原则上是有他的内涵的。我们从他的方子就可以研究出来他的一些原则。除了利小便之外，第 18 条讲了发汗法："风湿相搏，一身尽疼痛，法当汗出而解。值天阴雨不止，医云：此可发汗，汗之病不愈者，何也？答曰：发其汗，汗大出者，但风气去，湿气在，是故不愈也。若治风湿者，发其汗，但微微似欲汗出者，风湿俱去也。"他讲了风和湿，湿为阴邪，黏滞、重浊，最易夹寒、夹风或夹热。所以治湿就不能像祛风散寒那样，还要按湿病的特点来治疗，这就不能单纯用麻黄汤、桂枝汤解外邪，所以张仲景提出"微微似欲汗出者，风湿俱去也"。实际上发汗和利小便在病理上是相互联系的，那么在治疗上自然也应该相互应用。津液的代谢，在《黄帝内经·五癃津液别》特别提到"天热衣厚则为汗；天寒衣薄，则为尿与气。"人在汗多的时候，小便自然会少；人在小便多的时候，汗自然会少，这是生理现象。但是在病理状态的时候，就会相互影响。因为汗和小便都是人体津液代谢中气化的一种表现，它们反映了人体的气化功能。感受外邪，毛窍闭塞，汗出不来，就要通过小便的排泄，而这又需要肺气和肾气的协助，于是便间接反映出脏腑气机的盛衰。

治湿除了要"微发其汗"外，还要利小便。从文法上讲，"利小便"

是使动用法——使小便通利。它概括了一些气化的因素，就不能理解成仅应用利尿药。我们从张仲景的 6 个方可以看出来，他里面用利尿的药物并不多。第一个方，"湿家身烦疼，可与麻黄加术汤发其汗为宜，慎不可以火攻之"，他在小注里特别提到要"覆取微似汗"，就是发汗不能太过，要掌握好发汗的力度，所以用麻黄汤加白术，麻黄三两、白术四两，根据归经学说，麻黄可以开肺气，白术可以健脾气，麻黄得白术，则发汗不致太过；白术得麻黄，健脾燥湿，与麻黄并行表里的湿邪。两味药配合在一起，就达到了取微汗的目的。这样湿邪就会缓缓的蒸发。其实得外感之后，小便也会不通利的。只要外邪得解，肺气得开，小便自然就通利了，这就是仲景没有提小便如何的原因，因为这只是外感初期。

但是湿为阴邪，我们又需要用一些温药，否则湿又化不了。所以从治湿的后几个方可以看出来，21 条麻杏苡甘汤，风湿在表，这是两个治表的方子，实际上就是我们治疗外感夹湿的方子。因为现在气候已经变化，往往会出现外感夹湿的情况，这个病就比较难治。因为湿邪黏滞，很难祛除，感受湿邪之后又不按照伤寒传经的规律，不是一日太阳，二日阳明，三日少阳……不按照这个规律传经，有时候感邪以后它呆在太阳经就不走了。所以张仲景在后面提出"伤寒八九日不解"，就因为湿，它是一个黏滞之邪。张仲景在《金匮要略》第一篇第 13 条，讲五邪中人，各有法度，我们在治疗五邪感人的时候，要按照一定的法度进行治疗。所以他说"雾伤于上"，雾露之邪容易伤人体的上部，而"湿伤于下"，湿邪还最容易流注关节，所以他在五邪中人、各有法度中特别讲到湿的特性。湿有外湿，那么肯定也有内湿。往往里有邪气才会招致外邪，里气不和外邪才容易乘虚而入，所以里湿的存在往往因为这个人脾虚或肾虚，所以就容易出现一些里湿的证候。

我们再看一下后两个方子。桂枝附子汤里面特别提到："若大便坚，小便自利，去桂加白术汤。"我们在临床上治疗湿病的时候还不能急于求成，你要辨证，好像分步一样，第一步怎么走，第二步怎么走，尤其是治疗湿邪，你还要有打持久战的思想准备，因为它是个黏滞之邪。所以张仲景在 23 条讲风湿："伤寒八九日，风湿相搏，身体疼烦，不能自转侧，不呕不渴。"一般来讲，不呕不渴提示病既不在少阳，也不在阳明，呕是少阳主证，渴是阳明主证，不呕不渴还是在太阳，就是因为湿邪黏滞的特点，认为它在太阳经很难祛除，所以出现脉浮细而涩，说明湿邪可以阻滞气机。所以张仲景首先出的方是桂枝附子汤，从后面的文字来看，前面症状应该有大便溏、小便不利，这个人是内外都有湿邪，风湿在表，脾阳、脾气亏虚，所以会出现大便溏，小便不利，气化出了问题，所以张仲景用桂枝附子汤。用了桂枝附子汤以后，这个人大便坚、小便自利。我们应该联系起来看，第一步用桂枝附子汤，若内外湿得解，我们就要变方了，"观其脉证，知犯何逆，随证治之"，这是证变脉变方也变，所以张仲景原方去桂枝，量减半，就成了白术附子汤。白术附子汤是张仲景治疗风湿、阳虚病人的一个变方，他把桂枝去掉，把剩下的药物减半量：原来生姜三两，他用一两半；附子三枚，他也用一枚半；甘草二两他减成一两，大枣十二枚减到六枚。实际上还是在守方治疗，这说明我们在治疗湿病的时候，一定要注意守方论治。桂枝附子汤、白术附子汤是一个条文出了两条方子，告诉我们在临床上要随证加减，这是一个辨证法则。

《金匮要略》里有两个医案，一个在水气病，一个在痰饮病。治痰饮病，这个人"咳逆倚息不得卧"，服小青龙汤，但是服小青龙汤以后会出现相应的一些的变证，变证怎么处理？气上冲的，苓桂枣甘汤，张仲景会给我们一些疾病在转折过程中随证加减的思路。治疗湿病也是这样，对于阳气不足，内外合湿的体质，他怎么来治？对于气虚兼有风湿入侵的体质，怎么办？这个人本来就有汗，他还要让他发汗。因为"风湿脉浮，身重，汗出恶风者，防己黄芪汤主之。"这个人有汗出，但是他湿不解，因为他气虚，卫气不固，所以他会汗出，又感受了风湿之邪，卫气又不固，所以治疗湿邪就要想办法摄卫气，这种卫气不足的人，他脾气肯定也虚。所以张仲景在治疗虚人外感还是以建中为主。防己黄芪汤里面，甘草、白术、黄芪都是建中气的药，同时还要想办法让他出汗，所以他用了防己黄芪汤。防己黄芪汤的剂量单位一般在汉代用的都是两，但是在这里他用的是钱，这个方肯定是后人在传抄的时候有变化，这不像是张仲景原方的量。《千金要方》记载的是防己四两、甘草二两、白术和生姜是各三两、黄芪五两，《千金要方》好像更接近张仲景的原量。所以从这个方子来看，这里面必须有生姜和大枣，否则这个人很难发出来汗，生姜和大枣是张仲景的一个对药：生姜辛温，色黄，入阳明卫气；大枣甘温，入太阴营分。一个入卫，一个入营，这两个药配合在一起，生姜得大枣的甘缓之后，辛就不会太过，不至于太通泄；而大枣偏于守，有生姜的辛通以后，它又不会黏滞。这两个药一个入营，一个入卫，是调和营卫非常好的一个药对。如果张仲景想让卫气畅行无阻的话，生姜的量应该大，所以这里生姜用四片，大枣用一枚。大枣一枚最多也就3g。生姜用四片，要按《中医名词术语解释》，一片生姜大概是2g，四片就有8g。而这里我们如果按照钱匕来算，这五钱匕大概也就6g。因为古人用方寸匕做药末，方寸匕是一个平面采药的器具，就一寸见方，是一个平面，据考古研究，一尺合现在的23cm，一寸大概就2.3cm。金石药末一方寸匕大概是2g，要是草木药末大概是1g多一点。咱们说的钱币，很可能是当时王莽篡政制订的钱币，叫金锉刀，他制订的钱币很有意思，它前面是一个钱，后面加了一个柄，这样就很容易拿它做器具，但是钱币嘛，它中间有个窟窿，现在人考证一钱匕相当于方寸币的半方寸，古人制钱是有严格标准的，有专门制钱的工厂，不是老百姓随便能制，古人拿它做采药的器具，一钱匕大概也就是1g，甚至不到1g，所以五钱匕最多也就是6g。相比较来讲，生姜的量是比较大的，《千金要方》生姜用的是三两，这样才能在里健脾化湿，在外清营卫、解表湿。

这个方在临床上应用非常广泛，它是一个治湿的名方。用它来治疗肾病，尤其是肾病后期的气虚水肿，效果非常好。像慢性肾炎的恢复期，尿蛋白2个"＋"的都可以用。还可以用于更年期的妇女，她们多数都气虚，两腿或两脚浮肿，走路没劲，两腿发沉，甚至有的一阵一阵出虚汗，西医称为更年期综合征。中医研究认为是气虚有湿，这个方子的黄芪量要大，为什么《千金要方》黄芪的量是五两，用量最多？说明黄芪能够很好地补气、化湿，而且还可以利尿。张仲景在用人参和黄芪的时候是有区别的，人参也是补气药，但是它阴阳兼得。我们知道人参是益气养阴的，它能够益气生津，所以说它阴阳兼得，如果治气阴两虚，人参肯定比黄芪好。但如果这个人是气虚夹湿的情况，黄芪肯定比人参好。所以张仲景往往在气阴两虚的时候用人参，比如太阳中暍，暑邪不仅伤气，而且伤阴，要用白虎加人参汤，必须加人参益气养阴。如果有湿张仲景就不用人参了，湿气比较重，黄芪益气但不滋阴，这里用黄芪。

张仲景还有一个甘草附子汤。甘草附子汤一般认为是湿病偏于经脉、关节的病变的，湿邪最易流注关节，患者不仅痛烦，而且还掣痛不能屈伸，说明患者关节、经脉的病变比较厉害，疼痛比较明显。时间一长，湿病很可能会转变成历节病，但历节病的形成也有它的内在因素，那就是人的体质和外邪的侵入，所以仲景在《中风历节病》篇的第4条讲到："寸口脉沉而弱，沉即主骨，弱即主筋，沉即为肾，弱即为肝。"像这样这个人肝肾不足，"汗出入水中，如水伤心"，"伤心"是指伤血脉、伤筋脉，如果再到冷水里去接触潮湿、阴冷的东西，就容易导致寒湿之邪侵犯关节。所以他在历节篇里有一个肝肾不足的内在因素。这里他讲的是外湿入侵的表证阶段，所以说这三个附子汤证感受了湿邪，迁延日久，最后就会形成历节病。所以张仲景特别强调"骨节疼烦，掣痛不得屈伸，近之得痛剧"，一靠近就疼得厉害，这时候要想办法通阳化湿。所以治湿要用温药，我们也可以体会仲景用药的法则，如果让病人气化得行，肺气得开，就选用治上焦的药：桂枝、附子；让中焦脾胃之气能够建运，就选用白术、甘草、黄芪这些建中的药；让下焦肾气蒸腾，选用附子。总而言之，一定要让病人的三焦气机畅通，所以桂枝附子汤、甘草附子汤，甚至白术附子汤，不仅仅是用于表湿证初期，我们把方子加减，运用到历节病阶段也是非常好的。在历节病里，张仲景提到了肝肾不足的病机，我们要是作为历节病来治的话，就要适当的加一些温补肝肾的药，比如杜仲、寄生，可以再加一些藤类的药物，海风藤、银花藤等。

张仲景提出治湿三法，一是微发其汗，一是利小便，实际上还介绍了一种湿在头部的处理方法——"纳药鼻中则愈"。第19条讲，病人头部寒湿的，出现头痛，鼻塞，可以把药末放在鼻子里，实际上就是提出了局部用药的治疗方法。在临床上治疗风湿病，尤其是关节一类的病变，也不要放弃外用药。治其外以通其内，针对头部寒湿的证候，我们一般用辛夷散这类熏鼻的药物来除湿，鼻为肺窍，实际上还是开肺气。下部关节、筋脉拘急也可以外用温阳化湿宣通的药物，乌头、附子、生姜、川椒都可以。

张仲景也讲了治湿的三禁忌：禁大汗，禁火攻，禁攻下。禁大汗，因为大汗伤阳，《黄帝内经》里讲"阳加于阴谓之汗"，后面还说"阴虚阳搏谓之崩"，这是讲脉的。叶天士就把"阳加于阴谓之汗"解释成汗的生理现象，他认为人的汗既有阳气，又有阴液，是阳气和阴津的复合体。所以汗出不仅伤阴，而且伤阳。张仲景在《金匮要略》第8篇奔豚气篇中说："烧针令其汗，针处被寒，核起而赤者，必发奔豚。"就是说病人发汗以后导致阳虚，汗为心之液，心阴不足，心阳也虚，就形成了上焦的真空状态，因为上焦阳气不足，下焦的阴寒之气就会趁虚而上逆，形成奔豚气。人的气机升降出入是要相互协调的，所以《黄帝内经》讲："升降息则气立孤危，出入废则神机化灭。"人的毛窍被闭塞了，气出不来，它肯定要往上逆，因为上面有七窍，又是一个阳虚的状态，所以说"必发奔豚"，毫无疑问。张仲景特别重视伤阳的这部分，在患者阴阳都虚的时候，他重视阳；气血不足的时候，他重视气。这是张仲景在《伤寒》、《金匮》主要的学术观点。

禁火攻，张仲景在第 20 条特别提出来，治湿千万不要过用火攻的方法，因为湿为阴邪，重浊黏滞，它又容易和风邪、寒邪甚至热邪胶结在一起，一旦湿热胶结，如油入面，容易出现疾病转化，最容易出现的就是黄疸。张仲景在《伤寒论》236 条提出："阳明病，发热汗出者，此为热越，不能发黄也。"这个人得了阳明病，发热汗出，因为热可能散出来，所以说不能发黄。"但头汗出，齐颈而还，渴饮水浆，瘀热在里，身必发黄。"如果里有郁热，热出不来，有湿邪裹着，便会影响到血分，张仲景断定必然发黄。所以治疗湿病就要慎用火攻。

禁攻下，治湿苦寒、攻下不行。湿为阴邪，遏伤阳气，湿阻以后最容易出现气机郁滞，很像是实证。有的人大便会出现黏滞不爽，总觉得拉不干净，实际上是湿邪阻滞气机。这种情况往往被误认为有积滞，而采用苦寒攻下的方法，最后导致阳气损伤。所以张仲景"湿家，其人但头汗出，背强，欲得被覆向火，若下之早则哕……"用下法损伤了胃气，病人会出现胃气上逆，呕吐、哕的症状，或者胸满，小便不利，所以在第 17 条张仲景还说"湿家下之，额上汗出，微喘，小便利者，死；若下利不止者，亦死。"湿病本来是阴邪，如果你把它误认为阳证来治的话，就很容易出现坏证、危证。张仲景治湿邪，在顾护阳气的同时，又佐以温药，他经常是寒热并用、攻补兼施。人生病肯定都是矛盾的，不可能是单一的。正因为每个人的体质不同，所以我们中医特别强调辨证论治，强调方证论对，这个"证"是言字旁的"证"，代表证候，是疾病发展到不同阶段的病理、病机。

有的人讲你们中医就会辨证，不会辨病，其实中医也辨病。我们中医在六经辨证里，太阳病、阳明病……首先要辨病脉证治，每一篇的篇名就是病脉证治，不辨病就不知道疾病发展的总规律，光辨病不辨证的话又不知道疾病发展到哪个阶段，所以方证相对讲的就是疾病发展到哪个阶段就应该用哪个阶段的方。我们不能死守张仲景的方，要活学活用，如果死守某方，就像"胶柱鼓瑟"，把琴粘死了，音律出不来。又好像下棋光背棋谱，还是不能取胜，因为没有灵活变通，我们学习张仲景的方子也是一样，一定要学他的法，知其法才能用，因为张仲景也在变通，小柴胡汤加加减减后，和原来的药大相径庭，我们还要特别研究他的小注，这里能体现出他用药的一些规律，体现出他辨证思维过程中的一些变化，小注里学问很大。

张仲景治湿病总共就用了11味药，我们把这11味药分上中下三焦，中焦的药是最多的，这正符合我们中医的基本理论，脾主湿，你不化湿就不行，不健脾也不行。用利尿药就是薏苡仁和防己，他为什么不用泽泻、猪苓、茯苓？因为他注重于恢复病人的气化功能，我们不能把利小便理解成应用利尿药，而是要恢复膀胱的气化功能。《黄帝内经》讲："膀胱者，州都之官，津液藏焉，气化则能出矣。""气化"二字非常有意义，不是说膀胱口随时都能打开，必须气化才行，老年人气不足，有些人小便憋半天才能下来，气不足开阖的能力就差了。气化要看病人上焦宣发的功能，中焦的运化功能，下焦的温煦和蒸腾功能，气化得行，小便才能通利。日本人说五苓散是发汗剂，因为五苓散后面说"多饮暖水，发汗则愈"，这其实还是气化功能的体现，升降出入之机恢复，小便通利，汗出得畅。张仲景几个治湿的方子对我们临床上治疗湿病，包括感冒夹湿，脾虚泄泻，甚至感受湿邪的风湿历节，寒湿历节等等，都是可以用的。这是治湿的几个法则。

二、缓中补虚法的临床应用

缓中补虚法是在虚劳篇里，张仲景《血痹虚劳篇》的最后一条："五劳虚极羸瘦，腹满不能饮食，食伤、忧伤、饮伤、房事伤、饥伤、劳伤、经络营卫气伤，内有干血，肌肤甲错，两目黯黑，缓中补虚，大黄䗪虫丸主之。"到五劳虚极羸瘦，病人又出现腹满不能饮食，肚子胀得难受，又吃不下饭，要是一般的大夫肯定给他消食导滞了，肚子胀肯定消化不好，这个人消瘦又不能饮食，以为他有积滞，这其实是"至虚有盛候"的假象。我们不能被这些假象迷惑，张仲景在前面特别提到了"五劳虚极"，因为病人很虚，这时是要开胃健脾，还是补气，还是养血？所以在临床上很棘手。你看很多病人虚的很厉害，他们还告诉你："大夫，我不能吃补药，一吃补药我嗓子就上火，要么就发烧。"因为病人虚到这种程度，他的气血营卫都不通畅，这是阴虚加瘀血内结证，张仲景把它形容成干血劳，如果不把血络畅通的话，虚损就难以补益。就像搞经济，发展经济首先要让交通方便，交通不便谁也不来，经济也开展不起来。有营养输送不进去，病人也吸收不了，所以我们就要想办法，看哪个方面是重点，哪个方面是重心，你既要补他的虚，还要解决他的瘀，病机是因虚致瘀，由于瘀血的内结又加重了虚损的程度。所以张仲景提到了缓中补虚。从"缓中补虚"这四个字上你很难理解它里面有活血化瘀的内涵，这实际上是在缓消里面的瘀血来达到补益虚损的目的。上海的黄文东老师提出"久病入血"、"久病入络"，在他的医案里，治疗久病的病人他经常加一些红花、赤芍、丹皮等活血药来活络，这个久病入血、久病入络的理论就源于大黄䗪虫丸，张仲景在面对久病患者的时候，敢用大黄䗪虫丸来治，可想而知他在用活血化瘀的时候力度有多大。这里面有很多虫类药，叶天士解释得非常好，他说虫类药能够搜剔络邪，松透病根，没有虫子不行，虫子的特性是有一点缝它就能钻进去。张仲景对久病的、入络的、有干血的病人，非用虫类药不可。但是我们知道虫类药都是蛋白，经过煎煮后又腥又臭。所以张仲景用虫类药不用汤剂，一般不是用丸剂就是用散剂，不得以如抵挡汤才用汤剂。这里他用水蛭，虻虫，蛴螬，还有䗪虫。他用这些药很有意思，这里面就有个抵挡汤了。桃仁在五果里属肺，是补肺气的，一般3月桃花开，所以说桃仁得3月春生之气，它又属于肺之果，能够宣通络脉，也能走表；张仲景这里用大黄，我们在中药学里把大黄归在苦寒攻下药里，但是在《神农本草经》里，它是"主下瘀血、血闭寒热、破癥瘕积聚、留饮、宿食、荡涤肠胃、推陈致新、通利水谷、调中化食、安和五脏。"它的首要功用就是下瘀血血痹寒热。我们学张仲景的方一定要研究《神农本草经》，因为张仲景不可能看到李时珍的《本草纲目》，你不能拿着《本草纲目》的功效归经来研究张仲景的学术思想，人家没看到那本书。当时的书应该有《桐君采药录》，张仲景在《伤寒论》序里《胎胪药录》很可能就是《桐君采药录》。有桃仁走表通络，又有大黄入里走下，再加上水蛭和虻虫，虻虫是飞的，它善于治在上的、在络的、在表的瘀滞。它是牛蚊子，性急而泻，但是泻过即止。水蛭是潜水的，它药性缓善入经脉，甚至能入脏腑，水蛭、虻虫，张仲景经常作为对照来用，一个走表，一个走里。䗪虫是土里的，《本草》上记载䗪虫这个药斩断了还能接在一起，还能走动，所以䗪虫和水蛭、虻虫不同的就是它能够续接损伤，一些产科也用它，产伤以后，经脉的断伤；还有骨科里的扭伤、断伤也用它。张仲景用这些虫类药来祛除干瘀之血，这个方在临床上运用很广泛。水蛭和䗪虫在《神农本草经》记载里都治疗无子不育，现在西医发现很多不孕症是因为输卵管不通，这个方通输卵管效果也是很好的，这已经有不少的病例了。我有一个病人结婚7年不孕，其实她有刮宫史，开始不想要孩子，两口子在北京奋斗很艰苦，等安下家了想要孩子的时候却怀不上了，双侧输卵管不通，西医做了4次再通术都通不开，最后跟她说干脆体外受精，再种植进去，病人不太好接受这个方法，就来吃中药。我就用大黄䗪虫丸配合一些补肾的药物，肾气丸之类的，大概也就3个月，就怀上了。西医诊断为绝对不孕的病人，有时候中医也有很好的疗效，这很奇怪。有时候西医诊断的一些绝症，也不要完全把它当做绝症来看，有些是可以治的。我还有一个病人，8岁，骨髓增生异常综合征，当时在儿童医院住院，同病房的4个病人3个都死了，就他一个病人一直靠中药维持，现在上大学2年级，有一点奇怪的就是血象检查始终在低的边缘上不来，但没有任何其他的症状，身上也没有出血点，我不知道还能维持多久，至少我现在看他还挺好，就是完全用中药，没有上西药。

我一直思考，验血的时候能不能把血中气的成分化验出来，中医讲"气为血帅，血为气母"，西医抽出的血叫衃血，对中医来讲是死血，是没有用的，血中的气化成分现在还验不出来。病人要是快死了，输血就能好，但是如果没气的话输多少血都是死。我们中医的辨证思维，确实会产生意想不到的效果。因为大黄䗪虫丸宣通络脉，我还用它治疗脸上的褐斑，一个女性病人，月经不好，而且是顽固性痛经，每次来的时候都是大血块，疼得在床上直打滚，脸上色斑比较多，只要把她月经调好了色斑也就慢慢下去了。张仲景说"治疗肌肤甲错，两目黯黑"，"肌肤甲错"就是皮肤不好，褐斑是由于瘀血内结，气血不能够上荣。临床上还有一些腹部手术引起的腹部粘连，总是腹部隐痛，我也用大黄䗪虫丸，效果同样很好。

三、宣痹通阳治胸痹的应用

我们再看一下张仲景描述的胸痹，在这一篇里很有意思，张仲景治疗胸痹主张宣痹通阳，他并不主张活血化瘀。1978年我在西苑医院实习，当时郭士魁老教授正在研究冠心Ⅰ号、冠心Ⅱ号药方。我就问郭老治心脏病到底是活血化瘀好还是用张仲景的温通法好，郭老觉得活血化瘀好，他说活血化瘀效果不错。后来我在临床上应用活血化瘀的药和宣痹通阳的方剂作对比，反而感觉用张仲景的温阳法治疗胸痹心痛病效果更好。

张仲景为什么不用活血化瘀药呢？即使病人最后到了"心痛彻背，背痛彻心"的程度，也只是用乌附姜椒，并没有用什么川芎、白术、益母草、桃仁、红花、苏木之类的药。我们不妨看一看张仲景对胸痹的解释，他认为病机就是"阳微阴弦"，他说："夫脉当取太过不及，阳微阴弦，即胸痹而痛，所以然者，责其极虚也。今阳虚知在上焦，所以胸痹心痛者，以其阴弦故也。"他说如果病人上焦阳虚的话，中下焦的阴寒邪气就会趁虚上入，继而引发胸痹心痛的症状。我们再来看这些活血化瘀药，它们大多数为入阴分药，本身病人就是阴邪上犯，再加上这些入阴分的药，当然是适得其反，所以活血化瘀法治疗心脏病疗效会差一些。

《金匮》第8篇讲的是奔豚气，如果上焦阳虚，加之外感，必然会引发奔豚病："发汗后，烧针令其汗，针处被寒，核起而赤者，必发奔豚。"因为外感，毛窍被闭塞了，气没办法向外散，下焦的寒气只能往上走，所以就形成了奔豚气病。奔豚气共有4条3方，其中苓桂枣甘汤是因为下焦有水饮，蠢蠢欲动，还没有上来，它是有形之邪，不同于无形之气的奔豚气，所以应以利水为主，用茯苓八两，加强利水效果，而且用甘澜水，古人想既然是水邪为患，那么就用酒来煎药？但酒又是升散的，会加重奔豚，所以只能用水煎，用甘澜水，"扬之全无水性，不足水邪为患。"把水弄到一个大盆里，然后用勺子扬，直到水面上有珠子五六千颗相逐，用它来煮。这就是中医的思维方法，这样既能够煎药，又不做水邪，还能达到渗利湿浊的目的。所有的这些做法，都是为了宣痹通阳，让阳气得以温通。除了甘澜水，张仲景也有用酒煎的方子，比如说瓜蒌薤白白酒汤，这个白酒肯定和现在的二锅头不是一回事，《周礼·天官酒政》中把酒分为侍酒、白酒和清酒。侍酒是交代别人办事，或是招待客人，不是给人家茶喝，而是给人家酒。那时的酒就像现在的饮料，随酿随服，这叫"侍酒"，度数非常低，客人不会一喝就晕；"白酒"是春酿夏陈，时间长一点，一般是待客用的，比侍酒正规；如果春酿秋陈，时间更长，那就是"清酒"，一般用来祭祀祖先，祭祀神仙，这叫清酒。古人提到酒都会想到治病用，《黄帝内经》专门有一篇叫《汤液醪醴论》，讲"上古之人，春秋皆度百岁，而动作不衰。"上古之人做酒是"为而不用，以为备耳"，他们一般不喝酒，只是生病了或阳气不足了才喝一点。"今时之人，以酒为浆，以妄为常。"可见《黄帝内经》就有今不如昔的观点，古人认为酒是"五谷之精，熟谷之液"，须经一定的程序方可制成，要"必以稻米，炊之稻薪，稻米者完，稻薪者坚。"稻米这个东西春生、夏长、秋收、冬藏，得四时之气，而且稻子上面太阳晒着，下面在水里养着，上得天阳之气，下得阴水之精，所以说稻得五谷之气才能养人，而酒又是五谷所熟之液，《神农本草经》说："大寒凝海，惟酒不冰，明其热性，独冠群物。"河水都冻冰了，但是酒不上冻，所以酒通阳的力量非常强。你想病人阳气郁闭不通，胸痹心痛，手脚冰冷，血压下降，这时候喝一口酒，阳气通畅，阴寒得散，马上就暖和了。哪怕是你把酒放在冰箱里冻上 2 天，拿出来喝一口身上还是暖呼呼的，如果你喝点活血化瘀药，肯定热不起来。酒体阴而用阳，它行散温通的力量特别强，而病人上焦阳气不足，阴寒闭塞心胸，这个时候必须温散他血脉里的阴寒之邪，所以用酒来煎。酒这个东西入口即行，《内经》讲它"后谷而入，先谷而液出焉"。可能你吃得再饱，也不会觉得晕，但是一喝酒，马上就会晕，这就是"后谷而入，却先谷而出"。难怪《本草经》把酒作为一味药，用来行药势，通血脉，散阴寒。

张仲景用酒来煎药，但是方子里面用了瓜蒌和薤白，瓜蒌是苦寒的，瓜蒌的根就是天花粉，它可以止渴生津，使津液上行，而瓜蒌实却是降的，它能够降浊宽胸，豁痰下气，它的果子最大的好处就是能够润肠通便，虽然瓜蒌实是个阴分药，但是它能和阴寒邪气同气相求，就下而升上，使得阳气得升，浊阴得降，气机恢复，阳气温通，胸痹心痛自然就会缓解。仲景又用了半斤薤白。薤白在五菜里归心，韭菜归肝，冬葵归脾，葱归肺，藿归肾。藿就是豆苗。《黄帝内经》讲"心病宜食薤"，这是讲的食补，薤实际上是野蒜，是一个温通药，可以温通心阳。正因为张仲景发现用温通法治疗胸痹心痛效果比活血化瘀好，所以在患者病情较重的时候用乌头赤石脂丸，用大辛大热之品，乌头、附子并用，干姜、川椒并用。乌头和附子虽然是同根所生，但也各有特性，附子种在地里，长大以后边上出来的叫附子，根叫乌头，如果边上不长附子，就一个独头长大了，叫天雄。但是天雄的解释有好几种，一是"他处草乌头之类，自生成三寸以上者。"这是李时珍解释的，就是长在其他地方，不是栽培在菜园子里，野生的草乌头叫天雄。还有一种解释是附子长的细而长的，长三寸许的叫天雄，它竖长条，穿的力量比较强，说它得阳气，比较纯正，把它叫天雄。《尔雅》里解释，一年生的叫"侧子"，二年生的叫"乌喙"，三年生的叫"附子"，四年生的叫"乌头"，五年生的叫"天雄"。不可否认，天雄是温补药里力量最强、温阳效果最好的。张仲景把乌头和附子同用，认为乌头通经络、止疼痛的效果比较好；而附子温脏腑、散阴寒的效果好。一个走经络，一个入脏腑，两药合用经络脏腑同治。再加上川椒、干姜，辛散的力量很强，所以张仲景没有用酒，酒辛散太过，反而会适得其反。

张仲景在阴阳的调理上，重视于阴，不忽视阳；重视于阳，也不忽视于阴。《金匮》第一篇的第 10 条，叫"厥阳独行"。"厥阳"，有阳无阴，古称"厥阳"，仲景特别强调在温阳的时候不能过于伤阴，否则"厥阳独行"，这也是病啊，病人会狂躁的。所以补阴不要损阳，温阳也不要伤阴。仲景用这么多大辛大热的药物，又不能伤阴，所以他用蜜来做丸，这样才能达到阴阳兼得。那么如何防止心气的耗散呢？李时珍强调："石脂，随五色而补五脏。"但是我们入药的只是赤石脂，就是不选用什么黑石脂、黄石脂……因为赤石脂能敛心气，顾护心阳之气。我们说阳可以伤阴，同样也可以伤阳。阳气也伤阳啊，就像暑热不仅伤阴，而且伤气。惊悸吐衄下血篇第 17 条讲"心气不足"，这个人吐血、衄血，"泻心汤主之。"张仲景为什么用泻心汤？泻心汤是苦寒药，病人本来就心气不足，为什么还用苦寒药泻心火？很多人觉得心气不足的"足"字是个错字，有人讲"心气不主"，实际就是"心气不足"。因为病人阳热太盛，伤及心气，伤阴同时也伤了阳，导致病人心气不足，如果不把阳热泻下去，热邪不减，心气就会被伤。心率减慢会死人，心动过速同样会死人，这实际上都是心气不足引起的。仲景提供了一个温通治疗冠心病、心绞痛的方法，我们现在用活血化瘀法可以作为辅助配合，我认为那应该是后期的调理，急救的时候还是以温通为主。我在临床上体会，病人吃多了活血化瘀药会感觉疲乏无力，有时候病人心律不齐活血药用多了是转不过来的。用益气温通法心律失常纠正得反而比较快。如果单用活血药，不仅伤血，而且伤气。宣痹通阳法同样也可以用在胃寒痛、虚寒性溃疡、虚寒性腹泻、五更泻的病人，乌头赤石脂丸也是很好用的。

四、痰饮治则的应用分析

中医开方就像厨子做菜一样，是上海人，你要做的偏甜一点；要是四川人，你要做的麻辣一点；要是东北人，你要给他做咸一点，你要根据病人的口味来调，调到适合于这个人的口味为度。邓铁涛老师就说方剂都是出自厨子之手，伊尹是黄帝的厨子，他做汤液调制了 360 个方子，著《汤液经法》，但是我们谁也没看到。我们现在能在文献中看到的就是陶弘景的《辅行诀脏腑用药法要》，他说收录了 60 个方，实际上是 56 个方子。因为陶弘景学道，他 10 岁就悟道，后来很多弟子和他学道，也有很多人求他治病。他就从《汤液经法》中抄了 60 个方子，以备山中灾急所用。上个世纪 20 年代，考古学者在敦煌石窟发现了这本书。以前敦煌石窟的藏经洞塌了以后，很多外国人就来抢宝，有一个王道士做内应，把很多书都卖给了洋人，大家都说这个王道士是敦煌石窟的国贼。但是他发现《辅行诀脏腑用药法要》能治病，就没有卖给外国人。后来河北有一个叫张大昌的有钱人高价买下了这本书，传到他孙子的那一代，赶上文化大革命，书就被烧了。"文革"期间要破四旧，立四新，我们这一辈以上的人基本都了解，那时候家里有一点文物都怕红卫兵抄到家里拿出去批斗，所以那时候那本书就被毁掉了，但是还留下几本手抄本，这些手抄本经过马继兴马老考证，认为是真的，我们现在看到的《辅行诀脏腑用药法要》实际上就是手抄本流传下来的。把里面的 60 个方子和《伤寒》、《金匮》对照一下，发现大概有 16 个方子是一模一样的，只是有的方名不同而已，是张仲景把方名改了，所以张仲景写这本书时也说"勤求古训，博采众方"。经方疗效的神奇正说明伊尹还是比较神的。张仲景写《伤寒论》里面有他自己的方子，但是也有一些前人的效验方，他把古方摘录下来，我们确实要感激他。

痰饮和前面的湿邪有一定的联系，张仲景提出了一个治疗痰饮病的总原则："病痰饮者，当以温药和之。"但是具体的治法，则又灵活得多。痰饮的形成和三焦阳气不足是最密切相关的，中医讲"饮入于胃，游溢精气，上输于脾，脾气散精，上归于肺，通调水道，下输膀胱，水精四布，五精并行……"如果上焦肺气不足，中焦脾气不足，下焦肾气不足都会导致痰饮内停。痰饮是由于阳气衰微引起的，但是还没到阳气虚厥的程度，痰饮实际上是弱阳化生的一个产物。就像生产线上的工人手艺不好，虽然把零件生产出来了，但不是成品，说原材料也不像，装在机器上不能用，只能说是个废产品。痰饮就是机体阳气不足的一个代谢物，如果我们喝的水马上就吐出来，这叫"水饮证"，不叫"饮"。《景岳全书》里说痰饮是"寄化之物，而非不化之水"，痰饮确实经过了温化，但是温化不够，停在体内成为一个新的致病因素，就成了痰饮，那用药就得用温法。但是每个人体质不同，有男有女，有老有少，还要因人而异。"温"强调原则性，而"和"强调灵活性。我们中医治病就是给病人调和药性。段玉裁注这个"和"字时，解释为调汤液，就是往汤里加葱、蒜、胡椒、糖、盐……这就是"和"。"温"并不是说每个方都让你用温药，我们该用凉药还要用，但是他是在提醒你，你用凉药不要伤了阳气，即使用了凉药、寒药，那是为了要让他阳气恢复。你看十枣汤，十枣汤是治悬饮的，那可是泻药啊，但是病人服十枣汤是有要求的，要"平旦温服之"，一个要温着服，一个要平旦，平旦正是人体阳气升发的时候，《黄帝内经》特别讲"平旦阳气升，日中而阳气隆，日西而阳气已衰。"所以平旦阳气初生，到日中阳气就隆盛了，到日西阳气就该弱了，所以吃的时候要在平旦，如果过了正午，自然界的阳气不足，人体自身的阳气也虚了，要是再泻，阳气也跟着泻掉了。所以选择平旦服，病邪一泻，阳气就升上来了，自然界的阳气和人体的阳气就能同时升发，达到祛饮扶阳的目的。张仲景还强调，如果平旦吃得量小了，明日再加半钱，不是下午再加量。还要根据病人，强人服一钱，弱人服半钱，不效者明日再加量。这都是为了祛饮扶阳。中医治病的目的完全是为了扶正祛邪，或者是祛邪扶正，是为了让这个人的阴阳恢复到正常的平衡状态。如果医生把病辨反了，阳病当阴病治，虚病当实病治，那就是谋财害命。有的人一个药方一吃到底，到最后得了肾衰。在北京就有好几个，有个医生把一家四口吃得肾衰，这个医生就说现在人肝火太旺，在公共汽车上踩一下脚就吵起来，挤一下就骂开了，所以应该吃点龙胆泻肝丸，结果把龙胆泻肝丸当保健药吃。其实龙胆泻肝丸不是保健药啊，泻肝胆湿热，泻肝胆实火，火下去了就不能吃了，张仲景在很多方里说中病则止，你把它做保健药给人吃还不是杀人吗。结果把龙胆泻肝丸打入冷宫，怨方子不好，实际上这是一个很好的方，关键在于我们怎么去用它。

张仲景治痰饮病首先讲怎么去"和"，用苓桂术甘汤给我们举例，紧接着用的就是甘遂半夏汤，然后就是十枣汤。张仲景在写完苓桂术甘汤时，紧接着说"夫短气有力，当从小便去之"。"当从小便去之"就是要恢复机体的气化功能，小便通利这个人气化就正常了，因为"膀胱者，州都之官，气化则能出焉"，这个人气化正常了痰饮才能得消。我们在治疗痰饮病时开始用的泻药，最后还是要恢复脾肾功能。有的人是脾胃功能不足，我们可以从中焦入手，不一定非要用苓桂术甘汤，四君子汤也行，参苓白术散也行；肾气不足、肾虚的病人，我们可以从温肾阳入手。有的病人哮喘特别厉害，痰多，你给他祛痰，他会告诉你"大夫，我吃你这个药真好"。病好了一大半，可是剩余的病即使复诊个十次八次还是不能彻底好，为什么？这就是有微饮。痰饮比较重的时候我们可以祛邪，祛邪最后剩余的病根怎么祛除？张仲景要么健脾，要么补肾。疾病后期的痰饮，可以归为现在的老慢支等疾病，急性期可以解表，用麻杏石甘汤等，恢复气化功能的阶段，就要健脾补肾，慢慢地用健脾补肾药，这是治疗痰饮的收功之法。

在黄疸篇，张仲景说："寸口脉浮而缓，浮则为风，缓则为痹。痹非中风，四肢苦烦，皮色必黄，瘀热以行。"这里讲的是湿和热的问题。我们讲太阳中风脉浮缓，太阳伤寒脉浮紧，这里仲景给你做注，可不是太阳中风证，如果我们用桂枝汤肯定不行，这里的寸口脉浮而缓，浮则为风，缓则为痹，风者为热，痹往往为湿，痹是因为湿阻，阳气不通，湿热胶结在一起，最后影响到肝胆疏泄，最后影响到血分，导致血分有瘀。少阳之气不通，郁热，少阳和肝有关，肝又是藏血的，少阳胆腑郁热，出现胆汁外溢，外溢血分，血分有瘀热才会形成黄疸。黄疸病的第一个方子——茵陈蒿汤，茵陈、栀子、大黄，这里的大黄也是泻瘀热的，张仲景在小注里特别提到茵陈蒿汤是黄从小便去，不是看大便怎么样，"黄从小便去"，我们不能把大黄理解成通大便的药，大黄在这里应用主要是行瘀泻热。黄疸夹瘀，治黄必行瘀，行瘀黄自退，所以茵陈蒿汤主要还是行瘀为主。张仲景最后用什么方子？黄疸病一共22条，最后一条是虚劳小建中法，用建中法调理脾胃才能把黄疸病治好。黄疸郁热在里，继而化湿，还是要恢复脾胃功能，慢慢的调理中气，不可急于求成。因为虚劳病是因虚成损，积损成劳，要经过一个漫长的过程，并不是得病几天就虚劳了，这个时候"虚劳里急，悸，衄，腹中痛，梦失精……"用小建中汤慢慢的顾护脾胃之气。在黄疸篇里，张仲景论述湿热黄疸有好几种类型，湿重于热的，热重于湿的，还有病位偏上的，病位偏下的，只要把湿这个关键问题抓住，其他问题就好办了。我们可以把它和前面治湿的法则结合来看。

好了！就讲到这里吧，把剩下的时间留给下一位教授，谢谢大家！

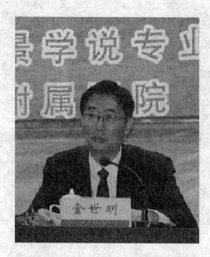

【名师介绍】

金世明，中华中医药学会理事、中国中西医结合学会理事、政协广东省第十届委员会委员、广东省中医药学会、中西医结合学会副会长兼秘书长。近年来一直从事中医养生文化的研究，其"中医养生保健的智慧与方法"系列讲座受到国内外医学同行和广大听众的好评。

学习《黄帝内经》的一点体会

广东省中医药学会、中西医结合学会　金世明

我们谈到经方，就离不开经典。经方就像果子一样，而经典就是它的树根。邓老在经方班上的题字也提到："四大经典是根，各家学说是本，临床实践是中医之生命线，仁心仁术是中医之魂！"这个"根"和"本"的关系是统一的，它们都在不断发展。包括后世各家学说对四大经典的发挥，都是根本。中医四大经典里面首推《黄帝内经》，我今天就想结合《伤寒论》和经方，谈一谈我学习《黄帝内经》的一些体会。

在西方，如果说谁没有读过《圣经》而去当一个牧师，当一个传教士，那没有人会相信他。但是在今天的中国，没有读过《黄帝内经》去当中医的人却大有人在，包括我的硕士研究生。我18岁到农村，19岁开始学医，并且当兼职的赤脚医生，到现在已经有41年的历史。这几年，我一直在结合实际情况去思考，这才认识到《黄帝内经》的重要，才开始学习《黄帝内经》。什么叫经方，为什么不叫经药？我们中医讲"开方"，不讲

"开药"，这个方就有方位、方向、方式等等的意义，我们的治疗方法就体现在这个方上，所以我们讲"经方"，不讲"经药"；讲"开方"，不讲"开药"。当然这里面已经包含了药物，是若干味药物构成了一个方。大家知道刘力红写了一本书叫做《思考中医》，这个题目很大，但是它还有个分题目，可能很多人没有在意，这就是"伤寒论的解读"，在《伤寒论》的每一个章节中都提到了疾病的欲解时，这里面实际上就牵涉到了《黄帝内经》里非常重要的问题——时空问题。我们中国人以什么为坐标？时空。时空就是时间和空间，老祖先发现了这个问题，就是我们人类到这个世界上来，要定的坐标就是时空。有了时空的概念，所以我们讲宇宙观，世界观。什么叫宇宙？四方上下为"宇"，这是时间；古往今来为"宙"，这是空间。这些描述都是时空观，人类只要坚持以天地、以大自然为榜样，以时空观为坐标，我们的身体才会健康。在现在的社会，人们几乎把金钱变成了坐标，所以很多疾病是没法治的，现代人得病有60%的原因是由于不良的生活方式导致的，所以健康的生活方式可以祛除我们身上的很多疾病。谈到疾病，我们医生是要医病的，但是这几年来我一直在思考，这个病到底是怎么来的，它究竟是怎样产生的。由于西医学的影响，在相当长的一段时间里，我们都认为疾病主要是由两大敌人造成的，一个是细菌，一个是病毒。所以人类花费了大量的人力、财力、物力去生产和研制一代又一代的抗生素、抗病毒药物。我们的疾病真的是由于细菌、病毒造成的吗？我买了一本大学教材，叫"生态学"，看后我才知道，在生态环境里面，人就是一个地地道道的消费者，我们在这个生态环境里面，吸进氧气，呼出二氧化碳，氧气是谁去生产呢？是绿色植物把废气二氧化碳又变成了氧气，供人和动物使用。我们人类使用动物、植物，排出的都是废物，这些废物又怎么变废为宝呢？靠得就是微生物。地球有46亿年的历史，微生物有38亿年的历史，我们人类的历史只有500万年，我们的生存一时一刻都离不开微生物，我们生活在茫茫微生物的汪洋大海中，而这些所谓的细菌、病毒在不爆发、不给人类造成传染病的时候，都是和我们和谐相处、密不可分的。在生态环境中，我们人类和动物包括植物每天都会排出很多的废物，包括大小便和枯枝落叶，这些废物很难看，也很难闻，但是因为有了微生物，它们才被称为"绿色农家肥"，只有被微生物分解以后，这些废物才能变为宝，"庄稼一枝花，全靠粪当家"，这些"绿色农家肥"到了土里面，种出来的粮食是香的，水果是鲜的，甘蔗是甜的……而化肥呢，看起来很干净，实际上里面含有很多破坏大自然的东西。时间告诉我们，作料、塑料、泡沫、农药、化肥、洗衣粉，以及各种各样的化学制品，包括西药、化学药品，凡是不能被微生物分解或者不能被微生物降解的，才是真正的毒，而这些毒恰恰是人为产生的。这些铁的事实告诉我们，微生物是生态环境中不可缺少的生力军。我们还口服各种各样的细菌，我们以前吃的酵母片，里面就含酵母菌；还有小孩子吃乳酶生片，是什么？肠球菌；我们吃的丽珠肠乐是什么？口服双歧杆菌；还有酸奶，每100ml酸奶里面就含有10亿个活性益生菌；我们花3万元钱买1斤（500克）冬虫夏草来，这是什么东西？真菌。所有的这些都是微生物。大家自然会问，如果我们的病不是细菌、病毒造成的，那是什么原因呢？不少人问我们医生，说我们现在吃的、穿的、住的都比以前的大地主好，为什么我们还有那么多病呢？而且很多疾病趋于年轻化，这又是为什么呢？作为医生，接触到各种各样的疾病，通过和病人的交流，我们不难发现，疾病发生的原因就在我们的心上。病在哪里？病在思想上，病在精神上。上世纪末，联合国、世界卫生组织集合了各个国家的医学专家进行了反复的讨论，内容就是关于当代疾病发生的主要原因是什么？得出来的一致答案是：遗传因素占15%，社会因素占10%，气候因素占7%，医疗条件占8%，个人生活方式占60%。我们平时所关注的医疗条件，医疗设备，医生水平其实只占了8%，而在剩下的92%里面，有70%是关于社会环境和个人的生活方式，这些都离不开我们每个人的心，每个人的思想。近10年来，我们国家的慢性非传染性疾病呈现紧迫现象。今年5月14日，陈竺部长在上海世卫组织一个相关会议上作主题发言，他当时就用了"紧迫"二字来解读现代中国疾病的发病情况。举一个例子，糖尿病的发病率在近10年内增加了305%，像这样的数据还有很多，我在这里不一一列举。

我们继续谈《黄帝内经》，大家都很熟悉，《黄帝内经》包括《素问》81篇和《灵枢》81篇，四大经典中的《难经》也是81难。中国最重要的书一定都是81篇，为什么？10进位是中国人发明的，在河图、洛书里面就有，0～9，9最大，九九八十一。《西游记》也是81章，像这样的例子还有很多。《黄帝内经》加起来有20几万字，但是打开这本书，《上古天真论》里介绍我们的人文始祖黄帝仅仅用了24个字，而西方人的《圣经》

介绍基督整整用了一个章节。《黄帝内经》怎么说？"昔在黄帝，生而神灵，弱而能言，幼而徇齐，长而敦敏，成而登天。"就这 24 个字，然后就没有了，接着马上进入正题，"乃问于岐伯曰"，问天地万物、大自然的医生岐伯，问他什么呢？"余闻上古之人，春秋皆度百岁，而动作不衰。"我听说古人都能活到 100 岁，而且还能自理，"今时之人，年半百而动作皆衰者"，现在的人到了 50 岁，各种身体机能就不行了，"时世异耶？人将失之耶？"这是世道变了吗，还是人类将失去了呢？有一种观点认为人类大概是 2、3 万年一届，如果大家到过日本旅游参观，旅游团往往要把你带到大阪的一个广场，让你看一个东西，什么东西呢？上个世纪 80 年代，由日本人出钱，联合国出面，把人类各种优秀的文化遗产全部埋在里面，为什么？为了我们这届人类死去之后，下一届人类来挖文物。所以我们要珍惜人生在世的时光。我们看一看"年半百而动作皆衰者"的情况：爬一下坡就气喘，提一桶矿泉水就腰酸，摔一跤就骨折，甚至打个喷嚏也能打出腰椎间盘突出来……对于黄帝提出的问题，也是《黄帝内经》中的第一个问题，岐伯是怎么回答的呢？岐伯对曰："上古之人，其知道者，法于阴阳，和于术数，食饮有节，起居有常，不妄作劳，故能形与神俱，而尽终其天年，度百岁乃去。"岐伯告诉黄帝答案，只有区区 45 字，做了一个高度的概括，古人为什么能够活到 100 岁还能自理？他说：黄帝啊，上古的人也不是每个人都能活 100 岁还能自理，而是其中绝大多数人知晓道理啊！"知"是动词，"道"是名词，知晓道理者，就能"法于阴阳，和于术数"，什么是"法于阴阳"？"阴阳者，天地之道也"，"法"是效法的意思，就是我们要效法天地自然的规律；"和"有和顺之意，就是应该顺应古人整理出来的规律，比如说阴阳五行、灵龟八法、子午流注、五运六气等等……因为世界上一切事物需要最清楚解读的就是"数"，而"数"又分奇偶，这就是我们阴阳学说的来源之一。"法于阴阳，和于术数"就是告诉我们"知其道者"就能够顺应天地大自然的规律去生活。具体怎么样生活呢？下面有 12 个字，"食饮有节，起居有常，不妄作劳。"这就是健康生活方式，现在世界卫生组织最近提出来生活的四大健康基石：叫合理膳食，戒烟限酒，适当运动，心理平衡。其中"合理膳食，戒烟限酒，适当运动"和前面的 12 个字意思基本相同，"心理平衡"又和下面提到的"恬淡虚无"意义相一致。我们老祖宗在 5 千年前就把健康的四大基石阐述得

如此生动、朴实、清楚。这样的生活方式才是健康的，积极的，这才叫
"形与神俱"，意思是我们的形体和精神都能够尽其天年，都能够享受天地
大自然给我们的时间和空间，那么最后就能够"度百岁乃去"，不是
"死"，是"去"。就像吕正操将军死了以后，讣告上没有出现"病故"的
字眼，写的是"寿终正寝"，因为头一天晚上他还在跟孙子聊围棋之事，
他尽了天年，所以他不是"死"而是"去"。

现在的人为什么活到 50 岁就不行了呢？岐伯说今世的人生活方式发生
了改变啊！怎么回事呢？"以酒为浆"，把酒当豆浆喝；"以妄为常"，把不
正常的说成是正常的；"醉以入房"，喝醉了酒还要行房事；"以欲竭其精，
以耗散其真"，以自己的欲望去耗竭体内的元气、真精；"不知持满"，不
知道保护自己的元气、正气；"不时御神"，不知道按照不同的时辰去保护
自己的精神；"务快其心"，图一时之快乐；"逆于生乐"，逆着大自然规律
来行事；"起居无节"，该睡的时候不睡，该起的时候不起；"故半百而衰
也"，这里只用了短短 55 个字，就把今时之人"年半百而动作皆衰者"的
原因说明白了，这是从一个典型的案例来解读、剖析。当然，岐伯知道黄
帝问他这个问题是想让岐伯对老百姓说："我们如果也想按古人一样活 100
岁还能自理，那就要注意养生，注意保持良好的生活方式。"知道了好的
生活方式，那么具体怎样做呢？岐伯用了 135 个字来解读这个问题，他怎
么说？"夫上古圣人之教下也"，古代的圣人跟我们广大老百姓怎么讲呢？
"皆谓之"，都这么说，"虚邪贼风，避之有时"，这 8 个字很重要，这里的
"虚"不是弱的意思，而是控制的意思，指的是乘虚而入，所以他用了一
个词，叫"贼风"，像贼一样的邪风，在我们不注意养生的时候，钻了我
们身体的空子，钻进身体而致病。所以对于"虚邪贼风"，一定要"避之
有时"。举个例子，如果我们把所有的门窗都打开，找个人在门口铺张席
子，穿个背心短裤睡一宿，明天早上起来一定感冒；如果我们给他一张铺
好的床，不对着风口，使室内温度不致太低，那么他就不会感冒。微生物
没有变化，气温也没有变化，同样的人，不同的只是"虚邪贼风，避之无
时"和"虚邪贼风，避之有时"，所以"避之有时"从一个侧面反应了防
病的重要性。

前两年的禽流感，按照道理讲应该是卫生条件最差、营养条件最差的
地方发病率最高。但是，非也！营养条件最差、卫生条件最差的非洲发病

率最低，而卫生条件最高、营养条件最好的加拿大、美国发病率最高。为什么？年轻人、中年人发病率高，老年人和小孩发病率低。为什么？是因为遇到了金融海啸的危机，使得这些年轻人更加拼命赚钱，却忽视了健康的生活习惯，他们是在"拿命换钱"，等这些人老了以后就会"拿钱换命"。熬夜通宵，饮食没有节制，吃一些垃圾食品，生活节奏快，工作压力大，这些生活方式都给我们敲响了警钟。有些人感到很热，跑回家里一身汗，毛孔都是开的，打开冰箱，里面的冷气"扑"地一下往身体里钻，甚至还直接对着空调、电风扇吹，然后拿出来一瓶冰水咕噜咕噜喝下去，你说他的体质会好吗？很多年轻人觉得夜生活就应该丰富一些，老人睡觉，保护体质，他不睡觉，这些都在暗耗精力，使体质下降，总有一天麻烦会找上门来，这能怪谁，这都是自己找来的啊！这也是"虚邪贼风，避之无时"的生动写照。"恬淡虚无，真气从之，精神内守"，这是说面对社会上各种各样的诱惑，我们的心要恬静，要淡定，淡定就是知足，知足常乐，心无杂念，心像宇宙一样的空灵，这就叫做"恬淡虚无"。做到了这样，我们的正气就会在体内按照大自然的规律运行流动，饱满而不外伤。这就叫做"真气从之，精神内守"。做到了这些以后，"病安从来"，病从哪里来呀？岐伯接下来又作了进一步的解释："是以志闲而少欲，心安而不惧，形劳而不倦。"这三个排比句是说你要有志向，但是不要有空想，不要有幻想，不要有太多的欲望；你不去做坏事、恶事，才可以心安而不惧，半夜敲门你也不心惊；我们要劳作，要工作，但是不应该疲倦，不应该过度。"气从以顺"，我们的正气才会在体内按照它的规律运行流动，各个脏器的正气才能够发挥它的作用，就是"各从其欲，皆得所愿"，各个脏器都会协调得很好，都会按照正常的功能去工作。有了这些前提，"故美其食"，吃嘛嘛香；"任其服"，穿什么衣服都舒服；"乐其俗"，到了什么地方都能够入乡随俗，非常地开心；"高下不相慕"，钱多一点，钱少一点，职务高一点，低一点都无所谓，不会去互相羡慕；"其民故曰朴"，这才是朴实的老百姓。我们总是强调要返朴归真，就是要归这个"朴"。接下来，"是以嗜欲不能劳其目，淫邪不能惑其心"，要是把金钱、美女摆在你面前，来勾引你，怎么办？你可以不看，或者一眼就可以看出这是诱惑，不予理会；"愚智贤不肖不惧于物"，不管是不那么聪明的和很聪明的人，不那么贤明的和贤明的人，都能够不被物所左右，这个"物"指的是金钱，不被金钱所诱惑；"故合于道"，这样就符合道德，符合真理；"所以能年皆度百岁，而动作不衰者，以其德全不危也。"最后落在道德所指上，这是黄帝时代人们的智慧。吴仪副总理在2008年辞去职务后，就组织卫生部和国家中医药管理局在全国启动治未病的健康工程。"治未病"就是养生，"治欲病"叫调理亚健康状态，"治已病"就是我们现在的治病。邓铁涛老被评为国医大师，因为邓老没有去北京，在6月26日那天，王国强部长和我们的雷副省长亲自去给邓老授予这个国医大师的称号。同在那一天，同济大学的国医大师班的学生到广州中医药大学请邓老讲课，邓老在讲课过程中说到这么一句："未来医学必将养生放在最重要的地位，未来医院将向保健院的模式发展。"这段话刊登在6月27号的《广州日报》上，我是从上面抄下来的。钟南山院士是很好的医生，首先他是"上工"，他特别重视养生和保健，他写了一本书叫《钟南山谈健康》，书里反复强调人应该学会关爱自身健康，提高自我保健意识。洪昭光教授也是著名的心血管专家，他对社会影响最大的、对人类贡献最大的是他的健康讲座，里面也是将人类的保健、防病提到很高的层面上来。今年7月份我去台湾学习考查，发现台湾的大医院都有一个区，相当于保健院区，这种做法就非常的合乎中医的传统理念，对老百姓的健康生活提供了有力的保障。

人类生病的主要原因不是微生物，而是人心及人的精神、思想。对于这个问题，古人是怎样认识的呢？我们看看，刚才我把《黄帝内经》的三段话合起来，就是岐伯回答黄帝第一个问题的235个字，有11处牵涉到人心，一处是"精神"二字，两处是"神志"，三处是"心智"，四处是"欲望"的"欲"字，还有一处是"愿望"的"愿"字。区区235个字就有11处牵涉到人的精神与思想，你说古人是不是很重视这个问题？几千年来，我们管生病的人叫什么？"患者"，患者某某，"患"字怎么写？上面一个"串"字，下面一个"心"字，一串串的烦恼压在心上，这能不生病吗！而"病"字呢？病字头里面加一个"丙"字，为什么是"丙"字，而不是"甲"字、"乙"字呢？我翻阅了一下古代的"干支学说"，"干支学说"里面有"十天干"，甲、乙、丙、丁、戊、己、庚、辛、壬、癸，十天干与五行五脏的配属关系是怎么来的？其中甲乙属木属肝，丙丁属火属心，戊己属土属脾，庚辛属金属肺，壬癸属水属肾，"女子二七天癸至"，"男子二八天癸至"就是从这里面来的，同样，"丙"代表心也是从这里来的，我买了一本最新的《新华字典》第 10 版，翻到第 33 ~ 34 页，我发现与"丙"字相组合的字全部是和心有关的，木字旁加一个"丙"字，那是权利的柄杖，统治阶级统治社会靠的是什么？是某种思想，某种信仰或某种主义。我们说一个人彪炳千秋，几千年前连照相机都没有，我们不知道他长什么样子，但是他的精神是可以彪炳千秋的，所以说"丙"字代表心，所以今天的"病"字就是一个病字头加一个"丙"字。我们老祖宗造这个"病"字和"患"字都是要告诉人们心病才是最主要的原因。很多病人见到医生往往第一句话是说："医生，我哪里哪里不舒服。""舒"字怎么写？左边一个"舍"字，右边一个"予"字，只要舍得给予别人，不要斤斤计较，马上就会舒服很多。如果你不是什么严重的疾病，那些不舒服其实是你在计较某一件事，如果你想通了，付之一笑，那就会完全舒服了。中医药的"药"字怎么写？繁体字"药（藥）"是草字头下面一个快乐的"乐"字，快乐才是最好的药物。如果一个人整天不快乐，他吃什么药有效？我们的五脏，肝、心、脾、肺、肾，其中肝、脾、肺都是旁边一个"月肉旁"，"肾"字下面也是一个"月肉旁"，说明这四脏跟人的形体关系特别密切。只有心脏，无"月肉旁"，祖先造这个字是否有什么特殊含义呢？《内经》有一篇叫《素问·灵兰秘典论》，里面提到："心者，君主之官也，神明出焉。"通俗点说，心是国家主席，是君主。下面还有很多大臣："肺者，相傅之官也"，这是国务院总理；"肝者，将军之官也"，这是国防部长……分工不同，但是《灵兰秘典论》接下来说"故主明则下安"，只有君主明达，顺从自然规律，下面才会相安无事，"以此养生则寿"，人们才会长寿；如果"主不明"，就会"十二官危"，若心不明，违背自然规律，那么所有的脏器都会发生危象，就会生病等等，由于时间问题，这里不展开谈。

有一次广东医学院的院长请我去他们学校做交流，面对对象是那一年考取的 200 多个研究生，还有提拔上来的 40 几个硕士研究生导师。我讲完之后，有一个学生追出来问我，说："老师，您说病不是由细菌、病毒造成的，是由人心造成的，我真的想不通。"因为这是一所西医院校，接受的都是西方思想教育，他们一时不解也可以理解，我说："学校的'学'字的繁写体（學）你知道吗？最上面和最中间的字都是阴爻、阳爻的'爻'字，觉悟的'觉'繁写体（覺）也是如此。而学校的'校'字呢？

因为'十年树木，百年树人'，所以旁边是个木字旁，右边的'交'字怎么来的？上面一个'六'字，下面一个'爻'字，《周易》里面，八八六十四卦，卦卦都是六爻，我们在这里，师生、朋友、学者、同道都是互相交流的，我们已经讨论了学校里非常常见的忧郁症、焦虑症，请问这些忧郁症、焦虑症与哪一个细菌、病毒有关呢？大学生的自杀率从十万分之二十（清华大学的调查结果是十万分之四十），自杀是中国15岁到34岁人群的最大死因，请问，自杀跟哪一个细菌、病毒有关呢？又是哪一个细菌让我们去自杀呢？还有高血压病、糖尿病患者动辄过亿，这些病又跟哪一些细菌、病毒有关呢？即便说到癌症，除了部分的皮肤癌、鼻咽癌、子宫颈癌之外，绝大多数的癌症又跟哪一些细菌、病毒有关呢？"当时我跟他交流时，旁边也围了很多学生在那里议论，说回去要好好想一想。

我也是学医的，我知道医学上常常将疾病分成三大类：传染性疾病，非传染性疾病，心理疾病。传染性疾病肯定与致病微生物有关，不叫细菌，应该叫致病菌，或病毒毒体有关，但是我们可以看看传染病是怎么样发生的。只要有战争，一定有瘟疫。但是战争是怎样发生的呢，是谁挑起的呢？人，而不是大自然。我们就说SARS，果子狸有果子狸的病，有果子狸的病毒；人有人的病，有人的病毒，互相都没有免疫功能。你不去吃果子狸，果子狸的病能扯到你人身上来吗！有一个蛇伤专家告诉我，他听过一个老爷爷讲真实的事例。那个老爷爷的孙子被蛇咬了以后，他特别恨蛇，当时就去打了一下那条蛇，结果蛇没跑，他又把蛇抓起来猛咬它一口，后来发现那条蛇动不了了，蛇被咬的地方就肿起来。于是，这位蛇伤专家也去搞实验去咬蛇，他发现蛇对人的唾液，也就是消化酶也没有免疫功能，所以，不仅蛇的唾液可以使人得病，人的唾液同样也可以使蛇得病。但是，人不咬蛇，蛇不咬人，不就相安无事了嘛！还有禽流感。其实感冒就分为两种——普通感冒和流行感冒。流行性感冒又分A、B、C三种。A型流行性感冒从来就叫做禽流感。而禽流感是怎么发生的呢？我们看看现在的家禽，我到花都去，通过朋友了解他们养鸡是怎么养出来的。以前的小鸡是母鸡把蛋放在腹部慢慢的抱孵出来的。现在的小鸡是电灯泡直接照出来的。照出来以后，就给它圈养起来，长了几天就给它住集体宿舍。然后每天晚上只给它们关4个小时的灯，目的是让它们快点长，怕它得传染病，就给吃抗生素；怕它不长肉，就给它吃避孕药……40天就长到

8个月大，那个老板还很感慨得说："我的鸡很可怜啊，从出生到卖到市场之前，从来就没见过天日。"试想这样的鸡会有免疫功能吗？我想我们这个年纪的人小时候都有这样的体会：妈妈养两只鸡，我知道什么时候有鸡肉吃，那就是发鸡瘟的时候。那时候的鸡有免疫力，吃起来也放心，你问问我们那一辈的人，都是这样的。现在的鸡不可能有免疫功能。现在看起来是鸡，实际上是真正的鸡吗？如果哪一天我们人也不从妈妈肚子里生出来，也搞试管婴儿，用科学实验把他搞出来，然后每天晚上只睡4个小时的觉，也给他吃避孕药，也给他吃抗生素，也让他2岁长到8岁大。请问，那是人还是鬼？他会有免疫功能吗？这是事实！可以看出来，难道传染性疾病的发生没有人心作盅吗？

非传染性疾病更不用说了，它有一个别名叫"富贵病"，这是贪图享受的结果，与人心没关吗？过去生活条件差，人们靠劳动得食，反倒没有这么多的问题！

至于心理疾病有一个成语叫患得患失。当然我不敢写，有一个朋友说："你写这样的东西，谁找你看病啊？"所以我就抄了一句歌词来表述，"知多知少难知足"。为什么难知足，怎样"知"，常言说心知肚明，所以还是与心相关。

我们在座的各位，很多人说："我的心都不快乐，读书也不快乐，工作也不快乐！"总而言之，有太多的不快乐。我们不妨打开卫生部的网站看一看中国有多少残疾人，8296万，也就是说16个中国人里面就有1个残疾人，这其中有600万盲人，相当于每271个中国人当中就有1个盲人，也就是说一辈子看不见；还有每47个中国人当中，就有1个听力残疾者——听不见。当我们看不见的时候，我们的追求是什么？——看一眼世界；当我们听不见的时候，看见大家在笑，在唱，在张嘴，可就是不知道他们在聊些什么，我们从来都不曾体会对声音的渴望是一种什么情形；当泥石流来了，地震来了，或者车祸发生了，突然间少了一个胳膊，或者缺了一条腿，这个时候追求的可能就是四肢的健全……所以，一个人生出来没有残疾，我们起码就是60%幸福的人，我们还没有生活在巴勒斯坦、阿富汗、伊拉克……我们就是80%幸福的人。对于幸福指数来说，我们男的跟李嘉诚比，跟刘德华比；女人跟章子怡比，幸福指数最多相差20%。有一点我们一定比他们好，我们出去没有狗仔队，他们出去，一定有狗

190

仔队。

养生重在养什么？老祖宗告诉我们，养生重在养心，养生要先养心。只要你调整心态，把生活方式变得更健康，很多病就会从你身上走掉。春夏秋冬四季，都有各自的景象，一年四季，循环往复，我到过台湾的阿里山，3千米的高山上，那里的大树长得多高、多大、多直啊！我还到过很多高山大川，你看那里的花草树木千姿百态，万紫千红，它们需要人去打理吗，它们需要我们去浇一滴水吗？不需要。它们苗长成长，是因为顺应了大自然的规律，从空气和土地中汲取营养。而且离人越远的地方，那些植物一定长得越好。可以看出只要顺应大自然，人为的干预是多么的微不足道啊！这就给我们深刻的启示，应该怎样养生？要顺应大自然的规律去养生。

春夏为什么要养阳，秋冬为什么要养阴？春夏那么热，应该养阴啊，秋冬那么凉，应该养阳啊。我的体会是，春夏就是生发的，所以要顺应大自然的规律去生发，就要养阳。就像白天，你要养阳。如果你白天养阴，就会养得想睡觉，工作没状态；晚上养阴，你偏要养阳，结果养得失眠。自有人类以来，日出而作，日落而息，这就是人们的生活规律，电灯的发明到现在才137年。你说这137年的遗传和那4万年的沉积怎么比？你晚上不睡觉，白天睡觉，身体一定不会好，因为违背了大自然的规律。我们的命是最大的事情，人命关天，古人讲人来自于天，最后还要回归于天，所以人要做到天人合一，要道法自然，要符合天地的规律。

《黄帝内经》讲的健康生活方式，比如说食饮有节。我们现在食饮有节吗？现在是食饮不节，吃个没停。你看，吃出了这么多小胖墩，大家说好美啊。真的美吗？各种疾病缠身的时候也就忘了美了。古人告诉我们，请客一定要吃饭，但是我们现在请客常常不给人家饭吃，还问："今天吃不吃主食？"古人怎么讲，《黄帝内经》另外一篇，《藏气法时论》里讲，"五谷为养，五果为助，五畜为益，五菜为充。"我们平时的饮食这里都写全了，主食，蔬菜，水果，荤菜，鱼肉叫"畜"，"益"就是补益。虚者要补，实者不要补。像吃出来的小胖墩还给他吃好多肥肉，这不是让他早一点去吗！现在怎么吃？我抄了一句老百姓的话叫"争蜂、吃醋、不怕苦。"日常生活饮食，开门七件事：柴、米、油、盐、酱、醋、茶，并没有酒，古人所说的酒是醋。现在的苹果醋，还有蜜蜂身上的东西，包括蜂蜜、蜂王浆等等，"苦"指的是苦瓜、芹菜这类食品，多吃点，对身体有好处。国医大师们经常讲"一饭一粥皆养生"，其实张仲景《伤寒论》里面就有很多"糜粥自养"，很多篇幅里都有这句话，大家可以慢慢去思索。很多人问，我们现在吃得这么好，为什么精神不如从前？什么叫精神？"精"，一个"米"字加一个"青"字，里面有肉吗？没有。"气"字的繁写（氣）下面有一个"米"字，"神"是田里面往上长，往下长的东西，你都不吃了，你就没有水谷精微之气，那么你的精、气、神从哪里来？

水是人类的第一个食品，也是第一味药。所以《本草纲目》用了很大的篇幅论述的第一个药就是水。大家看这张照片，我是从广州追到深圳拍的这张照片，因为我当时在广州看到这张照片的时候没有带相机，它告诉我们，当水资源严重缺乏的时候，水也会成为一种奢侈品，你看看，一瓶矿泉水上面挂了一个牌子还有条码，多少钱？2000元人民币。给大家敲个警钟，这样的日子不远了。我们追求物质文明，山珍海味，高楼大厦，手机电脑，汽车飞机……其实我们学医的都知道，人最需要的物质是什么？是空气和水，没有这两种物质，我们根本活不了，再谈其他的事情只是镜中花、水中月。但是我们却把这两种最重要的物质无情地破坏，这是不是舍本求末呢？日本有一位科学家叫江本胜，他写了一本书叫做《水知道答案》，这是他做的一个实验，他把水装在不同的杯子里，然后在杯子上写上不同的词语，从微观的角度观察水结晶。有趣的是，当看到"爱"与"感谢"时，水结晶呈现完整美丽的六角形；当被骂做"混蛋"时，水几乎不能形成结晶；听过古典音乐的水结晶风姿各异，听过重金属音乐的水结晶则歪曲散乱……这个实验从侧面向人们展示了科学研究的魅力，更使得人们懂得怀着一颗感恩的心是多么的重要。

饮酒不节，后患无穷。所以岐伯说，"今时之人，年半百而动作皆衰者"的原因之一就是"以酒为浆"。与酒相关的除了刚才提到的"醋"字以外，还有三个字，一个是出丑的丑（醜），古人讲"丑"字的意思就是酒鬼，酒鬼就是不该说的乱说，不该做的乱做，出尽大丑，甚至不要命。有甚者，一个人喝了酒之后，就从"人"变成了"鬼"醒不来，那就要了命了。"酗酒"的"酗"字也是酒字旁，右边一个"凶"字，意思是说酗酒者，凶多吉少。我们要趋吉避凶，但是如果你酗酒，一定会伴随着"凶事"发生。什么叫"醉酒"，"醉"字是左边一个"酒"字，右边一个

"卒"字，什么意思？不是卒中，就是卒亡。我查了一下古书，皇帝死了叫"驾崩"，五品官以上死了叫"卒"，六品官以下死了就叫"死"。看样子你喝酒死了还有个官名，至少是五品，有什么用呢！再说说吸烟，吸烟是合法的吸毒。有人说中医没有戒烟之说呀，烟草传到中国才437年，是明代万历年间传进来的，你说2千年前的中医书里怎么会有戒烟之说呢，肯定没有。没有不等于就没危害，各种肺系疾病，周围血管疾病，心血管疾病……都把吸烟列为危险因素，更为可怕的是，一个不吸烟的患者和一个烟民生活在一起，长时间吸"二手烟"，这样的危害比吸烟者还要大！吸烟不仅毒害了自己，而且还毒害了他人。

起居有常，"起"，就是作息；"居"，指的是我们的居住处所；"有常"，是要我们的作息、生活符合自然规律。这个居所的选择非常重要，我曾经随省政协的调研团到深圳的建筑科技设计院，他们的院长告诉我，他们的建筑理念秉承8个字："平民，绿色，科技，风水。"我从他那里学到了很多的东西，比如说他做的窗户，这个窗户很有意思，风可以把很厚的窗帘吹动，但是下面薄薄的一张白纸却吹不起来，这样的窗户既能够保持风在房间里流动，同时又不会吹到床上的人，这就是他巧妙地运用了古代"风水"的理念。现在有些人把"风水"当成迷信，这样的人首先应该搞清楚什么是科学，有了一个科学的头脑之后，再来说什么是迷信。如果我们买的房子不通风，不通水，终年没有阳光，这样的房子你敢住吗？不敢，这就需要"风水"的理念，我到加拿大去交流的时候，有人问我："金教授，您信不信风水？"他们所讲的"风水"就是摆个地摊算命的，我说："您讲的风水我肯定不信。"就像我们广州的中山纪念堂，外面有几个人跟你算命，算八字，那其实不叫"风水"，是吧？他如果真有算风水的本事，他就不会在那里讨钱。选好了"风水"，接下来就要装修房子，现在我们过分强调装修漂亮，其实很多时候疾病就是通过这些装修材料渗入到你的机体的，包括装修的石材、胶材、黏合剂等等，这些装修材料把甲醛、苯、氯、氨、氡等毒气释放到你的家里，很多在家里待的时间长的老人、小孩所得的血液病就是这样来的。

"居"怎样"有常"？睡眠是上天给人类最好的礼物，但是我们经常不珍惜。生长激素很重要，它由脑垂体分泌，70%多的生长激素都是在人睡后2小时分泌，对小孩子尤为重要；我们成人虽然长不高了，但是每天的新陈代谢会对机体脏器产生破坏，我们就要用充足的睡眠进行修复。如果把人体比为汽车的话，虽然我们没有停车场，但是我们每个人都有保修厂，这就是睡眠，只要有充足的睡眠作保障，整个机体就会帮你修复，就像汽车保养一样。睡好了，第2天又是一辆崭新的车，就可以精神饱满的开出去。同样，褪黑素也是一种重要的激素，它是由松果体分泌，它分泌的主要时间就是晚上23点到凌晨3点，所以古人说要睡好"子午觉"，就是这个意思。小孩子要想长得高一定要按时作息，该睡觉的时候就要睡觉。睡好觉的人，晨起后大小便一定都很通畅，因为褪黑素起了一定的作用。公安局、检察院的执法人员不知道是否通晓这个道理，他们要审判犯罪嫌疑人的时候，怎么审？就是在晚上23点到凌晨3点这个时间段，搞两盏灯照着他，让犯罪嫌疑人坐在对面的凳子上，也不打，也不骂，而审判人就去睡觉，嫌疑人被灯照得睡不着觉，机体没有褪黑素产生，往往非常烦躁，感觉精神要崩溃了一样，等审判人睡醒后，嫌疑人往往就招了。

"不妄作劳"，就是说我们要适量的运动，我们的运动员很伟大，也确实为我们民族作了很大的贡献，前一段广州亚运会，我们的体育健儿硕果累累，给国人赢得了荣誉和骄傲。但是这种竞技体育毕竟和全民的健身运动有所不同，我们的运动要"量身定做"，达到强身健体的目的就可以了，万不能突破身体的极限。我们在日常生活中，也经常追求"硕果累累"，比如生活上的"硕果累累"：我们想赚很多钱，买好房子，买好车，过舒适安逸的生活；我们想追求科研成果上的"硕果累累"，获得诺贝尔奖是每个科研工作者毕生的追求……但是，我们要以不违背大自然规律为前提，否则就可能因劳成疾，或是因劳而亡。所以古人把这个"累（劳累）"和"累（硕果累累）"字用同一个字来表达，是有一定的深意的。还有就是不要成瘾，"瘾"字的外面是一个病字头，它告诫我们一旦成瘾，就得了病啊！不管是烟瘾、酒瘾、网瘾，还是色瘾等等。韩国最近报道称，小小韩国，有100万青少年有网瘾，有一个小孩，他妈妈不让上网，他就把他妈妈杀了，然后自己自杀，这都是"上瘾"所引发的人间悲剧。现在很多人都有一个通用的词语——忙。心亡为忙，其实最怕的就是心忙，给你安排工作，你去跑一跑，那是锻炼身体。有些人突然从一个领导职务变为非领导职务，就看报纸，其实他的报纸已经拿反了，他哪里是在看报纸，他在想是谁把我挤下去了，我得罪过谁啊！你看，他心特别忙，只要心不忙，做什么事都会精力充沛，而且还很快乐。"不妄作劳"还告诉我们不论做什么事情都要有节制，"安居"才能"乐业"，居住要安全，工作要快乐，否则你赚的钱还不够你治病的。快乐的"乐"字跟音乐的"乐"字是一个字，这就提示我们高雅的音乐可以陶冶人的性情，使人变得愉快，音乐无国界，现在有全世界范围内的音乐治疗学会，当然中国也有音乐治疗学会，音乐是一味能够治很多病的良药。

我们最后落到良心道德与健康长寿问题上来，"做药就是在做良心"，这是修正药业打的广告，中央电视台经常播。"三聚氰胺事件"以后，完达山企业打广告："45 年来我们坚持用良心生产奶粉"……有一次我参加一个座谈会，轮到我发言时，我说："请问，从古至今，哪一个药检标准或是食检标准能把良心检测出来？"主持人跟我熟，他说："金教授，您别捣乱好不好？"我说："我没捣乱，我很认真的。"他们商量半天后，又把"球"踢到我脚下："那您说，什么是良心？"我说："温家宝在第二次当总理的时候，在回答凤凰卫视台的一个记者提问时说：'如果说发展经济、改善民生是政府的天职，那么推动社会公平正义就是政府的良心。'"他也在讲良心，但是温总理讲出的是一个群体——天地良心。良心就是道德，这个"道"字，一个"首"字加一个"走"字，"首"就是头，是告诉我们要有头脑，这双脚才不会走偏，才不会南辕北辙，犯方向上的错误。古人以天地日月为准则，告诉我们应该怎样去做："天行健，君子以自强不息；地势坤，君子以厚德载物。"天地如何，人就应该如何。当你受冤枉的时候你知道喊爸妈没用，你要喊"天哪，我冤枉！""自强不息，厚德载物"就成了清华大学的校训。"天无私覆，地无私载，日月无私照，奉斯三者，以劳天下，此之谓三无私。"天地日月是无私的，所以我们每个人都应该大公无私，如果都自私自利，把人类都搞掉了，剩下一个人，活着还有什么意思呢？岐伯回答黄帝的短短 235 个字，从开头"上古之人，其知道者"到最后"以其德全不危也"，把我们应该怎样养生，怎样顺应天地阐释得清清楚楚，明明白白，其重心还是落在道德上。世界卫生组织现在提出的健康理念，说健康是生理健康、心理健康和道德健康的综合体现。我们老祖先几千年前就把这件事情说了，就已经告诉我们心里健康的重要性和道德健康的根本性。虚伪的"伪"字，是人字旁，不是犬字旁，也不是虫字旁、鱼字旁、木字旁……因为很多人的行为违背了大自然的规律，到最后都是虚假之作。我们没有人愿意说"我是伪医生"、"我是伪教授"，我们看看：苏丹红、孔雀绿、人造矾油、三聚氰胺，红的、绿的、黄的、白的，多漂亮啊，全是毒！干什么都要有修养，都要修炼，但是不要忽略了"修"，"修"是前提，怎么样去"养"，怎么样去"炼"？就是要不断地修正我们心里认为是自然规律，但实际上是违背大自然的东西。我们经常说一些事情"合理不合法"或者"合法不合理"，什么是"法"？法是法规，人定的，可以经常变，"理"是天理，天理才不会变。当一个人失去了理智的时候，你小心他会杀人。什么叫"理智"？"理"是道理，"智"是智慧，老祖先告诉我们应该应道德做人，应智慧做事，如果不这样做，就会失去理智。所以你们看，喝茶要讲茶道，下棋要讲棋道，舞剑要讲剑道，打仗要讲兵道，行医要讲医道。大家通常说"这件事你知道吗？""那件事你知道吗？"所有媒体的报道一定是道德的"道"，而不是指导的"导"，千万别写错，"道"是客观存在的，而"导"则带有导向性，带有主观的意识。到香港，所有的马路都叫"道"，洛克道，轩尼诗道等等……我们教导孩子，要叫他走正道。这个"道"说起来容易，但是坚持下去却很难。我最近突然悟到金钱的"钱"字跟下贱的"贱"字是一个字，一个是金字旁，一个是贝字旁，财政部是贝字旁，人民银行是金字旁，财政部还管着人民银行呢！"金"、"贝"怎么会是一个字呢？金钱本是通货，没有罪恶，但古人提醒我们，当一个人被金钱迷惑的时候，就已经把自己变成了一个下贱之人：为了钱，父子成仇；为了钱，兄弟残杀；为了钱，兄弟反目……什么叫"错"？昔日的钱财为错，子孙后代要享受的好山好水被我们破坏了，我们是对还是错？当钱贝主宰了文化，这个世道就要败了，我们要提高警惕。什么叫"和谐"？"和"字是每一张嘴都有饭吃，"谐"指的是大家都有发言权，人与自然要和谐，人与万物要和谐，人与人要和谐，人的心身要和谐……所以和谐之道可以拯救当代的危机。

有人说老中医身体都很好。比如湖北荆州市的刘云鹏教授，101岁了，每周还要上5个半天班，他还跟别人说："其实我可以上5天班，但是医院不让，说这么老了还上5天班，好像医院在搞剥削。"他说："我不上班，我干嘛？"在他100岁的时候，他说了这么一句话，"生命不死，看病不止。"他住2楼，上下楼不用人管。很多外国的政要、老板、名人去找他看病，刘大夫怎么说，他说"我就是老中医，不是什么病都能看的。"

很多人说，"我来看看您，我的病就好多了。"老中医为什么显得年轻？我想是因为他们有情有义，我有个朋友就不高兴了，他说"你每次到东莞来，我都请你吃饭，你说我没情没义吗？"我说"你把'情义'两个字写出来给我看看。"他不会写繁体"情義"，我给他纠正，我说："你看，什么叫'情'？青年人的心；什么叫'义（義）'？美好的自我。所以保持一颗年轻人的心，随时想到一个美好的'我'，我们是不是会老得慢一些？"大家都很熟悉功夫巨星李连杰，他用20年悟出了一个道理，他说："最厉害的武器是微笑。"你看，最厉害的武器不是刀枪剑棍，也不是枪炮，而是微笑，这件武器我们会用吗？最伟大的力量是什么？是爱。我们每个人也有，但是我们会用吗？当然，繁写的"爱（愛）"字里面有一个心。现在把心划掉了，我也不知道拿什么去爱了。

李赛美教授的医院里有一个皮肤科主任，她是我们美容学会的组委，她叫我去讲美容，我说我不会讲，她说"你要讲两句。"结果我真的就讲了两句，我上来就讲："要美，很简单，你一高兴就美了，你一善良就更美了，你一生气就丑了，这就是我对美容的看法。"就是这样，我讲完了就下来了，这是客观规律，爱生气的人老得快。什么叫"善"？这个字告诉我们，一个人善良博爱感恩，他的人生就是美好的开头，欢喜的结尾。什么叫"恶"？亚心为恶。1万个人参加万米跑，第2名叫亚军，当了亚军已经不错了，但是如果你的心偏了，就会违背天地日月的规律，你就会恶意伤人，你的人生道路上就会种下恶果。我们传统文化的经典——八卦图，就是由两个最基本的阴爻和阳爻组成。阳爻跟太阳相关，阴爻跟月亮相关。"爻"是什么？"爻"是一把叉，意思是要交流。刚才我提到"学校"的"學"字，"觉悟"的"覺"字，上面都是个"爻"字，"爻"字两边象形着两只手去研究"爻"。"道有变动，故曰爻"，我们不但要明白八卦，更要懂得"爻"。什么是"文化"？上面一点代表太阳，下面一横代表大地，天地交流。八八六十四卦里面，老百姓用得最多就是这四个卦——泰卦、否卦、既济卦、未济卦。我们肯定认为天在上面，地在下面，这应该是泰卦，错也。泰卦是地气上去了，天气下来了，这才是泰卦。如果天气往上走，地气往下走，中间的人和万物没法活，这叫否卦，否则不通。什么叫既济卦？既济是火下来了，水上去了。火还往上走，水还往下走，这叫未济。大家可以去体会揣摩。当然"爻"这把叉子也有另外一个意思，就是如果你认为这是一成不变的，这就错了，因为我们生活在这个世界上，一定要进行思想交流。夫妻之间不交流，可能会闹离婚；同事之间不交流，就可能闹意见；民族与民族之间要交流；国与国之间也要交流；道路要交通，生物遗传的绝大多数都要雌雄交配，就是这个意思。"八卦"是什么？广东人骂"八婆"，是"八卦婆"的简称，台湾人、香港人把不负责任的新闻叫"八卦"新闻。"八卦"指的是八种卦象：天、地、水、火、山、泽、风、雷。这些东西我们一样也少不了，首先我们人类肯定离不开天地，有了天地，万物从何而来？西方人说有水就有生命，没有水肯定没有生命，但是光有水，又有多少生命呢？南极、北极有的是水，包括固体的冰，生命却很少，只有配上广义的火才有生命；热带、亚热带、温带、亚温带、寒带配上不同的水，才能孕育万物。所以后天八卦以水火为主，古人的智慧一点不差。诸多水中，对人类最为重要的就是淡水，所有的城市都是傍淡水而居，有山就有水。那么淡水从哪里来？古人把淡水叫做"泽"，就是江河湖泊，那个水是从山上流下来的。山上的水又从哪里来呢？"行到水穷处，坐看云起时"，李白讲得更清楚："黄河之水天上来。"天上从哪里来？从台风带来，一个气象学家告诉我，广东省一年不能缺少六个台风，否则广东省就会缺水，台风离得开风，离得开雷吗？这就是"八卦"，这是世界上八种最自然的现象，是八种自然界的原动力和恒动力，我们为什么要骂它呢？韩国人把太极阴阳图，先天八卦的主卦——乾卦、坤卦和后天八卦的主卦——离卦、坎卦挂到国旗上，我们还说："你小小的国家还跟我们抢文化遗产！"其实，我们爱护自己的文化吗？河图、洛书，这是在没有文字之前，中国人对时空的表达。这里有2进位制，10进位制等等。一个国家的标志性建筑一定有三个——国家图书馆、国家博物院和国家大剧院。但现在的图书馆里有多少书是研究河图、洛书的呢？有时候我开句玩笑："图书馆里，图（河图）书（洛书）难见。"老祖先告诉我们，大家在一起谈话叫"聊天"，意思是要聊大自然的规律，但是我们现在还有多少人在聊大自然的规律呢？如果不聊大自然的规律，不聊天，老祖先又告诉我们另一句话，叫"无聊"。我们饿了要吃饭，这是"养形"，我们不但要"养形"，更要"养神"，"养神"就是要学习心理养生、心理学习。读书、看报、学习，包括我们的交流，这叫"精神食粮"。刚才那段话，我认为是《黄帝内经》的总纲，是中医养生学总纲，也是中医学养生总纲之一。"养"是"养护"的意思，包括道德养生、饮食养生、运动养生等等。西医学叫"卫生"，叫"保卫生命"。养生是主动的，保卫是被动的。所以西医学的"三大素"——抗生素、激素、维生素，以守为攻，仗打得最剧烈的时候，就上激素。激素在某种意义上就像"文化大革命"的军管一样，一来就安静，但是他只能慢慢撤，因为没有领导人了，培养一个军人，就走一个……我们激素要慢慢撤，大概也是这个道理。当有一天，世界上的卫生部都改成"养生保健部"，下面设立一个卫生局的时候，我想看病难、看病贵的问题就能够很好地解决了。

什么叫医学？1977 年美国恩格尔先生说："要把单纯的生物医学模式转变为生物－心理－社会医学模式。"其实我们 5 千年的中医学，就是自然环境－社会环境－心理－生物医学模式，是从一开始就奠定了这样一种医学模式，我们现在招医学生都招理工科的，但心理医学和社会医学离得开人文医学吗？医学首先是文化，世界上没有一个民族的文化里面不含医学文化，因为每个人都有一种理想，一种追求——就是追求健康长寿。我们所有的研究都是为了人类的健康长寿，当然也包括我们自己。其实我们中医学文化不是中医人的，而是整个中华民族、包括海外华人的，它是全人类宝贵、灿烂的文化遗产，是要为全人类服务的。

谢谢！

【名师答疑】

问：金教授您好，张仲景在写《伤寒论》的时候也提到"撰用《素问》、《九卷》"，可见《伤寒》和《内经》的联系还是很大的，您能谈谈二者的联系吗？

答：《伤寒论》里面确实很多理论的根就在《黄帝内经》里面。《黄帝内经》有三种天地历法，一个叫"十二月阴阳合历"，一个叫"十月太阳历"，一个叫"九宫八分历"，我们把它分清楚了，读《黄帝内经》就不会乱。只有懂得五运六气，你才会懂得五脏六腑。其实五运六气是很重要的，我们讲一个人有没有运气，也是从这里来的。最后挖根的话还是在这里。实际上疾病表现在人体上是与天地自然息息相关的，就像潮汐现象，看起来是发生在河床上、海边上，实际上是太阳、月亮和地球在一条线上的时候发生的引力作用，这是来自于天上的现象，潮汐现象对我们身体同样有影响。地球上70%是水，我们身体的70%也是水。我们应该好好研究《内经》、《伤寒》，再把这些东西搞清楚。

《伤寒论》里面六经病有一个序的排列：太阳，阳明，少阳，太阴，少阴，厥阴，顺为生，逆为病。而五运六气的排列，则是厥阴在先，太阳在后，但得病的时候反过来了，大家只要去钻研就可以发现，《伤寒》的这些观点跟五运六气有很密切的关系。《伤寒论》里面有大承气汤、小承气汤，是管泻下的，治疗便秘的，但为什么不叫"大泻下汤"、"小泻下汤"呢？因为气行则血行，气行则水行，气行则便行，中医很强调气的作用。气不行则血不行，这叫瘀血；气不行则水不行，这叫痰饮。痰饮、瘀血，既是病理产物，又是致病因子，是中医里面一个特殊的致病因子。所有这些都可以从《内经》里面找到根源、出处。

问：金教授您好，我是海南省中医院的。我注意到八卦图中的"双鱼"在韩国国旗中是上下排列的，而我在很多其他场合发现"双鱼图"是左右排列的，您认为哪种排列比较正确？谢谢！

答：这个阴阳八卦图有先天八卦和后天八卦之别。日本的国旗实际上是太极混沌图，韩国的国旗是太极阴阳图，确实它的摆列是错误的。不过，它是取了先天八卦的主卦和后天八卦的主卦。我们以前也讨论过，真正的太极阴阳图是："顺为人，逆为仙，只在其中颠倒颠。"你去看《道藏》那本书（道家的经典），那里阴阳图的摆列是正确的。谢谢！

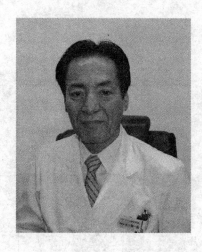

【名师介绍】

　　木下顺一朗，1977 年毕业于日本国立长期大学药学部，1990 年师从于日本著名中医大师入江正教授。发表多篇有关中医论文，如"古血疾患"，"六君子汤治疗输卵管狭窄"，"日本传统中医药理论及如何治疗脱肛"等。

伤寒论方剂的气血水分配

日本福冈县福冈市太阳堂汉药局　木下顺一朗

【前言】

　　此次，我们对出自伤寒论的应用广泛的方剂及药味对气毒、血毒、水毒的分配进行试验，并报道如下。据日本汉方所说，气血水理论与营、卫、气、血、津液理论稍有不同，是指由于脏腑病变而导致气血水的症状的出现。这种将症状分类成气血水的理论，即为日本的气血水理论。

【方法】

　　对于气血水的判断使用日本流传下来的甲把流派腹诊图（图1）。另外，在判定中还使用了系练功技术。

【系练功】

系练功是以师从间中善雄先生的针灸师入江正先生在肌力测试中设计出来的诊断技术"入江手指测试"为基础，由演示者木下顺一朗开发出来的技术。

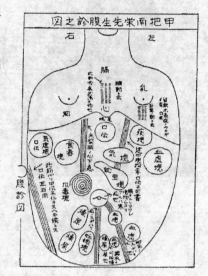

图1　甲把流派腹诊图

1. 肌力测试的原理

肌力测试的原理根据大村惠昭所著"O环测试训练"，其反

应为"机体的异常部分，具有不同于正常部分的电磁场。对该部

分给予轻微的刺激，则知觉神经受到刺激，沿脊髓上升，刺激将

被传导至中枢神经。从脑传导至骨骼肌的α-运动神经元，引起

全身的肌力的变化。"由于该反应，使得肌力测试成为可能。

2. 牙签测试

①准备1支牙签。

②木质的牙签容易判别。

③牙签上涂抹少许色拉油或橄榄油等食用油。

④使受试者的手不动，将肘部紧靠胁或者固定在桌子上。（图2）

⑤受试者用右手的拇指和食指夹住牙签。（图3）

⑥受试者先不要用力，根据实施者的暗号用力，实施者迅速将牙签拔出。

⑦不是比力气，所以要领是受试者与实施者都使用一定的力量。（图4）

⑧接着在受试者的六部定位脉诊部的左手的寸（心小肠）给予实施者的传感（拇指和食指的十宣穴），

⑨实施牙签测试，可以确认牙签无法容易地拔出。（图5）

⑩接着，在受试者的手上放上黄连，同样实施牙签测试，牙签可容易地拔出。（图6）这是因为黄连（苦味）作用于心，使得短时间肌力降低。同样在受试者的手上放上砂糖（甘味），作为脾的脉诊部的右手的关（脾胃）牙签可以拔出。接着，放上细辛（辛味）时右手的寸（肺大肠），放盐（咸味）时左手的尺（肾膀胱）牙签可拔出

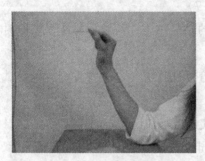

图2 将肘部固定使手不动

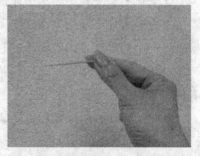

图3 用右手的拇指和食指夹住牙签

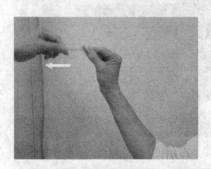

图4 要领是相互间使用一定的力量

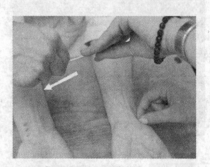

图5 脉诊部左手寸的牙签测试

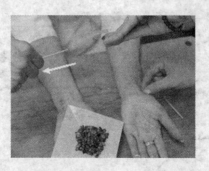

图6 黄连作用于心，在脉诊部左手寸的牙签测试中，牙签可拔出

表1　五行与五脏、五味对应关系表

	木	火	土	金	水
五脏	肝	心	脾	肺	肾
五味	酸	苦	甘	辛	咸

3. 腕肌力测试

①受试者将一只胳膊水平伸直。（图7）

②受试者先不要用力，根据实施者的暗号用力，将腕保持水平。同时实施者向下按受试者的腕部。（图8）

③正常状态下用力，感觉到异常的信号时放松（这次将香烟放到受试者的手掌中进行测试）。（图9）

不是比力气，所以要领是受试者与实施者都使用一定的力量。

这一腕肌力测试与牙签测试来源于相同的试验，可以得到相同的结果。

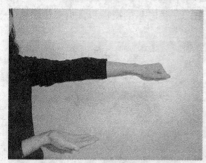

图7　将一只胳膊水平伸直

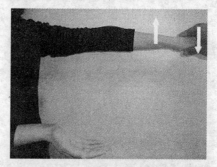

图8　正常状态下受试者的腕部保持水平

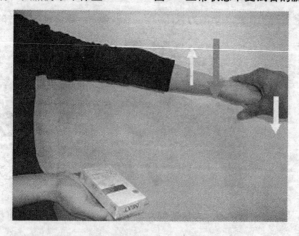

图9　感觉到香烟等异常信号时，受试者的腕部放松，向下

还有其他各种各样的肌力测试，但是以大村惠昭先生的 O 环测试等较著名。

Omura，Y.（Editorial）：New simple early diagnostic methods using Omura's "Bi – Digital O – Ring Dysfunction Localization Method" and acupuncture organ representation points，and their applications to the "Drug & Food Compatibility Test" for individual organs and to auricular diagnosis of internal organs – Part 1. Acupuncture & Electro – Therapeutics Research，The International Journal，Vol. 6：p. 239 – 254，1981.

使用大村的"双指 O 环肌力测试脏器异常诊断法"的新的简易早期诊断法，以及针灸的脏器代表点，以及对那些身体脏器的"药物适应性试验"与在内脏的耳诊法中的应用（第 1 报）

大村惠昭教授发表了关于双指 O 环肌力测试的论文。大村惠昭教授论文的主要内容如下：

①开发了使用 2 支手指的新的肌力测试方法。

②结合针灸医学的脏器代表点，使得早期诊断成为可能。

③应用 O 环肌力测试，可在服用药物前对药物的效果进行预测。

④将主要的脏器代表点与针灸医学的穴位间的关系进行图解。

⑤即使是微小的按压刺激也有反应。

⑥电磁场作为基础原理被认为非常重要。

⑦认为大直径的知觉神经、脊髓、脑干均参与其中。

⑧有"Phontom Dysfunction Localization Phenomenon"（Phontom 效应、刺激效果残留现象）。

4. 系练功

系练功与肌力测试的原理相同，但是其不仅可以取得与 O 环测试等肌力测试相同的结果，而且准确性更高。并且是一种可以对其他肌力测试中未见的异常反应进行详细分析的进化的技术。

系练功中将利手的十宣穴作为感受器（图 10、11），将另一只手作为试验对象。

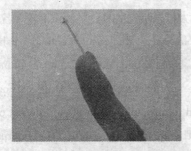　　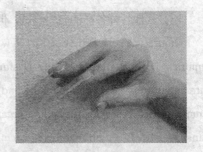

图 10　将指尖的十宣穴作为感受器　　图 11　将利手的十宣穴作为感受器

系练功的试验对象，使手腕固定然后活动，与入江手指测试一样，使拇指和食指轻轻摩擦式活动。（图 12、13、14）

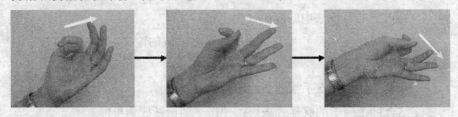

图 12　受试手由内　　图 13　伸出的过程中，使拇指　　图 14　受试的手被
向外伸出　　　　与食指摩擦，可感觉到摩擦感　　　　由内向外伸出

作为受试对象有感觉的部分是拇指的靠近食指的侧面和食指的靠近中指的侧面。（照片 14）

正常情况下，该部分可以平滑地滑动。（Smooth）

感受到异常的信号时，该部分的滑动性变差，不顺畅。（Stick）

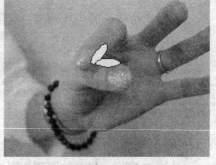

图 15　受试对象感觉到摩擦的部分

【甲把流派腹诊图的使用方法】

使用系练功，以研究伤寒论重要方剂和药味的气血水的反应。在甲把流派腹诊图（图 1）中使用的腹诊部位为气虚块、气块、血虚块、血块（上）、血块（中）、血块（下）、痰块 7 个地方。

与气毒相关的阴阳以气虚块为阴证，以气块为阳证。

与血毒相关的阴阳以血虚块为阴证，以血块为阳证。

另外，靠近脐的部分的血块为上焦，靠近胯间的部分的血块为下焦，正中央部分的血块为中焦。

　　与水毒相关的以痰块进行判断。痰块的阴阳以系练功的补泻来决定。

　　首先，在受试者的手掌的上焦部分放上药物（图16，男性左手掌、女性右手掌），以甲把流派腹诊图对上述7个部分的反应位置进行研究（图17），以确定气血水和阴阳补泻。

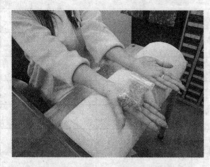 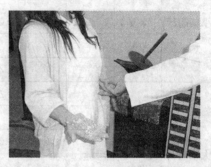

　　图16　手掌上焦部位放药物　　　　图17　对反应位置进行研究

【结果】

◎ 是反应非常强的部分

○ 是反应强的部分

△ 是反应弱的部分

补表号 表题（下同）

表2　十六个经方甲把流派腹诊反应表

方剂	药味	气虚	气块	痰块	血虚	血块上焦	血块中焦	血块下焦
葛根汤				◎泻		◎		
	葛根			○泻		○		
	麻黄			○泻				
	桂皮		○			△		
	芍药					○		○
麻黄汤				◎泻		○		
	麻黄			○泻				
	杏仁			○泻				
	桂皮		○			△		

方剂	药							
桂枝汤			◎					
	桂皮		○			△		
	芍药				○		○	
小柴胡汤				△	○泻			◎
	柴胡						○	
	半夏			○泻				
	黄芩					○		
	竹节参			△泻	△		○	
大柴胡汤			○	△泻			◎	
	柴胡						○	
	半夏			○泻				
	黄芩					○		
	芍药				○		○	
	枳实		○				○	
柴胡加龙骨牡蛎汤				◎	○泻			◎
	柴胡						○	
	半夏		—	○泻				
	茯苓	△		○平				
	桂皮		○			△		
	黄芩					○		
	竹节参			△泻	△		○	
	龙骨	○				○		
	牡蛎		○	△				○
柴胡桂枝干姜汤			△		△	◎		
	柴胡						○	
	山肉桂		○		△			
	栝楼根			○泻				△
	牡蛎		○	△				○
	干姜	○		○	△			

方名	药名							
桂枝茯苓丸			△	△				◎
	桂皮		○			△		
	茯苓	△		○平				
	牡丹皮							◎
	桃仁							◎
	赤芍药				△		○	
四逆散				◎	△泻			○
	柴胡						○	
	芍药				○		○	
	枳实		○				○	
半夏厚朴汤				◎	○			
	半夏			○泻				
	茯苓	△		○平				
	厚朴		○	△				
	苏叶		○					
小半夏加茯苓汤					◎			
	半夏			○泻				
	茯苓	△		○平				
	生姜	○		△补	△			
白虎加人参汤				○泻				◎
	知母						○	
	石膏			○泻				△
	人参	○		△补	○			
	粳米	○					△	
小承气汤			○					◎
	枳实		○				○	
	厚朴		○	△				
	大黄							

方剂	药味	气虚	气块	痰块	血虚	血块上焦	血块中焦	血块下焦
桃核承气汤			○			△		◎
	桃仁							○
	桂皮		○			△		
	芒硝			△泻				○
	大黄							
小建中汤			△	◎		◎		
	山肉桂		○		△			
	芍药				○		○	
	胶饴				○			
当归芍药散				△	◎			△
	当归	△			○			
	芍药				○		○	
	茯苓	△		○平				
	泽泻		○	○泻				
	川芎	△			○	△		
	白术	△		○补	△			

【结语】

　　从结果来看，可以推断，药味的气血水分配决定了方剂的主要的气血水分配。于是就可以理解药味的气血水的分配非常重要。

　　气血水是东洋医学中独特的概念，也是东洋医学的特征。另外，在诊断疾病中，也被认为是病因的重要的概念。

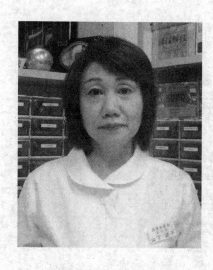

【名师介绍】

山下说子，日本星药科大学毕业，就职于平安堂药店连锁后，师从于日本中医药大师清水藤太郎。在就职期间还参加过日本中药协会举办的'朴安塾'学习班。

桂苓五味甘草汤对妊娠过程中咳嗽与逆产的治疗

日本神奈川县横滨市回德堂药局　山下说子

【序言】妊娠过程中的咳嗽在症状不严重的情况下需要忍耐。另外，现阶段尚没有治疗逆产的方法，由于无法进行自然分娩，因此需要实施剖宫产。

病例 1：40 岁女性，妊娠 7 个月。

【主诉】咳嗽不止，逆产。

【病史】儿时患有特异性皮炎、哮喘。成年后，特异性皮炎时有复发，哮喘未再出现。

使用中药改善体质同时进行不孕的治疗，结果自然受孕。

【现症】现已妊娠 7 个月。因患者妊娠初期开始体重过重，为了顺利分娩，医师建议患者减轻体重，患者进行了努力配合。可能由于 10 天前气温大幅下降，患者支气管产生哨声，咳嗽症状无法缓解。

二便正常。无舌苔。

【经过】2010 年 9 月 30 日

根据以闻诊对咳嗽的判断，未使用妊娠中经常使用的麦门冬汤，参考桂苓五味甘草汤对妊娠过程中的咳嗽和逆产起效的病例，尝试进行了给药。

10 月 8 日

2 天后哨音得到了有效控制，也没有再出现咳嗽。

其后，进行妇产科检查发现逆产也已治愈。

病例 2：38 岁女性 妊娠 8 个月（第 3 次生育）

【主诉】呛咳基本无法控制。逆产。

【病史】无。

【现症】截至目前没有明显症状，但在妇产科诊断为逆产。

患者 1 个月前开始有轻微的咳嗽声自下而上，发生了呛咳；无咽喉部不适感，病情并没有恶化，只是以相同的状态持续。

第 1 胎、第 2 胎均不是逆产。

二便正常。无舌苔。

【经过】2010 年 5 月 15 日

虽然脸色没有特别的发红，但是考虑到患者正处于妊娠中，认为其是气的上冲，

开具了桂苓五味甘草汤 5 日量的处方。

5 月 22 日

服用 5 天后未再出现咳嗽。其后，去妇产科进行了检查，发现逆产也已治愈。

【讨论】传统汉方研究会：由木下式系练功确诊出现了异常，为脏腑病的心阳证。该病应选择治疗咳嗽的方剂中归心经的方剂。由甲把流派腹诊图（图 1）确定气块、痰块发生了异常。

另外，治疗妊娠期咳嗽代表性的麦门冬汤治疗的是气的上冲，而不认为是水毒的原因。根据上述判断，桂苓五味甘草汤是更好的选择。

该方在《金匮要略》方的痰饮咳嗽病中有如下条文"青龙汤下已，多唾口燥，寸脉沉，尺脉微，手足厥逆，气从小腹上冲胸咽，手足痹，其面

翕热如醉状，因复下流阴股，小便难，时复冒者，与本方，治其气冲。"

这是气的上冲和上焦的水毒造成的病症。桂皮、甘草的组合治疗气的上冲造成

的咳嗽；五味子具有收敛、镇咳、祛痰作用。依靠这3种作用止咳，茯苓扭转上

焦的水毒，使水分代谢正常化。

另外，条文中的"小腹上冲胸咽……下流阴股"与足少阴肾经和足厥阴肝经有关。少阴肾经常常与奇经中的冲脉相一致（图2），足厥阴肝经多与任脉的"关元"及妇科病中常见的"期门"等任脉、冲脉相关。任脉和冲脉是发源于子宫的。妊娠过程中胎儿是在母体的任脉和冲脉的作用下逐渐成长的。冲脉被称为"经脉之海"，因为接受五脏六腑的多余的血，又被称为"血海"。而任脉被比喻为"阴脉之海"，任脉与冲脉二者孕育了胎儿。

《素问》的脉解篇中有这样的描述："足少阴肾经的疾病导致上阳气与下阴气不能相通，引起咳嗽呕吐，急性发作时会产生头晕。"阳气不能循环的话，肾经、任脉、冲脉的流通就不够充分。其结果，孕妇支持胎儿生长的力量减弱，进而可能导致逆产或流产。

此次患者的情形是在妊娠的7~8月的孕育胎儿的最关键时期。因节食或是育儿繁忙而导致气血不足，从而引发了咳嗽及逆产的症状。

【参考文献】傷寒雑病論．小曽戸丈夫，浜田善利共著．1973年9月．熊本市

意釈黄帝内經素問．小曽戸丈夫，浜田善利 共著．1984年2月．東京都

霊枢（五音五味）．小曽戸丈夫著．2006年10月．東京都

THE 古方．木下順一朗著．2008年6月．福岡市

甲把南栄先生腹診之図．日本江戸期．四国土佐

漢方方意ノート．千葉古方研究会．1996年2月．東京都

私と漢方．穴原暁子著．2006年9月．東京都

鍼灸読本．代田文誌著．1984年10月．東京都

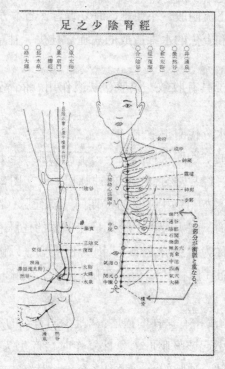

图1

甲把流腹诊图

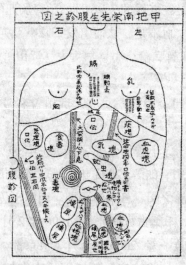

图2

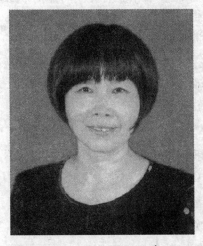

【名师介绍】

李赛美，广州中医药大学教授，博士生导师，博士后合作教授，伤寒论教研室主任，中医经典临床研究所所长，中华中医药学会仲景学说专业委员会副主任委员，广东省仲景学说专业委员会主任委员，国家重点学科——中医临床基础学术带头人，国家中医药管理局重点学科——伤寒论学科带头人，国家级精品课程——伤寒论负责人，国家级教学团队——中医临床基础核心成员。荣获全国模范教师，全国教育系统巾帼建功标兵，全国首届杰出女中医师，全国优秀中医临床人才，广东省高校教学名师，广州中医药大学首届教学名师。擅长应用经方辨治疑难病症。主编首届研究生规划教材《伤寒论理论与实践》、"十二五"规划教材《伤寒论讲义》、案例版《伤寒论》，获国家级科技进步二等奖1项、省部级科技成果奖4项、教学成果奖5项。

《伤寒论》治肾特色与临床发微

广州中医药大学　李赛美

　　谢谢主持人，谢谢在座的各位教授、专家以及各位同道，非常感谢。广州刚刚举办了亚运会，很多人评价说这次亚运甚至超越了奥运会，为什么？因为有特色！有特色就是最好的，如果跟着别人走，永远会慢半拍。到今年我们经方班已经开办第九期了，我们这个班就是以应用经方为特色，以把实实在在的东西传授给大家为特色。我们这次经方班的授课老师有新面孔，也有老朋友，是大家的支持使得我们经方班越办越好，越来越成熟。有人说作为经方班的主要策划者，我应该多说两句，平心而论，站在这个台上我的压力很大，刚才王教授说他很有压力，我也是感同身受。"台上一分钟，台下十年功"，所以我更要向前面的专家教授致敬，是你们把精彩留在这里，把收获留给大家。我们从医这么多年，可能一辈子就对那么一两个方子颇有心得，但是我们的经方班自1998年开始，年年都要办，年年都有新的主题，我觉得真是为难我们的专家，就我个人来讲，每年都要讲出新的东西，确实压力不小。尤其是我们梅国强老，作为我们经方班的元老级教授之一，身体力行，每次都是亲自写稿，务求真实，而且推陈出新，不落窠臼，真的很令我这个作晚辈的感动！

我们这期经方班的主题是肾病，很多医院的领导就来问我，是不是通知我们肾病专业的医师来听课就可以。我说不是的，经方可以治肾病，但绝不是只针对肾病治疗，柯韵伯说"六经钤百病"，我们借这个主题只是给大家一个思路，一种方法。在早期，我们经方班的主题并不是这么清晰，由于各个医院的分科非常细致，导致到底哪个专业的大夫参加不好决定，很多医院也不方便派人，后来仲景学会经过讨论，决定以人体五脏为主题开展经方班，前年我们讲的是脾胃病，去年讲的是肺系疾病，今年主题是肾病。但是现在又遇到一个新问题，很多学员和专家向我反映，如果你以五脏定主题，就会显得过于局限，另外很多医院其他专业的医生想来却没有机会。我一直在想，明年我们的国际经方班，应该选什么主题为好呢？有人建议以"疑难病证"作主题，我觉得可行，无论外感还是内伤，现在还有很多现代医学解决不了的问题，这样就给了我们的专家教授更广阔的发挥空间。像张步桃老，他的经验真的是非常丰富，他的疑难病案讲上几天都没有问题，有了一个好的主题，我们的学员也能更充分的享受这场学术盛餐。我们的经方班受社会关注度很高，很多记者也纷纷来采访，替我们向广大老百姓宣传经方。我告诉他们经方是中国医学史沉淀出的精华，是我们中医人的根。

关于肾病，我们的专家都道出了各自的绝活，仝小林教授围绕西医的肾病讲了很多，在现在的大环境中，用纯中医治疗很少，像我们大学的一附院、二附院，在全国都很有名气，我们一附院的年门诊量超过200万，这里拥有一流的病区硬件，有着优秀的团队，同妇科、骨科、温病一样，我们是学校的国家级教学团队。但是在这里光靠中医是行不通的，这也是全国中医院存在的一个问题，所以我们中医也要掌握西医的诊疗手段与用药。今年9月份，我在上海浦东参加了国家中医药管理局举办的"百千万人才"中医培训班，聆听了许多院士和国医大师的讲课，上海的国医大师原来是三位，现在只剩下严德馨老先生一位，他已经90岁了，给我们讲课的时候十分激动和难过，他的声音有点颤抖和哽噎，为什么会这样呢？因为前段时间上海举办世博会，来自台湾的文人李敖带了一个团队也来看世博，顺便也想来看看中医。有台湾的同道对他说："你不要到大陆去看中医，因为大陆已经没有中医了。"严老听了之后觉得很难受，当然他说的中医指的是纯中医，我想这是现实。不过我们来自基层医院、诊所的医生，还是有很好的条件用纯中医的。而且我相信在座的各位，都是铁杆中医，都在用满腔的热忱去捍卫中医的净土！对于当今中医院的模式，国家中医药管理局也是十分重视的，最近几年特别强调中医院的中医特色。今年是国家中医院管理年，中管局的考核指标不是看医院有多少仪器设备，而是看中医的东西有多少。国家是希望中医院的专业设置和人才培养朝着中医专业发展，突出特色，发挥优势。许多老中医都在忧虑，我们中医后继乏人，后继乏术！这个问题来自方方面面的原因，我想我们老师也有责任。师者，授业传道解惑也。我们这里的老师，毫无保留地把自己多年的临床心得分享给大家，用亲身经历来感染大家，使大家坚定了走中医路线的决心。所以我觉得老师非常重要。国家在关于中医师资培养方面也做了许多工作，今年暑假，国家中医药管理局举办了四大经典师资培训班，专门对我们的老师进行培训。可见我们国家还是非常重视中医的发展的，我们也为大家设立了一个网站，在广中医主页精品课程的链接里，把我们的成果和经验分享给大家，最主要还是希望能够为中医药的发展和人才的培养贡献自己的一份力量。所以我们有理由相信，以后中医的前景会更加光明。

一、《伤寒论》治肾特色

肾病，从中医的生理来看，主骨生髓，上通于脑，与神明相关；肾主水藏精，主封藏，与津液代谢和生长壮老已有密切关系。前面有的专家侧重讲中医的肾，有的专家侧重讲西医的肾。大家不要以为我们老师在台上讲课就像是在学校跟本科生讲课一样，其实每个教授都做了精心的准备。我们也在临床中不断的学习，学经典，做临床，挖掘经典更深的内涵，虽做不到张步桃老先生那样读3000遍《伤寒论》，但也是不断地读，读出感悟。对于初学者，学伤寒就如学古文一样，到临床工作几年以后，再回过头来读伤寒，就会有更深的理解。不要以为学了很多年中医就了不起，疗效是金标准。工作中你会遇到很多瓶颈问题，临床和书本的差距是很大的，条文背得很熟，怎样到临床去运用就是一个瓶颈。方证对应的准确，是需要时间的磨炼。所以学习经典没有炒剩饭的感觉，时学时新，常学常新，这是一辈子的事情。

就我个人言，我比较擅长治疗糖尿病、甲亢和肝病，接下来我就糖尿病肾病，结合《伤寒论》来谈谈心得，我将从三个方面展开，第一个是从伤寒治肾之法来探讨仲景治疗之特色；第二个在糖肾方面，我们辨证要注意哪些要点；最后我将以一个临床的医案来总结。

最近我发现很多团队都对《伤寒论》展开了卓有成就的探讨，有的人说此书研究的是流行性出血热，有的说此书研究的是大叶性肺炎……在源流方面，有的说本《内经》而成书，有的认为秉《汤液经》而著，各有各的道理，无分对错，学术争鸣，大家都在议论才能促进伤寒的发展。十分遗憾，我觉得我们现在编教材有门户之见，隔阂间隙非常明显，内科感冒居然连一个伤寒的方子都没有，你说临床上，桂枝汤和麻黄汤用的多不多？非常多。最近我们在国家"十一五"支撑计划中，提出寒温并用治疗"甲流"，其中的主方柴胡桂枝汤和麻杏石甘汤都是来自于《伤寒论》，包括我们现在教材讲消渴，一直都是"三消学说"，听了仝教授的讲座之后，大家就知道"三消学说"用的非常少，三消已经是糖尿病的中晚期，很多早期的病人很少出现"三消"症状，很多观点确实需要与时俱进，找专业的老师编撰。《伤寒论》是一个涵盖了脏腑、经络、气血阴阳的综合辨证体系，是中医的第一部临床专著，它和八纲辨证等其他辨证体系并不矛盾，具体说来，其他辨证应该说是它的一个发展或者支路。曾经有个学生问我，他觉得《伤寒论》是以经络辨证为主，我说《伤寒论》是所有辨证的基础，绝对不是经络辨证那么简单。再看后世表里寒热虚实，我认为这都是从伤寒三阳三阴辨证中概括出来的，太阳主表，少阳半表半里，阳明主里，多实多热；三阴多虚多寒。《伤寒论》临床指导价值非常大，不单单是外感病，而且内伤杂病也是可以运用其中的。还有许多危急重症，阳明病就有很多难治证和死证，少阴病和厥阴病就更加数见不鲜。《伤寒论》提到九个"急"字，阳明病三个"急"，少阴病三个"急"，急当救表，急当救里，少阴病里的"急温之，宜四逆汤"。仲景在自序中提到，"余宗族素多，向余二百……死亡者三分有二"，这不是急症是什么？从这个角度来看，《伤寒论》除了论治外感病、内伤杂病、急危重症外，它的指导价值也是非常广泛的。

《伤寒论》不是过时的，是与时俱进的，现在的教材叫做"伤寒学"而不叫"伤寒论"，早在新世纪教材的第一版，熊曼琪教授就提出这个观点，伤寒是一门学科，而不仅仅是一本书那么简单。她在《临证实用伤寒学》中阐述过这个问题，邓老对此也给予肯定。我们现在学的不仅仅是张仲景的几万字，而是洋洋洒洒的几十万字，因为历代医家对其不断发展与补充，使得伤寒学更加丰满与完善。

很多人来经方班就是为了学习专家的"秘方"，昨天张步桃老先生为大家奉献了很多"秘方"，但是中医的优势在于辨证论治。我去过张老的诊室，他非常喜欢在辨证的基础上用经方。我认为很多病都可以运用六经辨证的方法，这不是生搬硬套，而是使自己的辨证更有依据，是为了运用经方更有依据。这次我在访谈仝教授的时候，他讲了一个心得，就是很庆幸自己遇到很多好老师，这些老师不是给了他一方一法，而是给了他一种良好的治学态度。仝教授作为国内中医治疗糖尿病的领军人物，从病机入手，把握规律，然后再把伤寒的方法融入进去，取得了很好的疗效。他认为糖尿病的病机是瘀、热、虚、损，我看到他很多方子就是源于《伤寒论》。比如说用桃核承气汤治疗流行性出血热，无独有偶，我们伤寒教研室就是用桃核承气汤加减治疗糖尿病，取得了很好的疗效。说到原因，还得追溯到上个世纪80年代，当时在国内，只有我们的经典教研室是有临床病区的，其他都在基础医学院。经典回归临床，我们的病房叫"华侨病区"，特色就是用经方治疗疑难病，很多海外归国的人都在我们这里求医。后来在90年代初的时候，熊曼琪教授去美国进修，她主修的是糖尿病，归国时发现，在这些糖尿病患者当中，大约有60%的患者存在大便秘结，同时血糖水平较高。如果便秘症状改善，血糖就会趋于稳定，我们就认为与燥热有关。另外糖尿病的主要慢性并发症是血管病变，病理基础就在于血管，桃核承气汤是治疗太阳蓄血证的，于是我们就想到用它来活血通腑。但是这个方子有缺陷，扶正药不足，消渴往往以气阴两虚为病机，所以我们在这个方子的基础上，加增液汤、黄芪，组成了加味桃核承气汤，并且做成了院内制剂——三黄降糖片。在前年，已经拓展到代谢综合征的领域，我们的研究结论是其疗效与拜糖平（阿卡波糖）相当，且副作用更小。对糖尿病患者，是不是这个药一用到底呢？不完全是，我们也有一部分病人用汤药调理。

回到《伤寒论》的少阴病，我经常把六经病形容为一个抛物线，曲线上升阶段，就像太阳病，正邪抗争；最顶点是阳明病，是正邪交争最激烈的状态；曲线下降的过程，正气逐渐减弱，邪气尚未消退，这是个亚急性的状态；三阴病则是曲线的末段，急转直下；太阴的脾土不足，少阴的心肾虚衰，最后厥阴的厥热往复，也是到了疾病的终末期。少阴病可以寒化，也可以热化，由于《伤寒论》主要强调的是一个"寒"字，寒伤阳气，少阴寒化证主要可分为八个证型：四逆汤证、通脉四逆汤证、白通汤证、白通加猪胆汁汤证、附子汤证、真武汤证、桃花汤证和正虚气陷证，这里面有七个汤证。少阴热化可见有黄连阿胶汤证、猪苓汤证。少阴病还可见兼表的情况，像麻黄附子细辛汤证和麻黄附子甘草汤证；兼阳明病的，有三承气汤证；还有疑似证，四逆散证、吴茱萸汤证；还有咽痛证等等。这些构成了《伤寒论》少阴病的内容。少阴病是虚损的疾病，一般强调扶正，禁汗禁下，但也不是绝对的，比如麻黄附子细辛汤和少阴三承气汤。

治法汇要

少阴病治法上主要可分成直接法、间接法、兼顾法、从治法和超前法。

1. 直接法

有时病人会出现一派火热之象，如果用清热药，效果不会很好，滋阴降火的效果可能也不佳，李可老中医就提出过"水浅不藏龙，水寒不养龙"的观点，阴虚阳虚皆可以使阳气外越。临床上，我们可以见到很多病人，上面是热的，脚却是凉的，很多人会质疑我们：高血压怎么可以用干姜、附子？我认为是可以的，关键在于辨证，尤其是合并肾病的患者还是以阳虚证居多。前一段时间我治疗的一个患者，40多岁的女性，她的收缩压有200（mmHg）多，甚至用上四联的降压方案还是没有效果，我用了一些温阳潜阳的方剂，以四逆汤为基础方，血压虽不是降得很快，但是每次都降一些，很平稳。患者服药以后，说脚很臭，原来是没有这样的问题的。我认为这是阳气潜伏下来的一个表现，并不是坏现象。我没有让她用西药，全部停掉，就是用大剂量的温阳药，现在收缩压基本控制在140（mmHg）左右，现在患者由每日1剂改为隔日1剂。临床上很多病人虽然面部红红的，但是手脚冰冷，怕风怕冷，舌质淡嫩，脉沉，这是由于寒盛导致的阳气上越，只宜温补，不能用清热药，否则会适得其反。

2. 间接法

病位在肾，仲景却采取了间接的治法。我们结合《伤寒论》的条文看看奔豚病，"气从少腹上冲心"，肾气动了，但是张仲景没有用补肾的药，用的只是桂枝加桂汤，桂枝汤加了二两桂枝。大家觉得桂枝是辛散的，应该应用于表证，但是桂枝重用的时候却是平冲降逆的，它还有镇静的作用。我们教研室有一位老教授专门研究癫痫，他研制了一个院内的制剂叫做"痫宁片"，用的就是柴胡桂枝汤，取得很好的效果，这里的桂枝就有镇静作用，所以不要一提桂枝就以为是辛散的，这个思路就来自于《神农本草经》，如果你要研究《伤寒论》，查阅《方剂学》、《中药学》，可能是不合适的。《神农本草经》描述桂枝的功能是："主上气咳逆，结气，喉痹吐吸，心痛，胁风，胁痛，温筋通脉，止烦，出汗，利关节，补中益气。久服通神、轻身、不老。"桂枝加桂汤治在什么地方啊，治在心，但是和肾也有关系。还有欲作奔豚证，下焦寒水欲动，病人表现为脐下悸，张仲景用的是茯苓桂枝甘草大枣汤。桃花汤，用培土治水的方法，病位在脾，用干姜、赤石脂也是入肾的药，这里就涉及脾肾关系，肾阳虚往往包含了脾阳虚，脾阳虚的病人肾阳也不会充足，桃花汤是采用了温中固涩的方法来治疗下焦的滑脱。

3. 兼顾法

少阴三急下，治胃保肾，防止燥热之邪灼伤肾津，导致病情转危。少阴病中讲了四逆散，有四肢厥逆和下利的症状，但是从方药组成来讲是疏肝行气的。气机不畅导致手足厥逆的患者，就用四逆散来调气。"阴阳气不相顺接，便为厥，厥者，手足逆冷者是也。"关于四逆散到底放在厥阴篇还是少阴篇，伤寒界众说纷纭，莫衷一是。我们伤寒的老前辈何志雄认为四逆散放在厥阴病篇是可以的，比如说少阴寒化证，通过药物的治疗及机体的恢复，往往出现手脚凉，这是由于气机受阻，阳气不能布散全身，这个时候就用四逆散调畅气机。《伤寒论》的六经辨证并不是机械的套用经络的概念，仲景先师所描述的六经病，是经过缜密的思考和丰富的临床经验得来的。太阴经，我们自然想到足太阴脾经和手太阴肺经，太阴病涉及了脾的病变，而肺经病变却没有涉及。但是肺主皮毛，所以一部分病证含在太阳病篇，另外在少阴病篇提到咽痛，在温病学中，这是肺卫的病理表现，伤寒却放在肾病里面，从经络上讲，足少阴之脉，循咽喉，挟舌本。在临床上，不要一看到咽痛就想到解表，其实它和肾的关系是十分密切的。包括西医讲的以上呼吸道感染为前驱症状的 IgA 肾病或急性肾小球肾炎等等，都是从咽喉的不适起病发展到肾脏受损。由此我们不难看出，肾病不能单纯治肾，要通过其他的环节来达到治疗目的，这是整体观念的体现。大家经常看到一种情形，同样一个病人，10 个医生 10 个方子，到底哪一个有效？其实每个医生的学术传承不同，有的强调补肾，有的强调疏肝，有的强调健脾，还有的强调活血，所以开出的方子各不相同，但并不代表这些方子没有效。只是他们对疾病的切入点不同，最后都是通过整体的调节改善症状，所以我和大家讨论病案时，只有相似的思路，并没有固定的答案。《内经》讲："善诊者，察色按脉，先别阴阳。"所以阴阳的辨识不能错，这是治疗疾病的基础。

《伤寒论》有很多理念，包括扶阳气、存津液、保胃气等等，温补肾阳也是诸多理念之一，肾为生命之根，先天之本，与其他脏腑的关系非常密切，所以在治肾同时还要兼顾其他脏腑，这是伤寒理论的精华。太阳病桂枝加附子汤证，漏汗不止，为什么要加附子？这就是通过固肾从而达到固表的作用。桂枝去芍药加附子汤证，是治疗心阳不足，外邪内陷的脉促胸满证，最后导致肾阳不足，出现脉微，恶寒甚，但病人胸闷，所以仲景去掉阴柔的芍药，加附子固肾阳补心阳。《伤寒论》中的芍药到底是赤芍还是白芍？山东中医药大学王新陆教授曾经在经方班上讲过这个问题，他认为应该是赤芍。但我们在临床中还是要根据不同的证候进行选择。太少两感，麻黄附子细辛和麻黄附子甘草汤证，也是肺肾相关；还有大黄黄连泻心汤治疗的热痞证，兼有阳虚的就用附子温肾阳。不同脏腑仲景用药不同，心阳虚用桂枝配甘草；脾阳虚用干姜配甘草；肾阳虚用附子配甘草；治疗上热下寒、久泻久利的乌梅丸证也用到附子。

4. 超前法

太阴病为脾阳不足，寒湿阻滞。原文第 273 条指出："腹满而吐，食不下，自利益甚，时腹自痛。"照道理讲，太阴病应该是个理中汤证，但是理中汤却出现在霍乱病篇，原文 386 条："热多欲饮水者，五苓散主之；寒多不用水者，理中丸主之。"而仲景给出太阴病的治法却是第 277 条："以其脏有寒故也，当温之，宜服四逆辈。"为什么把少阴病中的"四逆辈"作为太阴病的主打方？这是因为脾阳虚很快就会发展为肾阳虚，温补肾阳也就意味着温补了脾阳。四逆汤中干姜、附子相配，一个补脾阳，一个回肾阳，一举两得。《金匮要略》里提到"见肝之病，知肝传脾，当先实脾"，根据仲景的治法，我们可以演绎为"见脾之病，知脾及肾，当脾肾同护"。这也体现了仲景治疗阴寒证的超前性。

二、糖尿病肾病辨治要点

糖尿病肾病是糖尿病的后期阶段，也是一个终末阶段。从六经辨证角度讲，属于少阴病。在临床上，很多下了病重通知的病人都是肾阳虚衰，多隶属于少阴病的范畴。糖肾病人阳虚占多数，也有个别阴伤的患者，但也是短暂的一个时期。有一分阳气，就有一分生机。山西李可老中医最喜欢开的方子就是麻黄附子细辛汤。去年 8 月份，广东省中医院也办了个经方班，请来了李可老中医，还有黄煌教授。黄煌教授因为太过操劳，肩周炎、颈椎病很严重，就请李可老中医给他开个方子，当时开的就是麻黄附子细辛汤，细辛用到了 45g，相当于三两。这是李可老中医开方的起始量，不仅是有太少两感表现的，就是没有，他也这样用。他的弟子孙其新，是辽宁中医药大学退休的老教授，他把李可老的书认认真真地读了 5 遍，从中找出了一些规律，在中医药通报上发表了一系列文章，把拜读李可老的心得分门别类地记录下来，很有见地。伤寒起病从太阳经开始，由表而入，很多人感冒吃点西药，打点消炎针就好了，其实并没有好，病邪还残积在体内，我们其实只是治好了标，并没有治好本。日积月累，转而形成了许多虚耗的杂病，这里当然还有很多饮食和心理因素。我对感冒有自己的理解，常患感冒的人不容易长肿瘤，而得肿瘤的病人往往会告诉你他从来不得病。平时得一些小病或者叫养生病是对健康有益的，只是得了感冒我们用中医的方法驱邪外出，而不是闭门留寇使病邪潜伏在机体。尤其是发热的病人，西医往往是用退烧药，但中医不这样治，发热是人体正邪交争的一种表象，体质好的人才会发热，那些年老体弱的患者一般是不会发热的。

有些外感病人可能服了中药以后出现高热或病情"加重"，但这些都是暂时的，是药物调动了机体的正气，这个时候要静观其变，就像叶天士所讲："宜令病者安舒静卧，以养阳气来复。"李可老中医用麻黄附子细辛汤，就是通过发热、大小便、鼻涕使邪有出路，从而治愈患者。举个例子，我们成人教育班有个学员，她的儿子讲话有很多鼻音，声音不清爽，好多年了。我开了小柴胡汤加减，小孩子吃了以后流了很多鼻涕，出了很多残渣样的东西，我说这是好事，正气抗邪，实际是一个恢复的过程，7付药以后，她孩子的发音清亮多了。将病邪驱出肌表，有表证可用，甚至无表证亦可用。李可老也是运用这种扶阳思想，将病邪引出体表。

没有什么病是按照书本上得的，很多时候是寒热错杂，虚实夹杂，治疗起来无从下手。很多病人从头到脚都不舒服，这些病有可能是医源性的，也有可能是药源性的，我们遇到的病情要比仲景时代复杂得多，所以治疗上往往用多法多方才能解决问题。张仲景告诉了我们治疗杂病一个重要的方法：寒温并用，表里同治。我认为这是伤寒理论的一大特色。我记得在香港讲学的时候，很多人问我："寒热属性不同，作用会不会相互抵消？"其实张仲景有很多方子都是寒温并用，像寒包火的大青龙汤证、上热中寒的栀子干姜汤证、还有乌梅丸、半夏泻心汤……这是经方最美妙的地方。如果在临床上病人单纯温阳或滋阴解决不了问题，不妨试下寒温并用，也许会收到奇效。

1. 肾病非虚论

肾为根本，五脏要同治。很多人强调肾病多为虚损之疾患，但是我想提出一个相反的概念：肾病非虚论。临床上见到纯的肾虚证是非常少的，我曾经在病房见到一个席汗综合征的病人，他确实是个纯虚证，但这种病例少之又少。现在很多病人都是虚实夹杂，所以我特别提出这个观点。很多肾病都是因实致虚，或者因虚致实。我曾经听过彭建洲教授的讲课，他是赵绍琴老先生的徒弟，在京治疗肾病享誉一方，很擅长运用大黄，从1～2g 到 100～200g，他在温肾阳的时候，尤其注重驱邪，比如用大黄附子汤加减等等。关于大黄这味药，南京军区总医院做了非常系统的研究，他们发现用单味药大黄对肾脏有很好的保护作用，用大黄不仅是泻浊，还可以活血化瘀，是治疗肾病非常好的药物。包括现在治疗肾病的中成药，很多都含有大黄。我们认为糖尿病或者说是代谢综合征所出现的高血糖、高血脂、高血压和高尿酸都是毒邪，那自然要排毒外出，只是在泻下时要把握好尺度，以免过下伤正。

2. 肾病非肾论

肾病传它，它病及肾，临床上糖肾患者往往有全身多个并发症。如糖尿病心脏病、高血压病、眼底病变、脑梗死、周围神经病变、胃肠自主神经病变、糖尿病足；也常会合并肺部感染、尿路感染、皮肤感染、精神抑郁等。加之多为老年患者，临床常合并老年骨关节病，部分患者会出现甲状腺机能减退、肿瘤等，往往多种疾病缠身。这个时候首先要区分疾病的轻重缓急，本着"急则治标，缓则治本"的原则，紧紧把握局部与整体的关系，万不可见肾治肾，被肾病障住眼目，这个其实在刚才的讲述中已经提到了，这里就不再赘述了。

三、六经辨治案例举隅

梁某，男，84 岁，退休教师。患糖尿病、高血压病 10 年，糖尿病肾病 3 年，心脏病 3 年。2010 年 4 月 14 日门诊初诊。患者因恶寒发热，体温 37.9℃，咳嗽，气喘，大便干结，汗多，双下肢浮肿，手麻痹，时有胸痹，以糖尿病合并肺部感染收入内分泌科住院治疗。经治疗肺部感染已治愈，血糖得到基本控制，血压基本稳定，病情改善，于 4 月 14 日门诊初诊。

之后这个患者常到我的门诊就诊，他的病案特点就是高龄，基础病多，几个主症：气促，夜间不能平卧；水肿；大便干燥。老人的精神状态很差，面色㿠白，神疲乏力。我是针对这几个主症选方用药，主要用了五苓散、苓桂术甘汤、真武汤等。诊疗期间病情几趋稳定，但因为老人体质较弱，经常受寒感冒，使得症状反复，每次感冒后，除了咳嗽、咳痰外，肾功情况也不是很好，尿蛋白出现"＋"，尿糖"＋"，尿隐血"＋"，肌酐也不稳定，还出现了肾性贫血。解表化痰方面，我会用二陈汤、千金苇茎汤、小柴胡汤加减，同时又兼顾建中补肾，用补中益气汤、柴芍六君汤佐以大黄通腑泻浊。他大便经常不通，开塞露已经没有作用了，用蜜煎导通便，开始效果很好，到后来作用也不是很大。从治疗上讲，可以说从太阳篇到厥阴篇，从桂枝汤到乌梅丸，我几乎都给他用过，随着每次症状的变化，方药就作相应的调整，但是补肾健脾这个原则始终还是要坚持的。

上一次就诊是 11 月 16 日，症状为腰痛，周身关节僵硬疼痛，睡醒时尤甚，活动后减轻，右腿易抽筋，口干口苦，乏力，纳差，喜温粥，左小腿水肿，大便难，先硬后软，舌淡嫩，苔白厚，脉沉细。我治疗大方向还是以温阳为主，同时益气生津，柔肝缓急，拟方如下：桂枝 10g，白芍 20g，薏苡仁 30g，大枣 10g，炙甘草 10g，厚朴 15g，生姜 10g，粉葛 60g，熟附子 10g（先煎），茯苓 20g，白术 30g，紫苏叶 15g，边条参 10g（另炖），龙骨 30g，牡蛎 30g，生地黄 20g。5 剂。患者的儿媳陈女士非常孝顺，对病情记录具体到每小时，所以才有大家看到的病案记载，经过这半年的调理，患者有时情绪低落，但更多的是表现出了很强的自信心，现在病情稳定，身体状况转佳，可以下床活动，水肿明显减轻，西药种类与剂量也大为减少，现仅服用一种降压药，半片地高辛，胰岛素注射量较前减少了一半，肾功稳定并趋向好转，目前患者仍在中医药调治之中。

时间快到了，我们的经方班也接近尾声，3 天来，我们共同聆听诸位中医大家的精彩演讲，他们精湛的医技和丰富的经验给了我们更加广阔的思索空间，愿我们借着此次经方班的春风，把"学经方、用经方"的热潮推向各自的医院、诊所，使经方这颗明珠在中医学辽阔的天空中熠熠生辉，更加灿烂！

谢谢大家！

名 师 查 房 篇

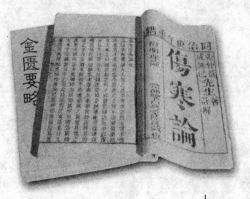

梅国强教授查房实录

病例 1

【病情介绍】

主管医生：患者林某，女，82岁，因"反复发作性咳痰、气促36年，加重5天"于2010年12月10日由门诊收入院。患者36年前无明显诱因出现气促、咳痰，伴胸闷、气短，于当地医院住院，诊断为喘息性支气管炎，予化痰、平喘等对症治疗，好转后出院。36年来，每因天气变化，喘息、气促、咳痰症状加重，遂反复到当地医院门诊就医，当地医生予"消炎针"（具体不详）治疗，症状控制可。5天前，因患者受凉后再次出现气促、胸闷，咳白色稀痰，由门诊收入病房治疗。入院症见：咳黄白相兼泡沫样痰，质稀，气促，动辄尤甚，胸闷，夜间不能平卧，纳呆，大便偏干，2日一行，小便频数。

既往史：患者既往肺气肿病史21年，支气管扩张病11年，脑梗死病11年，冠心病史3年，未系统服药治疗，否认糖尿病、高血压病病史。

体格检查：血压135/85mmHg，心率95次/分，呼吸25次/分，脉搏95次/分，神疲，消瘦，桶状胸，肋间隙增宽，呼吸动度减弱，听诊双肺散在湿啰音，心律齐，各瓣膜听诊区未闻及病理性杂音。舌暗少苔，脉滑。

中医辨证依据：患者气促，咳黄白相兼痰，胸闷，大便干，小便频数，舌暗少苔，脉滑，当属中医学之"喘证"范畴，证属痰热阻肺兼肺肾不足，缘患者外感，入里化热，素体肺肾不足，无以化津，聚而成痰，因肾气不固，故小便频数，拟方苏子降气汤加减。

西医予化痰、平喘、解痉、抗感染等对症治疗为主，现患者仍气促、胸闷，不能平卧，夜间加重，希望梅教授给予指导，谢谢！

【查房实录】

梅教授：你好！今年多大年岁啦？

患者：82岁。

梅教授：哪里不舒服啊？

患者：喘气，咳嗽，痰多。

梅教授：痰是什么颜色，白的还是黄的？

患者：白痰。

主管医生：她咳的时候就喘得厉害。

梅教授：她一天咳多少痰？

主管医生：时多时少，多时有半盒多。而且她厉害的时候，伴有呕吐的症状。

梅教授：咳嗽多长时间了？

患者：1960年到现在，50年了。

梅教授：你坐着不动不喘吧？

患者：嗯，不喘。动起来就喘，活动后就气喘，走路也有。

梅教授：晚上能平着睡么？

患者：高着，得高一点。

主管医生：她晚上会发作，昨天夜里还发作呢，护士会给拍拍背。

梅教授：有不发作的时候么？

患者：有。

梅教授：他每天都会这样发作？

主管医生：不一定，有些时候一天发作两三次，有些时候连着两三天不发作。或者隔两三天发作一次，频繁的时候就一天两三次，特别是晚上。

梅教授：胸闷吗？

患者：不胸闷。

梅教授：痛不痛？

患者：不痛。

主管医生：他是我们长期的病人，气候一变，她就经常跑来，跟着我们李主任看病。

梅教授：一次发作要多长时间才能缓过来？

主管医生：要吃氨茶碱，吃了就好一点。

梅教授：你是白天发作多还是晚上多？

患者：晚上多。

梅教授：心慌不慌？

患者：没有。

梅教授：吃饭好不好啊？

患者：吃饭不好，这两天都不好。

梅教授：不想吃饭？

患者：哎！不想吃饭。

梅教授：口干么？

患者：有一点。

梅教授：想不想喝水？

患者：想。

梅教授：喉咙怎么样，有没有什么不舒服？

患者：喉咙不痛，就是最近有点干。

梅教授：脚肿不肿？

患者：脚不肿。

梅教授：肚子不胀吧？

主管医生：躺一下，就这样就行啦！

梅教授：腿拱起来，好，（腹诊）……可以了。看看舌头……没有苔，根部有一点点；看一下舌底……好。还有什么不舒服要补充吗？

患者：大便多。

梅教授：小便呢？

患者：小便次数多。

梅教授：解小便有没有什么不舒服？

患者：没有，就多一点。

梅教授：好了，问完了。

【名师精析】

梅教授：这个病人的病情，摘要上面写得很清楚了。有慢性支气管炎病史 36 年，肺气肿 21 年，支气管扩张病史 11 年，脑梗 11 年，刚才只是我忘了问一句，她在近期之内痰里面带不带血？

主管医生：没有。

梅教授：一直不带血，是吧。还有冠心病，还有慢性胃炎。现在呢，我问过她那个胃啊，腹部好像没有太多的症状，虽然吃得少，但能吃一点，住院以后的基本情况就是精神疲倦，咳嗽，咳痰，痰量多，刚才问病人也是这个状况，有白泡沫痰，比较容易咳出来，气喘。她这个气喘，就是在一般状况下她不动就不喘，她活动就喘。除此之外呢，她一天还要发作几次，就是不动也要发作几次。这时就吃点氨茶碱啊，输点氧啊，慢慢就缓过来。发作是夜晚发作比白天多，对吧，尤其半夜以后？

主管医生：不是半夜，一般是 8、9 点钟。

梅教授：夜间发作的机会多一些，白天发作的机会少一些。她正在喘的时候我没看到，正在喘的时候病情摘要就是说，张口抬肩，不能平卧，那是可想而知的，她现在高枕嘛。再其他的呢，我问过胸闷，她刚才讲有时候也有点，没有讲过胸痛。关节痛嘛，在这种老年患者就不是一个重要问题了。病史摘要，写得比较完整。脉呢，弦。我看的脉象，确实弦滑，就是往来流利了，因为跳动的速率比较快，摸起来，确实有一点带滑象。这个老年患者的脉还是弦滑。再一个就是舌苔的记载，在摘要上面，舌苔少。我今天仔细看了一下，舌苔的中根部，有一点薄白苔。那个苔不厚，有一点薄白苔。舌质前半部基本上没有什么苔。我觉得舌苔白少，舌质基本上是偏暗，有紫绀，不是那么鲜红的。

根据这样的病情，贵院的诊断应该说没有问题了。中医诊断：喘证。病机就是痰热阻肺兼肺肾不足，这个是比较准确的。西医诊断有四条：一个是喘息性支气管炎，急性发作；第二个呢，就是肺气肿并感染；第三个，支气管扩张。只是有支气管扩张这样一个问题存在，目前来看，病情显露的不那么明显，当然痰多也是支气管扩张的一种表现，就是不带血啊，只是那种浓稠的痰。再就是冠心病了，可能入院的时候呢，心功能 II 级。现在看她喘的主要原因还是肺部的问题，虽然她有冠心病史，现在这个喘与冠心病关系不大，脚也不肿。这个舌苔少，如果是舌绛，就是深红色，深红色的舌质，如果完全无苔，那就是以肺肾阴伤为主。她这个舌质不是那种深红色，而是比较暗的颜色，有一点薄白苔。我讲到这个问题，舌质暗与舌绛，我个人看法就是按同一个问题看待，是属于痰热的一种外在表现，白苔绛底，湿遏热伏嘛！她舌不绛，暗红色。舌苔初看基本无苔，仔细看后半部有薄白苔，我觉得还是痰热阻滞。你这个中医诊断也讲到了，痰热阻肺，肺肾不足，我觉得主要是一个痰热阻滞的问题，痰热阻肺。我看到这个方子里面是二陈汤加三子养亲汤，在治疗方面也是合适的。诊断很准确，治疗方法合适。

因为我也认为这是个痰热阻肺的问题，她痰量多，一动就喘，有时候不能平卧，一天还发作几次，所以病机没有问题。再一个就应该考虑，她有瘀血的存在，因为她本身舌质是紫暗的，而且有明显的瘀斑，就是痰热阻肺，病久入络，很容易形成瘀血，就是痰瘀互结，阻滞于上焦。她有胃病史，中焦的问题只是她目前表现不明显，所以根据这样一个想法，有几类问题需要鉴别一下。比如说阴虚火旺，痰热互结，像这种"咳而心烦不得眠"，她也没有什么心烦不得眠，无非就是在晚上发喘，她就不能睡，不发喘她还是能睡的。像这种显然不是猪苓汤证，就排除这个了。舌质紫暗，或舌质无苔，或者少苔，一般舌都会干燥，她看起来还不是太干燥，还是湿润的，所以这个不像猪苓汤证。再一个就是黄连阿胶汤，黄连黄芩阿胶鸡子黄汤，是阴虚火旺同时存在；是心肾阴伤，虚火上炎，这种表现可见咳喘，上焦有痰热；如果阴虚火旺，火气炎上的，可以发生痰热阻滞。但是病机是心肾不足，心火上炎。这个心烦、燥扰不眠老太太没有，那么黄芩黄连阿胶鸡子黄汤证也应该排除。那么这个病例跟什么相似呢？就是跟小陷胸汤相似。因为小陷胸汤清热化痰，这个方子特别提到是清上焦之热，化痰应该是比较好的。小陷胸汤原文："小结胸病，正在心下，按之则痛，脉浮滑者，小陷胸汤主之。"从这个方子看来跟这个病人对不上号，从文字上是对不上号的，从实质内容来讲应该是相悖的。我们这个病人既然判断她有痰热阻肺这个问题存在，但小陷胸汤没有提到肺部问题，小陷胸汤的主证在《伤寒论》里没有提到，它主要是指"正在心下"，胃脘部嘛！但是小陷胸汤的证候叫做"小结胸病"，病用"结胸"两个字来称呼，就是以"结胸"名证，以"陷胸"名方。一共是4个字，一个是"结胸"这个病名；一个"陷胸"是方名。如果说小陷胸汤果真与上焦肺没有关系的话，就不会叫这个名字。况且在《伤寒论》里面，小陷胸汤与大陷胸汤都在太阳篇，是在讨论"大陷胸"还是"结胸"这个过程当中，出现了小陷胸汤，那么它与大陷胸汤相比，证候当然和大结胸证不一样，大结胸证是相当严重的：发高烧啦，胸痛啦，甚至于发潮热谵语等……那么小陷胸只是其中一种病，不是水热互结，小陷胸汤证是痰热阻滞于上焦，阻滞于胸膈，所以叫"陷胸汤"。这个病人还有冠心病，还有胃病的历史，只是说现在这个胃病没有发作，处在一个相对的休止期。那么痰热阻滞，小陷胸汤主治的范围，一个是中焦，就是心下胃脘这个地方；包括胸部，胸部不仅是肺，我就经常用小陷胸汤治疗冠心病，效果也是相当不错的。这个病人有冠心病，只是现在表现得不是很明显；有胃病，痰热咳喘，所以我的看法就是以小陷胸汤为主。小陷胸汤只有3味药，法半夏、全瓜蒌、黄连。我用小陷胸汤常常采用俞根初的方法，加一味药——枳实，叫小陷胸加枳实汤，加了才是4味药，既要清热宣肺化痰，又需要在一定程度上养阴。这个养阴主要是养肺胃之阴，代表方以麦门冬汤这样的方子为主，针对中上二焦，以这两个方子相合为主。在治法上，就是清热宣肺化痰，兼养肺胃之阴。具体方药我们再把它组织一下，因为养肺胃之阴，还要兼以活血化瘀，还有瘀啊，兼以养阴活血吧！这个方子具体组成呢，我考虑了一下，因为她这种病人住院，在西药方面可能抗生素也在用？

主管医生：她现在没有用。

梅教授：现在没有用，好！那我就建议一个方子，医生谁也不是神仙，况且这样的病人，大家谁见了都是难办的。你们认为合适，试用一下，不合适呢，不用也罢。当医生就是实事求是，面临的是病人。何况这样一个老年患者，来一个神仙方又如何，恐怕也会无效的。我今天来了，也建议一下：法半夏，你这里有制半夏没有，制半夏就是煮熟的？

主管医生：没有。就是法半夏。

梅教授：那就用法半夏。法半夏10g，全瓜蒌10g，黄连10g，枳实20g，南北沙参各8g，生石斛10g，麦冬10g，百部10g，前胡10g，当归10g，川芎10g，土鳖虫10g，丹参30g。白英有没有？没有那就用败酱草吧，败酱草20g，鱼腥草30g。这样的药虽然清热，但它不苦寒，对患者胃影响不大。

病例 2

【病情介绍】

主管医生：患者李某，女，69 岁，因"左侧肢体乏力 3 天"于 2010 年 12 月 10 日入院。患者 3 天前吃早餐时，出现左侧肢体乏力，无头晕，无恶心呕吐，无饮水呛咳，未予重视，后上述症状加重，到我院急诊科查颅脑 CT 示：双侧基底节及放射冠腔隙性脑梗死，为求进一步系统治疗，到我院住院治疗。入院症见：神疲，欲寐，左侧肢体乏力，以左下肢为甚，夜寐差，二便可。

既往史：既往 2 型糖尿病 8 年，服用二甲双胍片、拜糖平（阿卡波糖）片，血糖控制可；高血压病史 19 年，血压最高达 170/90mmHg，现服用硝苯地平控释片 30mg qd 口服，现血压波动在 130～145/85～95mmHg 之间，7 年前因脑梗死在我院治疗，好转后出院，未遗留后遗症。

体格检查：血压 170/100mmHg，心率 72 次/分，呼吸 18 次/分，脉搏 72 次/分，心肺检查无异常。左上肢肌力 3 + 级，左下肢肌力 3 级，左 Hoffman 征（ + ），左 Babinskin 征（ + ），余无明显异常。舌白少苔，脉弦。

中医方面，四诊合参，本病当属于中医学之"中风病——中经络"范畴，证属风痰阻络，拟方补阳还五汤加减。西医诊断为：1. 脑梗死；2. 高血压病 3 级，极高危；3. 2 型糖尿病；4. 骨关节炎。予营养神经、改善脑循环、降糖、控制血压等对症治疗。现患者左侧肢体乏力，希望梅教授指导治疗！

【查房实录】

梅教授：醒啦？

主管医生：9 号早上家人架起来吃早餐，就发现她左上肢的肌力不正常。

梅教授：9 号开始的？

主管医生：嗯，然后 10 号早上送来的。

梅教授： 1 天以后送来的。

主管医生： 7 年前得过一次脑梗，经过治疗后，在家里的生活是可以自理的，像拧干毛巾这样的动作也是可以做的。

梅教授： 现在就是左上肢不能动吧，左手不能动？

主管医生： 嗯，还有就是讲不了话。

梅教授： 她入院的时候能动吗？

主管医生： 入院的时候不能动。有时候偶尔看到她能弯起来一下，还是不能抬起来。

患者家属： 医生您好！我是她的大儿子。我妈就是在 7、8 年前有过一次比较严重的脑梗死，当时也是讲话讲不清，手脚活动不利。

主管医生： 是 2003 年住院，当时恢复得很快，大概半个月后就可以起来了，讲话也可以了，生活都可以自理，我就觉得不错，我的很多朋友的爸爸妈妈都不行。这么多年来，都没有住院，定期打针吃药，我妈妈糖尿病，血糖有点高，都是 10（mmol/l）左右。前两天我看她有点不行，坐都不坐不起来，平常大小便、刷牙都可以的。

梅教授： 那是 9 号？

患者家属： 9 号。因为我多多少少看过点书，我怀疑是第二次中风，我知道妈妈这个情况。

梅教授： 她现在能认识人吗？

患者家属： 认识可以认识，有时候我问她我是谁，她知道，有时候别人问就不知道。

主管医生： 有时候认识，有时候就不认识。

梅教授： 她还能够说一点话？

患者家属： 说话可以说，我们问她要小便吗，她可以应。

梅教授： 简单的可以？

主管医生： 你让她讲一遍。

患者家属： 妈，你饿吧？

患者： 不饿。

梅教授： 简单的话可以。

患者家属： 小便啊，大便啊，都可以。

梅教授： 她回答不正确的时候有没有。

患者家属：很少。

梅教授：很少？回答基本上是正确的？

患者家属：对。

主管医生：比如说，你们问她吃饭了没有，她说逛街，会不会有这样的回答？

患者家属：没有。她说吃饭就是吃饭。不过昨天那个 CT 出来了，怀疑是什么病，说我们医院这里没有那个什么仪器。

主管医生：CT 回示是一个多发性的腔隙梗塞，怀疑是脑干的一些阴影，建议做 MRI。

梅教授：现在左边的手和脚，都不能动？

患者家属：嗯，但住院之前都可以动，来这里之前都可以，生活也能自理，上厕所都可以。

主管医生：发病以前都可以。

梅教授：那是啊，发病以后，本来 24 小时之内，都有可能加重的。甚至 48 个小时都可以加重。

患者家属：哦，这样子啊，我们这次是第 2 次中风，是不是啊？

梅教授：她现在说话很困难，表达基本正确，就是比较长的句子说不出来。对吧。

患者家属：对，而且有的时候，她大小便啊，她自己不能说，就是我们问她，妈妈你要小便吗，她说"哦"，然后给她小便。

梅教授：比如说肚子饿了要吃，她有没有主动讲呢？

患者家属：没有。

梅教授：得有人照顾她，经常问啊。她一天到晚都这样睡吗？

患者家属：这两天都是这样。

主管医生：9 号之前，她是这样吗？

患者家属：9 号之前没有，上午起来就坐那里吃早餐，然后去休息，上厕所。

梅教授：9 号之后就睡的时间多？

患者家属：有时候可能环境有关系，她晚上也睡不着，我是守夜的，有时候打点滴，她说要拔掉。

梅教授：刚才我们来的时候，睡得很深啊。

患者家属： 她在家里面，最好睡的，因为以前太辛苦，让她休息，睡得很香。

梅教授： 她以前好的时候，白天也睡？

患者家属： 嗯，也是白天睡很多。

梅教授： 现在吃东西怎么样？

患者家属： 现在喝粥可以。吃饭有点噎，我们买的馒头都不敢给她吃。不好消化，不敢给她吃。

梅教授： 那不要给馒头。之后啊，宁可多给她几次，每次少一点，少食多餐，别给馒头啊，米饭啊，这些不好吞。

患者家属： 她听你们说后，硬要去人民医院里搞那个什么仪器……

主管医生： 我们到时会给你处理。

梅教授： 脑干有问题吧？

患者家属： 医技科医生说 CT 怀疑脑干有阴影，CT 看不清，去做 MRI。

梅教授： 这只脚（左脚），可以动吗？

主管医生： 叫她动一下。

患者家属： 妈，这个脚起来。

梅教授： 嗯，可以动。

患者家属： 其实我妈当时靠那个拐杖还可以走路。

梅教授： 这只手（左手）能不能动呢？让她自己动。

患者家属： 妈，这个手动一下。

梅教授： 好。稀饭啊，面条之类的一餐能吃多少？

患者家属： 大概一小碗这么多，她能吃但我不敢给她吃太多。

梅教授： 少吃多餐，3 餐、4 餐都可以。大小便呢？

患者家属： 大小便她还是正常的。大便少一点，尿的多。

梅教授： 每天都解？

患者家属： 每天都解，这两天就拉了 2 次，很少。

梅教授： 胀不胀啊，来看一下肚子。肚子扁的，软的，（腹诊）……肚子不胀。她小便不会尿到床上吧？

患者家属： 我们给她拿了个尿布。

梅教授： 哦，对。舌头能伸出来吗？

患者家属：妈，把舌头伸出来。

梅教授：舌头也是有点白厚。

患者家属：以前讲话声音很大的，第1次时候恢复很快，声音很大。

梅教授：哦，平时讲话声音大？

患者家属：以前是，半年前慢慢的声音变小了，我要她大声讲她才知道，而且发力也不行。

梅教授：好，想睡让她睡吧，让她好好休息！

【名师精析】

这个患者，她家人喊了半天才喊醒。病历记载呢，我从问诊的情况来看，你们各方面写得很清楚，所以有些体检我就没有进行。看到她四肢呢，左边不是不能动，她儿子让她动的时候，她还是能动一下，就是没有力量，是恢复一些是吧？今天来看，左臂她儿子让她动，她能这样（屈臂）动一下，就是左腿呢，她可以这样动（屈腿），就是力量差一些。这个病人有高血压病、2型糖尿病、骨关节炎，我们在当前情况就不大理论它。有脑梗的病史，7年了，现在是第2次了，7年前第1次，现在是第2次。她的主要症状病历摘要写得比较准确了。语言不利，她这个构音困难是对的，因为她不是完全不能讲，两个字三个字一句的她能讲。比如"可以"、"不可以"能讲。我反复问了，是答得准确的时候多呢，还是不准确的时候多？她儿子讲准确的时候多，那说明她神志是清楚的。吃饭差嘛，这样重的病，年龄也不小了，快70多岁了，卧床不动，她饮食肯定是差的，但是半流质还可以吃，大小便也基本正常，两天1次还行。主要就是表情淡漠，病历摘要上写了：表情淡漠，懒言，构音障碍，全身皮肤没有黄染这些。脉是比较缓的。她左侧主要是肌肉的张力不够，张力很弱。这个患者，我的第一印象是这大白天的，现在是2点钟以后了，她还在睡，第一次喊她都没有喊醒，医生没有把她喊醒，那个女孩子也没有喊醒，是她儿子来了才把她喊醒了。

主管医生：可能是她儿子照顾她，她很熟悉，所以其他人叫她可能不熟悉。

梅教授：喊醒了以后，对她儿子的讲话，她反应是正确的。我也问她儿子，就是发病之前，白天睡觉多不多，他说白天睡觉比较多。这个白天嗜睡，除了她肢体轻瘫以外，就是白天也睡觉，晚上睡不好。老年人啊，一晚不可能一觉睡到天亮，不可能的。这中间醒来一下，以后又睡，要小便了，又起来一下，可能是这样的。总的来说，她睡觉的时间比较多，精神是比较萎靡的。现在表情很淡漠，可能跟她第二次脑梗有关系。这个病人的舌苔是白厚苔，舌质，你说真那么鲜红呢？也不像，比正常的舌质略微红一点，介乎正常和舌质偏红之间。从她前面讲的这些，我看她还是一种痰热阻滞的象征。这是舌质舌苔；脉象，你这个上面写了弦细，这个脉象也是对的。诊断是：中风，中经络。中经络是准确的，中脏腑现在不是那么明显。我看上面写的有时候口流涎，实际上今天我们看她没有口流涎，可能住院以后病情好转了一些，她才不流涎了。不能言，中脏腑就是不能言了，除了瘫痪以外就不能言，那不能言有的病人就是神志不清不能言，有的病人神志是清楚的。如果失语，又完全不能讲话，这是中脏腑。这个病人呢，是能言，但是语言很短，两三个字的短语，她可以讲。一句比较长的话她讲不了，就是比中经络略重一点，是中脏腑当中最轻的。她这个病情就介乎这样一个范围之内。中医诊断：风痰阻络，肝肾阴亏。西医的诊断一共有 5 个，我就不念了。

这个病人给我的印象就是风痰阻络，她在伸舌的时候，我有意让她伸长，她的儿子也让她伸长，实际上这个舌头伸出来的程度就到牙齿前面一点点，再伸不长了。按照叶天士的说法："舌体萎缩，抵齿难以骤伸。"到舌头这个地方为界限了，很难一下子把舌头伸出来。非风痰阻络即是痰阻舌根。这个病人舌头伸不长，你们这个写的是对的，是风痰嘛。认为是风痰阻络，这个比较准确了。既然是以风痰阻络为主，我认为就是化痰息风，祛风化痰也行。祛风化痰，活血通络。因为这种病症，有时候在宏观上不容易发现有瘀血，像刚才那个病人，舌质紫暗，有瘀斑。这个病人看不到，看不到不等于没有瘀血。因为从微观上讲，这个瘀血只是前人有论述，叶天士是提的最明确的。他说这一类病人，在宏观上不容易发现有瘀血，因为病久了，络脉必然有血瘀，所以叶天士有个著名的论断，就是"病久入络"，病久进入到血络，有瘀血阻络的存在，所以就要化痰息风，或者叫做息风化痰，活血通络，以这样的治法为主。所以我建议用方以温胆汤为主：法半夏 10g，陈皮 10g，茯苓 30g，竹茹 10g，枳实 20g，百部 10g，当归 10g，川芎 10g，土鳖虫 10g，红花 10g，石菖蒲 10g，远志 10g，郁金10g，全蝎10g，蜈蚣两条。祛风啊，用一般的植物类祛风药，效果不是太好，还是以虫类的祛风药，可能效果好一点。这一类的病人都是相当难治，我今天在这里纸上谈兵，乱说一气啊！

主管医生：梅教授是湖北中医药大学的教授，也是他们学校第一届的毕业生，是很著名的伤寒学者。所以今天有幸来我们科，就我们两个病人，他用一些经方的实例治疗，对我们一定会有很深远的影响，非常感谢！梅教授他很谦虚，所以说了一些很客气的话，因为至少刚刚这两个病，我们就实例听一听梅老师说的，他经常运用一些经方，对我们这些病例，做了实际的论述，完了之后呢，我们可能还会好好地总结一下。有什么问题可以交流一下。

医生甲：我想问一下那位80多岁咳嗽的患者。她咳久以后，肺损及肾，肾阻纳气，那么这个气喘是否和肾有关系？

梅教授：这种老年患者的喘，和肾不纳气的喘，有时候很难区别。肾不纳气的喘无非是两类，一类就是肾阴虚而肾不纳气。这种肾阴虚的病人，很少就是单纯的肾阴虚，而是肝肾阴虚，肾不纳气。这种情况呢，必须要有肝肾阴虚的具体表现，这个病人上面有痰热阻肺，那不仅是肝肾阴虚，而是阴虚而相火上炎，煎熬津液，上焦才有痰，才有热象存在。这个患者，老年消瘦，她四诊当中，哪个地方表现为有热？好像没有。要说阴虚有热，她面颊确实有点红，除此之外，没有特殊的表现。我们还是以她内部的征象为主，辨舌质比看面颊更重要。

【编者谨按】

每次与梅老的交流都被其谦逊的性格、严谨的治学作风及朴实的言语所感动，"天至广不可度，地至大不可量"，梅老治愈的患者数不胜数，但他总是称自己是"治末病医生"，将疗效都归功于前医的功劳……正是这种谦逊的性格，使得梅老诲人不倦，并愿将自己平生所学倾囊相赠后学，作为医学后辈，感激不尽，惟有快马加鞭，奋力前行。

第一例患者，咳痰，气喘，遇冷加重。梅老结合伤寒条文，对其症状逐一进行排除，抽丝剥茧，循循善诱，最后拟定以小陷胸汤作为主方，结合清热化痰之药进行辨治。梅老治咳，另辟蹊径，他往往看到病人的痰难以咳出或黏在喉中，即便痰色不黄，也要加入清热之药，在临床往往能收到奇效。可见"见微知著"并非一句空话，这也正好与仲圣之少阴、阳明三急下及叶氏之"先安未受邪之地"吻合，取经方为用更取诸法，这才是经方之高手！第二例患者因第二次中风而出现舌难骤伸、言不成句之证候，梅老抓住久病入络之要点，予温胆汤加味。梅老不止一次提到温病学，他认为一个好的医生仅凭《伤寒论》治病是不够的，一个真正的中医除了"辨脉"，还应"望舌"，方可不致诊疗慌张错乱，梅老之语，吾辈当谨遵之。

张步桃教授查房实录

病例 1

【病情介绍】

主管医生：患者郑某，女，29 岁，农民，既往无特殊病史。于 2009 年 11 月在我院行直肠癌切除手术，术前发现其子宫、卵巢、腹膜已存在局部转移，且患者术后出现大量腹水；经间断化疗后腹水症状有所转轻。后因经济原因，遂未行化疗，主要以间断抽放腹水，腹水为血性，并予输血等支持对症治疗。中药方面予五苓散利尿治疗为主，效果不显，症状反复，多次入院、出院。每次入院均以腹膜置管，抽放腹水治疗为主，每次腹水消退即出院。现患者精神一般，乏力，因行过腹腔置管抽放腹水治疗，故腹胀不明显；无咳嗽、咳痰；无腹痛、腹泻，每进生冷食物即出现轻微恶心、呕吐，胃脘部自觉嘈杂感；二便调，纳眠可。化验检查示：白细胞偏高，贫血，白蛋白偏低，肝肾功能都很好。现患者存在鼓胀问题，因考虑中医可以发挥疗效，我们选用过五苓散治疗，但是疗效一般。个人考虑过用十枣汤治疗来竣下逐水，但是考虑患者经手术、化疗后，体质比较虚弱，而十枣汤对实证体质的病人比较好，另外十枣汤里的药物存在毒性，又因临床经验不足，就没敢用药。请张教授赐教！

【名师精析】

台湾有一家"顺天堂制药厂"，老板曾经留学日本，日本有一个"津村公司"，他们开发了一种药叫做"乐适舒"，英文缩写为 WTTC，这种药的具体成分是什么呢？君药是薏苡仁，薏苡仁是禾本科的植物，《神农本草经》讲这味药可以"治痹"，就是可以治疗痹证，而且这味药对胃肠道系统的修复作用也非常好；还有一味药叫菱角，菱角的作用是利湿止痛；还有一味药是樱桃皮，不是樱桃，樱桃跟苹果、桃、水梨同科，都是水果，但是樱桃皮有利水的作用，当然作用不是那么明显。但是日本津村公司研究这个方子对直肠癌、胃癌、大肠癌的抑制率达到了40%，到底这个方子是不是真的可以治好胃肠道癌症，这个没有明确的证据，但是据临床观察来看，不但缓解了患者的症状，甚至是连坐骨神经的疼痛都能改善。这个病人直肠癌术后，在子宫、卵巢、腹腔都有转移，腹水又长得很快，很多医生就用抽放腹水的方法来帮她解决问题，今天1000ml，明天800ml。其实我们说的这个"腹水"，它并不是水，而是人体产生的营养精华部分，所以越抽患者体质越差。我昨天在讲座中提到了，我们治疗癌症的患者不要同归于尽，而是要同登彼岸，共修正果。这个病人能不能用猪苓汤？不行，猪苓汤可以用在血尿、结石、尿血的病人身上。临床上很少有人认真的区分五苓散证和猪苓汤证的异同，两个方子有两味药不同，五苓散中有桂枝、白术，辛温之性较强，有健脾利湿的功效，主要用在湿盛热不盛的情况；猪苓汤中有阿胶、滑石，适用于湿盛热也盛的情况。所以这里用猪苓汤是不合适的。

　　《内经》讲"膀胱者，州都之官，津液藏焉，气化则能出已。"所以我们如果单纯的用利水药，而不加利尿药，那是没有效果的，所以治疗这种病人要在应用利水药的同时加用气化药，甚至有些体质虚弱、正气不足的患者，我就会加党参、西洋参这样的药来增强气化功能，这样更有利于小便的排出。增强气化的药我喜欢用大腹皮、槟榔、乌药……陈修园的《时方歌括》里记载了108个方子，他的方剂分类方法是按照徐之才的"十剂"来划分的，宣、通、补、泄、轻、重、滑、涩、燥、湿，其中第108个方子叫"鸡鸣散"，鸡鸣散里的一味药就是槟榔，其实槟榔不是杀虫药，它是一味非常好的气化药，虽然它没有利尿的功能，但是它却可以达到利尿的效果，这是在临床上确定的。乌药同桂枝是同科的，在《金匮要略》水气篇有一个条文，叫"气分，心下坚，大如盘，边如旋杯，水饮所作，桂枝去芍药加麻黄附子细辛汤主之。"这是用温药来治疗水饮的方法，我昨天讲座时提了治疗水肿的三个原则，"开鬼门，洁净府，去菀陈莝"。

"开鬼门"就是发汗法，当时古人不叫毛细孔，叫"鬼门"；"洁净府"就是利尿，就是把泌尿系统的废物通过管道排出体外；"去菀陈莝"就不是用发汗、利尿所能够克尽全功的了，"去菀陈莝"这叫逐水法。在所有的方子里面，逐水力量最强的就是十枣汤，十枣汤里的甘遂、大戟是大戟科植物，芫花是瑞香科植物，现代药理学研究显示这三味药都含有生物碱成分。说到生物碱成分，巴豆的含量是最多的，所以医院给病人用巴豆时，先服蓖麻油看看，因为蓖麻和巴豆同科，虽然吃蓖麻也要拉肚子，但是不像服用巴豆，会导致心脏麻痹，死亡。所以说中药是有毒副作用的，关键是如何掌控这种毒副作用。所以十枣汤就是用 10 枚大枣缓解这 3 味毒药的毒性，否则水确实是利下来了，但是命也没了，这不就相当于同归于尽嘛！这个病人可以用茵陈五苓散合上四逆散。四逆散的病机叫"阳为阴郁"，就是阳的功能不能得到很好的发挥，四逆散里芍药、甘草两味药有着非常好的松弛平滑肌的作用；柴胡疏肝，她大量的腹水肯定与肝疏泄功能失常有关。一般直肠癌的患者如果"乐适舒"没有效，就用四逆散加上茵陈五苓散，五苓散里的桂枝也是一味非常好的增强气化功能的药物。如果患者出现了两胁部的疼痛，那么就要加川楝，川楝具有很好的疏肝气的作用。她现在呕吐得很厉害，这是由于大量的腹腔积液刺激大脑延髓的呕吐中枢所引起的，我们可以加一味药——芦根。芦根和稻米、麦子、甘蔗一样，都是禾本科的植物，禾本科植物都有保护胃肠系统的作用。另外《金匮要略》讲"呕家本渴……小半夏汤主之。"生姜、半夏为止呕圣药，生姜可以抑制呕吐中枢。还可以加茯苓，变成小半夏加茯苓汤。

我在临床上看过很多生命垂危的患者，可以说是在数日子过啊！我用了小半夏茯苓汤以后，只 1 天就有反应了。我有个学生的妈妈 100 岁了，在台北医学院治疗，本来还是清醒的，治着治着就昏迷了，还有尿血的症状，我就用猪苓汤加味，到第 2 天就清醒了，还嚷着要出院呢！日本人非常喜欢吃河豚，但是河豚中毒是要死人的，他们就这样重美味，轻生命，因为吃河豚丧命，这是很不值得的。但是用一味芦苇根就可以解河豚毒，也可以联合半夏、生姜来用。这个病人方子就用四逆散合茵陈五苓，加大腹皮、槟榔、芦苇根、半夏、生姜。总体说来，这个病人年轻，抵抗力强，恢复会相对较快，另外就是不能单纯用利尿药，这就跟抽腹水一样，是起不到丝毫作用的。

病例 2

【病情介绍】

主管医生：赵某，男，62 岁，退休干部，于今年 2 月份发现胃癌晚期，于我院行胃癌根治术，术后经 6 次化疗，10 月份查胸部 CT 示肝内多发转移灶，患者听诊腹部有肠过水声，余无明显不适，病人出现化疗后早期复发情况，请问张老对肿瘤早期复发的患者有什么好的建议？

【名师精析】

这个患者现在就一个肠过水声的症状，伤寒的泻心汤大家记不记得，其中生姜泻心汤里有"腹中雷鸣，下利者，生姜泻心汤主之"的记载，这个肠过水声不就是"腹中雷鸣"吗！一般人肠蠕动 2 次/分，有的人 3 ~ 4 次/分，这个病人肠过水声是问题，但不是很大的问题。可以考虑用"乐适舒"、四逆散、四君子汤、五味异功散、六君子汤、七味白术散、参苓白术散、香砂六君子汤……这些健脾的方剂都可以考虑。如果病人有虚寒的表现，可以用"四逆辈"，四逆辈里包括四逆汤、理中汤等等，理中汤里没有附子，是人参、干姜、白术、甘草四味药，理中汤对于手脚冰冷的患者也有疗效，因为脾主四肢，里面的干姜可以健运脾阳，病人吃了以后会觉得肚子有灼热感，其实这是最好的反应，而不是什么副作用。这个病人我考虑要加一些健运脾胃的药，这些药里必须能够吸收组织液，像白术、苍术就非常好，所以有个汤剂叫"二术汤"。现在有些风湿性关节病，就是由于组织液沉积在关节腔里出不去，这时这两味药不就发挥作用了嘛！还有薏苡仁也有这个功效，而且薏苡仁能够利湿止痛。关于病人的癌症诊断，具体也没有明确的界定，就统统叫做"癌"。还是以我们中医理论为靶点，见症治症，叫病人多活 20 年不是挺好嘛！动不动就下个"癌症"的诊断。

至于怎么样防止癌症化疗后复发的问题，我想不恰当的作息时间是元凶。我有两个高中二年级的患者，一个男孩，一个女孩，我问他们是健康重要还是吃冰重要？他们说都重要。好，那我问是生命重要还是吃冰重要？他们说宁死也要吃冰。现在的人生活作息极不规律，其实晚上过了 11 点还不睡就相当于晚睡了。我有一个患者，他说他 4 点睡觉！我说你睡得稍早了点，你怎么不吃过早饭再睡呢？如果生活起居不规律，再怎么吃药也是徒劳，如果吃、睡、作息都正常，那还吃什么药啊！

病例 3

【病情介绍】

主管医生：李某，男，61 岁，退休工人，在 2000 年确诊为右肺低分化腺癌。由于患者身质偏瘦，体重只有 39 千克，胃纳差，营养状况很差，不耐化疗，现干咳少痰，面部水肿，双下肢水肿，长期以利尿剂利尿，但患者的血钾很低，不能长期使用，请问能否通过利尿来缓解上下静脉压迫的症状？

【名师精析】

咳痰，有湿痰和燥痰之分，若听到咕噜咕噜的声音，基本上是湿痰。而二陈汤就有燥湿的作用。若是干咳，可考虑用炙甘草汤转换的处方，称清燥救肺汤。清燥救肺汤的创始人是明朝末年清朝初年的喻昌先生，全名为喻嘉言，这个处方不仅治疗干咳，还可治疗水肿。昨天介绍了一本名为《冷庐医话》的书，书的作者是陆以湉先生。他根据伤寒论的炙甘草汤研究出茵陈五苓散，对干咳有非常理想的治疗效果，甚至包括流鼻血、吐血等。因方药中含有阿胶。而阿胶是既有补血，又有修复作用的药物。在《黄帝内经》时代，古代医家已经能观察出肺癌病人并发大肠癌，大肠癌病人也会并发转移性肺癌。两千年前，《黄帝内经》已了解：肺与大肠相表里，肝与胆相表里，脾与胃相表里，肾与膀胱相表里，心与小肠相表里，妙不可言。对于这种病例，100 个病人中有 95% 以上会发生转移现象。所谓转移，理论上可予小柴胡汤治疗。小柴胡汤中的七味药可控制淋巴组织的病变。估计大家有听说过李光耀的大儿子李显龙先生，他身患的疾病已转移到颈部的淋巴组织。台湾当局原本要求我与另一名医生去新加坡给他看病。但因种种原因，我没有去成。用小柴胡汤可将淋巴组织全部改善。同时我们也有很多的病历：台湾某富豪的女儿，小学五年级，肿瘤长得很大，已蔓延至肩膀，颈部血管都肿起来。服用小柴胡汤后，她的病情好转。小柴胡汤加味后，其中就含有皂素成分，它会把肿瘤溶解掉。生活中很多做黑手的苦力工人，他身上的整件衣服都是黑黑的、油漆漆的，但用肥皂洗过后，它污渍就可消掉。因为肥皂内就含有皂素的成分。当然用小柴胡汤也要加远志，远志内含有皂素，同时桔梗也含有皂素成分，服用后可把肿瘤化掉。

下面我给大家展示这样一个病例：她是从云南来的一个小女生，出生时在眉头处长了一个如同龙眼样大的肿瘤，而她的治疗方法是内服外用。几个月过后，肿瘤全部消掉。因此，理论上可用小柴胡汤治疗淋巴转移、淋巴结节、淋巴肿瘤。但现在一定要用清燥救肺汤，小柴胡汤也可能会用。缘患者的上腔静脉压力症状逐渐加重，面部有很明显水肿。《内经》治疗水肿的方法，我们已经谈到了，"开鬼门"，可用麻黄汤、桂枝汤、大青龙汤、小青龙汤等方剂治疗。但此时此刻，患者并发干咳，不宜用青龙汤来治疗。可考虑越婢加术汤。服用两三天后，患者脸部的水肿就会消掉，然后立刻换成小柴胡汤，这样患者整个症状的稳定、改善、甚至痊愈指日可待。这是我的所想，清燥救肺汤不是重点方，它只是喻嘉言先生根据炙甘草汤转换来的。柯琴先生也名柯韵伯，他曾说过张仲景先生的炙甘草汤替后世滋阴养阴开辟了一条出路。因此可以考虑予清燥救肺汤治疗，因方中含有补血兼滋阴养阴作用的阿胶。这是清燥救肺汤的独特之处。而增液汤也有人参、地黄、阿胶等滋阴养阴药物。若是予此方治疗患者，相信很快能有所改善。

【编者谨按】

中医古籍，汗牛充栋，倘立志尽阅之，恐穷毕生之精力亦难遂愿，故诸医家多从仲圣之著而精研之，以管窥中医之深邃，然张公步桃博览群书，不必道其勤求圣训3000余遍，单就其能将历朝医案、验方、医理信手拈来，游刃有余，足可见张老中医功底之一斑。张老虽年近古稀，仍孜孜以求，手不释卷，诚为后学之楷模。对于肝硬化腹水之患者，张老指出单纯抽放腹水及应用利尿方药均属枉然，"膀胱者，州都之官，津液藏焉，气化则能出已"，故需在利水方中加用气化药，正所谓"与其扬汤止沸，不如釜底抽薪"，其所提出之草药，吾后辈均可遵"有是证，用是药"之原则，定能获效。第二个患者主症只有"肠过水声"，但张老仅凭一症，便分析出病患可能之病因病机及处方，思维之迅捷，令人称叹。"快马加鞭未下鞍，惊回首，离天三尺三"，由此观之，张老一日门诊量七百，不足为奇。第三例之肿瘤患者，张老诊治突出一"和"字，《道德经》有言"万物负阴而抱阳，冲气以为和"，而我们中医思想更是将"和"的内涵展现得淋漓尽致。其所拟小柴胡汤则是和剂中的代表。"见人善，即思齐。纵去远，以渐跻。"愿吾侪倍加努力，俾中医之树常青。

黄煌教授查房实录

【病情介绍】

王某，男，77 岁。以"发现血压增高 21 年，气促兼作 2 年，加重 1 周"入院。

既往病史：患者 21 年前体检时发现血压升高，为 180/100mmHg，诊断为高血压病，先后予卡托普利、硝苯地平、贝那普利、非洛地平缓释片等药物控制血压，但是血压控制不理想。2008 年 7 月因"双侧男性乳房发育"行手术治疗，术后恢复可。2 年前出现活动后气促，在我院住院治疗，相关检查结果示：心脏彩超示左室大，心电图示快速房颤。诊断为：①高血压病 3 级 极高危 高血压心脏病 心律失常 快速型心房颤动 心功能Ⅲ级；②2 型糖尿病 糖尿病周围神经病变。入院后予降压，抗血小板凝聚，减轻心脏负荷等治疗。治疗好转后出院，出院后患者未规律用药，自行将降压药改为珍菊降压片口服，自述血压控制可。2 型糖尿病病史 2 年，未规律服用降糖药物，未监测血糖。1 年前患者出现胸闷、心慌，无胸痛，当时查心电图示：快速心房纤颤，具体不详。

1 周前患者无明显诱因再次出现胸闷气促，活动后气促明显，出现夜间阵发性呼吸困难，伴咳嗽咳痰，遂收入我院。入院症见：活动后气促，夜间憋醒，伴惊恐，时有胸闷，咳嗽咳痰，痰白质黏，乏力，双膝关节以下麻木，双下肢浮肿，眠差，食欲不振，小便量多，大便日 1 次，量少。

入院时查体，体温 36.3℃，脉搏 92 次/分，呼吸 22 次/分，血压 180/90mmHg，口唇轻度紫绀，左下肺听诊可闻及湿性啰音，颈静脉充盈，心界向左下扩大，心律 110 次/分，律不齐，心音强弱不等，主动脉瓣第 2 听诊区可闻及 3 级舒张期杂音。查心脏彩超示：升主动脉瘤样扩张，左室增大，左室前壁节段性运动减弱，三尖瓣轻度反流，二尖瓣、主动脉瓣重度反流，EF 值 52%。双下肢肿，舌紫暗，苔白腻，脉滑。

入院中医诊断：喘证——水凌心肺。

西医诊断：①高血压病 3 级 极高危 高血压性心脏病 心律失常 心房颤动 心功能Ⅲ级；②2 型糖尿病；③慢性支气管炎。

入院后予心监血压，记 24 小时出入量，并完善相关检查。中医治以清肺利水，补益心气为主，拟方葶苈大枣泻肺汤，加用补益心气、活血利水的药物。西药以利尿、降压、减轻心脏负荷、控制心室率、改善心功能为主。

经治疗，患者胸闷气促症状明显改善，夜间憋醒的症状也逐步改善，现患者双下肢麻木，夜间为甚，眠差，余无特殊不适。

【查房实录】

黄教授：食欲怎么样？

主管医生：食欲现在还可以，比入院的时候好一些，没什么特殊。我们看看患者吧！

黄教授：好！

主管医生：这是我们从南京请来的专家，来给你看病！

患者：好！好！好！

黄教授：老同志你好。

患者：你好。

主管医生：他现在舌苔还是比较腻。

黄教授：伸出舌头来给我看看……舌苔干厚，你现在最难受的是什么症状？

患者：就是气短。

黄教授：现在还短吗？

患者：现在不短。

黄教授：就讲你现在最难受的症状，最希望医生给你解决的。

患者：晚上不能睡觉。

黄教授：是不能入睡还是睡的很浅，很容易醒？

患者：睡一下就醒了，入睡不难。

黄教授： 他现在主诉是睡后易醒……有多久了？

患者： 好久了，以前睡醒会胸闷，心慌，现在没有了。

黄教授： 中医看病四诊第一个就是望，讲究望神，你看他的表情，眼神，神态，他对答如流，思维清晰，说明问题不大。晚上梦多不多？

患者： 梦多，一做噩梦就醒。

黄教授： 嗯，有没有汗啊？

患者： 没有。

黄教授： 胃口怎么样？

患者： 吃饭挺好的。

黄教授： 好的我们来做腹诊……做过什么手术啊？

患者： 前列腺做过手术。

黄教授： 什么时候做的？

患者： 有 10 多年了。

黄教授： 痛吗？

患者： 不会，没有。

主管医生： 他双下肢还是有点肿。

黄教授： 我刚才听说两条腿还有点麻？

患者： 嗯，一路麻上来。每天都麻，走路就没有麻。

黄教授： 晚上麻不麻？

患者： 晚上麻得厉害。

黄教授： 嗯，晚上比较厉害，腿抽筋吗？

患者： 不抽筋，就是麻，我就用小木棍打，打几下就好了。

黄教授： 两边都一样？

患者： 都一样。

黄教授： 从什么时候开始麻的？

患者： 好多年啦。

黄教授： 所以这个多年的情况一下子解决也是不可能的。

主管医生： 他白天没有麻，主要就是晚上。

黄教授： 大便怎么样？

患者： 大便很好。

黄教授： 食欲好，大便好，睡眠不好，偶尔有心慌的感觉，我看看脉……

患者： 现在是上楼时气短，走路气不短。

主管医生： 他有房颤。

患者： 我这个人就怕什么事情都做不好，一做不好就闹心。

主管医生： 他很容易精神紧张。

黄教授： 喉咙有什么东西堵着吗？

患者： 没有。

黄教授： 痰多不多？

患者： 以前有，现在没有了。

黄教授： 有没有恐高症，爬到高处怕不怕？

患者： 没有，没有恐高症。

黄教授： 有没有晕车的病？

患者： 没有。

黄教授： 他以前还有过什么病？

主管医生： 他以前做过男性乳房发育的手术，还有前列腺的手术；2型糖尿病，无规律服用降糖药，没有什么其他特殊病。

黄教授： 怕冷吗？

患者： 没有。

黄教授： 他现在的问题就是多梦，多梦容易醒，睡眠不好主要就是这个原因，所以他还有这个精神因素在里面。

患者： 以前总是心蹦蹦跳，现在没有了。

黄教授： 可以看出你们的治疗还是不错的，但是他心理问题还没有解决。

主管医生： 他比较紧张。

黄教授： 对，就是这个问题。所以我们要抓住这个主要问题，我们看的是病的人，而不是人的病，一定要关注他的神情，要调神。

患者： 以前我一有心慌，就出去买速效救心丸，吃了就好。后来吃了一瓶都没有好，我就来了这里了。

黄教授： 好，放心。看你的脉，你心功能还可以，不要紧张，你多出来活动，不要老是躺着，呼吸呼吸新鲜空气。（按胃脘部）这里痛不痛？

患者： 不痛。

主管医生：他喝的水比较多，现在口渴吗？

患者：现在好一些了，以前这样的水能喝两壶。

黄教授：他这个口渴属于半夏厚朴汤证的口渴，交感神经兴奋，唾液腺的分泌减少，容易紧张，我们可以用温胆汤，前面医生也已经用了半夏。温胆汤合半夏厚朴汤就可以了。

他实际上是个容易受惊恐的体质，我们从他的眼神中就能看出来，所以他在发病的时候，我们医生的讲话就更要注意，不要吓到他，否则这个痕迹就会一直留着，他就可能不断的发作。多出来走一走，会好的！

患者：谢谢教授。

【名师精析】

这个患者是一个容易惊恐的体质，我把这种体质称之为"半夏体质"，生性敏感，多疑多虑，所以医生的一个表情，一个动作，一句话都会对他有一种影响，所以对他要以安慰为主。目前你们的用药方案基本上正确的，这个患者整体病情很稳定。首先我们一看他的神态就知道，表情非常自如，思维也比较清晰，这说明患者没有大问题，不要怕，而且他两条腿麻木也不是现在的问题，双腿没有明显的浮肿，整体情况还是比较好的。治疗方面，他的方子已经用得很好了，现在关键就是心理问题。他现在睡眠不好，噩梦，一做梦就醒，多梦又导致了他心律不齐，他很容易出现惊恐的状况。这种情形我们一般用温胆汤，主要依据就是他容易心悸胆怯，他以前经常心蹦蹦跳，甚至还可以出现头部的症状，譬如说眩晕或者麻木。除了温胆汤以外还可以使用半夏厚朴汤，半夏厚朴汤是治疗感觉异常的疾病，他腿麻木，我们还不能仅认为就是糖尿病引起的糖尿病足，他没有浮肿，这个还与他精神紧张有关，稍微活动一下或是捶一下就好了，这都是心理因素造成的，但是血管神经方面的损害也不能排除。古人治疗咽中如有炙脔的或是咽喉异物感的都用这个方，还有全身其他异常的感觉，都可以应用这个方。半夏厚朴汤镇静的作用非常好，它有利于改善睡眠，调整自主神经功能紊乱。他舌质淡，舌苔厚，舌面干，口渴，这不是阴虚，其实还是个半夏茯苓证，这也是因为他紧张引起的，我们用温胆汤以后就可以消除他口渴的症状。

对于患者的心理问题，用中医的话讲就是对调神这个方法我们要格外关注，人身不外精气神，他精气是足的，就是神乱掉了，除了用温胆汤调神外，还可以用到柴胡加龙骨牡蛎汤，但这个病人我不用柴胡加龙骨牡蛎汤是因为我按他的胸胁部没有明显的硬感，没有抵抗感，不过这个方子也作为参考，如果温胆汤还不行的话，你们也可以采用柴胡加龙骨牡蛎汤。用温胆汤的患者，还有可能要合用栀子厚朴汤，就是温胆汤原方的基础上加栀子、厚朴，这个时候患者往往会出现烦躁，剑突下疼痛，咽喉充血，这个时候就合用栀子厚朴汤。栀子厚朴汤治疗"心烦腹满，卧起不安"，也有很好的抗焦虑作用，也可以说患者伴有焦虑抑郁状态的情况下加栀子、厚朴；对于失眠的患者来讲，酸枣仁汤也可以。不过酸枣仁汤多用于治疗受了惊吓睡不着觉的，甚至还可以在酸枣仁汤的基础上加生脉散。生脉散治疗气阴两虚，我们有很多心梗的患者，装了支架后由于强烈的精神刺激，有可能出现气阴两虚的症状，这个时候用温胆汤加酸枣仁汤加生脉散就是比较好的。

中医治病，望诊很重要，望诊比舌诊更重要，如果患者话不多，表情淡漠，我可能就会用到附子、桂枝这类药；刚刚我看这个患者，精神很好，脉搏有力，所以我就选用了温胆汤。当然他的房颤不是一下就能解决的。《内经》讲"心藏神"，"心主神明"，在心病科我们不仅仅要考虑这个肉心，还要考虑无形的心，灵与肉都要考虑。人紧张的时候心搏多会加快，表现为血压升高，甚至出现心律失常，但是有更多心理方面的障碍更值得我们关注。我现在把方子报一下：姜半夏15g，茯苓15g，陈皮15g，生甘草3g，枳壳15g，竹茹10g，干姜5g，红枣15g。这是温胆汤的原方，他有痰，加厚朴10g、苏梗10g。就是这个方了，1天1付，分两次服用。

医生甲：患者舌苔厚腻，痰热比较明显，但是已经出现气虚气促的表现，您是主张把痰热之邪清除后再补气还是同时并进？

黄教授：像他这种就是典型的"半夏体质"，出现痰热多用温胆汤或半夏厚朴汤或是小陷胸汤，有时几个方子又可以合用，"半夏体质"的患者多半是以这些方子为主。

医生乙：以前看过您很多书，病人口干，我第一想到的就是桂枝茯苓丸，这个患者可不可以用，或在什么阶段可以用桂枝茯苓丸？

黄教授：桂枝茯苓丸证的患者皮肤是发黑、发枯的，甚至是出现溃疡，或是单脚的水肿，提示静脉已经血栓形成了，可以考虑。这个患者目前最首要的问题是睡眠问题，我们给他调好睡眠，可能其他症状会随之好转。桂枝茯苓丸适用于糖尿病足伴大便干结这种情况，他可能也会有这个指征，但是目前我们还是以温胆汤为主。

医生丙：如果您用温胆汤考虑化痰治疗，那么痰湿之人应该是口干喝水不多的，但是他口干又喝水，这是为什么呢？

黄教授：这是因为他紧张的关系，心神不安，用喝水来缓解这种紧张的情绪。当然五苓散证也可以见口渴，但是患者喝下去后不舒服，而且出现振水音，大便稀，人多汗。这个患者汗少，大便正常，喝下去水也没有明显的不舒服。五苓散证主要用于夏季的发热，感冒，腹泻，或者是脂肪肝、高尿酸血症的病人。每个方子都有疾病谱，哪些疾病可以对应这个方子，我们中医病历以后可以慢慢尝试，就是淡化目前对中医病名以及病机的诊断或阐述，而重在对方证的诊断和鉴别诊断，这个要落实起来难度比较大，目前我们中医还没有方证的规范，难就难在这里，这就是方证的问题。

医生丁：我想问一下关于药物剂量的问题，李时珍在《本草纲目》里用药的剂量都非常小，《中国药典》可能就是根据李时珍的剂量来的吧！在临床中像用生半夏治疗妊娠呕吐等情况，这些"有毒"的药物该怎样把握呢？

黄教授：在对于急危重症的情况下，我们的药味力求少，而疗效却力求直接。所以用重剂的话都是单刀直落，但是如果调节心理的话，药量不能太大，小剂量照样起效，另外剂量太大也给老百姓增加很多经济负担，现在药品很贵，像这个患者如果出现明显的呕吐，难以忍受，可以加大半夏的用量，用到30g甚至更多，短期内解决问题。这个因人而异，像临床上的偏头痛，半夏用少了就不行，就得用大剂量的半夏，30~60g；还有反复发作的呕吐，小半夏加茯苓汤，半夏的量也要大。这个患者目前情况还算稳定，主要就是做心理疏导。

医生戊：现在上海有一个海派，他们用药就是药味多，剂量大，我们现在运用经方也不是完全按照张仲景的剂量来，也会根据各自的经验加减，那么我们开方到底多少味药比较合适呢？

黄教授：海派是从丁甘仁的医案中衍化过来的，他们一个方子多是13~14味药，一般是16味药的格局。至于药味多少还是以方为主，我建议治病还是用成方为主，中医最高的境界不是在加减，而是在用成方，有时用成方最有效果。比如甘草泻心汤治疗口腔溃疡和白塞病，我用了很多年了，最后总结出用成方最有效果，不要加减。这是古人经过长期的实践总结出的精华，就像温胆汤，用原方就有效果，当然我加上个半夏厚朴汤还算好，因为有两味药是相同的，半夏、茯苓，我们只要加厚朴、苏梗进去就好，没什么大问题。或者用两张方的合方，比如说酸枣仁汤和温胆汤合方，可以放在一起煮，但是还有一个更好的办法，就是晚上服酸枣仁汤，早上服温胆汤，这样效果也是很好的。还有就是我一再强调的，我们要疗人，不是单纯的治病，不要紧紧盯住一个心脏或是某一种病，我们还要看他的整体，这个人的心理特征、社会地位，所以我极力主张心理干预进病房，我们中医的调神法要进病房，这样效果会有提高。

医生己：这个病人的特点就是紧张。

黄教授：对，紧张焦虑其实是大问题。我和广东省人民医院合作，有个病人装了支架以后，症状还是缓解不了，为什么？受惊吓引起的，我就用温胆汤合栀子厚朴汤，效果非常好。不要光想着血管，要调神。调神的方法，有温胆汤、半夏厚朴汤、栀子厚朴汤、柴胡加龙骨牡蛎汤、酸枣仁汤、桂甘龙牡汤、十味温胆汤……你们可以看看蒲辅周医案，他治疗冠心病到最后就用十味温胆汤，十味温胆汤是在温胆汤原方基础上加麦冬、人参、五味子、酸枣仁。把这一关过了，你们会解决不少问题，这是西医没有办法的。柴胡加龙骨牡蛎汤对于抑郁型心脏病效果也很好，而且当他症状一旦缓解的时候，就应该给他一个良性的刺激，告诉他这个病是可以治好的，他马上就积极了，情况就会有好转。

主管医生：您刚才对于这个患者的观点就是他多梦影响睡眠，但是每个人都做梦，有的人记住了就说自己多梦，有的人没记住就是没有做梦，那又是怎样掌握用药尺度呢？

黄教授：有道理，这个患者对自己的身体非常在意，他明显属于"半夏体质"，对周围事物非常敏感，幻想多疑多虑，会想象一些没有边际的事情，他会想象自己的身体已经坏到什么程度了，甚至会出现很多稀奇古怪的症状，所以我要调节他的心理。

主管医生：他这种情况是生理性的还是病理性的？

黄教授：也很难划分，如果患者念念不忘，经常感到苦恼，甚至无法正常学习、工作，这就是问题。这个病人有痛苦，所以我问他最痛苦的症状是什么，我们要抓住他的主症，治好了他的睡眠问题，他才会感到满意。我们中医治病就是要解除疾苦，就是要患者舒服，这是中医治病的目标，不仅仅是肉体的舒服，还要有心灵的舒服。

【编者谨按】

临证善于辨体质是黄煌教授的一大特点，他将经方中大量的病证描述抽提出来，简化为各种方证体质，并与现代的疾病一一对应，使得生涩、难懂的经方表述变得更加平民化、简单化，更易于被人们所接受。其主办的网络经方沙龙更是经方爱好者的挚爱，他就像是一位技艺高超的厨师，总是能够烹制出精美的学术菜肴给每一位网友，而笔者浏览经方沙龙的网站竟有一种"知己相逢千杯少，不知春去几多时"之感。此患者失眠，气促，紧张，多疑，黄煌教授抓住其为"半夏体质"之特征，以温胆汤加减理气化痰，清胆和胃。而黄煌教授对其种种临床症状的分析更是精彩绝伦，他指出这些都是由于患者的紧张情致所引发，"心理干预进病房"的理念反应了当今医疗发展的趋势，这恰恰符合了中医最根本的精神。"恬淡虚无，真气从之，精神内守，病安从来"。"我们要看的是病的人，而不是人的病"，愿黄煌教授的这个观点能给当今看病指标化、量化的医生一点警醒吧！

刘方柏教授查房实录

【病情介绍】

主管医师：患者梁某，男，75 岁，因"双下肢浮肿 1 周"入院。

患者入院时双下肢呈对称性凹陷性水肿，现今患者呈重度水肿，以右下肢较明显，伴气促，间有全身皮肤瘙痒，胸闷，关节酸痛，肢体麻木，腹胀，口干苦，大便偏干，小便难下。咳嗽症状基本上好转。叩、触、切诊为心界左下扩大，腹部膨隆，移动性浊音阳性。舌淡暗苔薄腻，脉沉细。曾做过右下肺切除术与两次肾活检。

中医辨病辨证：患者因"浮肿"为主症入院。中医诊断为：水肿 脾肾两虚。患者神疲乏力，考虑是气虚的表现；浮肿考虑是湿邪泛溢肌肤的表现。而湿邪主要由脾肾气虚、不能运化发展而来，脾主运化，脾虚表现为运化失常；肾主水，肾虚表现为水液代谢失常。脾肾气虚必然会导致水液代谢失常，水聚为湿，湿邪内蕴，泛溢肌肤，从而表现为浮肿。湿邪内蕴，水邪凌心射肺表现为气促、咳嗽；肺的肃降功能失常，表现为气促、咳嗽。而胸闷、关节酸痛、肢端麻木考虑为瘀血内阻、脉络不通的表现。瘀血因患者的病程较久，久病致瘀，《内经》云：久病必瘀。考虑为气虚推动无力，血行不畅导致的瘀血内生。患者入院时伴口干、口苦，大便干硬难解，考虑是湿邪蕴久化热；恶心，呕吐，腹胀，考虑是脾虚湿热蕴结中焦，运化失常的表现；皮肤瘙痒考虑是湿毒内蕴，泛溢肌肤的表现；二便失常考虑是肾虚的表现，因肾司二便；舌淡暗，苔薄腻，脉沉细，为脾肾气虚不能自主的表现。病人症状较多，病情较复杂。水肿主要与腹胀鉴别诊断：腹胀主要表现为肚子胀，四肢消瘦，可与水肿相鉴别。患者主要表现为双下肢浮肿，当时也有腹胀，但没有明显的四肢消瘦。水肿方面主要是阴水和阳水相鉴别，阳水主要是以头面部先肿，而患者以双下肢浮肿为主，且伴有神疲乏力，考虑属阴水。从病因病机方面，辨证施治的方案为：中医以标本兼治为则，补益脾肾、祛湿活血为法，曾予中成药静脉用药和口服制剂，入院时予中药汤剂主要是：五苓散加清热祛湿活血的药物。治疗后浮肿稍微消退，减祛湿的猪苓、泽泻等药物，并加强活血药物的应用，但到目前为止，患者症状缓解不明显，虽治疗期间症状稍有缓解，且浮肿明显消退，但稍减少利尿剂的用量，浮肿再次出现并加重，比入院时明显。伴全身皮肤瘙痒，抓破后伤口流水，伤口很难愈合。西医方面检查蛋白很低，白细胞低，现配合激素治疗。请教授指导！

【查房实录】

刘教授：您怎么样，哪些地方不好啊？

主管医生：阿公！这是刘教授，你有什么不舒服可以和他讲。

患者：我的心不好，8月我就到医院住院。

刘教授：现在您哪些地方不舒服？

主管医生：阿公您把现在觉得最不舒服、最难受、影响你生活的病情讲给我们听。

患者：痒。皮肤痒从上个月30号到现在，气喘。

刘教授：（把脉）……弦实脉。哪里痒？

患者：全身都痒。

主管医生：星期五下肢肿得很厉害，临时予患者静脉滴注利尿药，并嘱患者抬高双下肢平卧。

刘教授：双下肢的颜色发暗，也很冰冷。血糖是多少？

主管医生：血糖相对稳定，空腹在 5～6（mmol/L）左右，餐后就在 13～15（mmol/L）之间，最高也在 15.7（mmol/L）。

刘教授：肚子舒不舒服？

患者：不太舒服。

刘教授：是怎么不舒服？是胀还是痛？

患者：肚子发胀，吃不下饭，大便解不出来。右肋下有点痛。

刘教授：肚子胀，是全都胀还是哪一个部位胀？

患者：一吃饭整个肚子就胀。

刘教授：那不吃饭胀不胀？

患者：不吃饭肚子就不胀。

刘教授：是吃完饭当时就胀，还是后来反胀？

患者：吃完饭当时就胀。

刘教授：当时想不想吃？

患者：想吃。

刘教授：大便是怎样的？

患者：干燥解不下来。

刘教授：是开始干还是都干？

患者：都干。

刘教授：如果不吃药，大便几天解1次？

患者：不吃药，3天1次，解不下来。

刘教授：解下来都是很干燥吗？

患者：嗯。

刘教授：自己还有哪些地方不好啊？

患者：眼睛睁不开，睡觉睡不醒就会这样。

刘教授：小便通不通畅？

患者：小便不通，小便和大便不吃药都不通。

刘教授：血压怎么样？

主管医生：血压比较正常，没有高血压史。

刘教授：他的脸一直都这么红？

主管医生：有点满月脸，因为吃了激素。

刘教授：吃了多长时间的激素？

主管医生：一年多快两年，从去年5月份开始吃到现在。

刘教授：舌头伸出来……舌淡胖，苔白腻。

【名师精析】

患者主要症状为水肿，病情很长，服用激素时间也很长，激素对身体的干扰很大，对肾脏的影响与干扰也很大，且饮食上也伴有很多因素的干扰，仅是中医治疗此病效果不太显著，若是中西医结合治疗，这样的作用会更明显，因中医与西医是相互作用的。当前患者主要症状为水肿且伴发

261

腹胀,大便干结难解,小便短少。另外患者由于长期用激素,想吃饭,但是吃下肚子就胀得难受。此病属慢性水肿,这种慢性水肿疾病的治疗效果不太明显,且患者现在水液代谢失常,考虑为水液回流受到影响。患者腹部呈移动性浊音,考虑可能是胸腔炎症或积液,可予各种检查辅助证实诊断。另外患者以前的生活习惯、习俗也与此病有相关的联系,还有蛋白的问题,患者白细胞下降,应予补充营养的药物以增强患者体质。前面提到的关于两个基本病机是瘀血与湿邪,瘀血表现为水液代谢失常,郁久必瘀,从而引起患者双下肢浮肿;而湿毒表现为湿毒内蕴,泛溢肌肤,从而使患者自觉全身皮肤瘙痒。患者主要症状为腹胀,脾胃虚弱,运化失常,用药可加大剂量,可予通便、生津祛湿药物,现患者用药的剂量偏小。该患者治疗所用的方剂是可以的,但也需要再次调整。绝对不能用破气药、槟榔、枳实都是破气的药物,现患者病证属虚,而破气药物属八法中消法的药物,要及时给病人补充营养,不补会致使患者脾胃进一步虚弱。我在这里要做药物上的调整和剂量上的调整。我是要以实脾饮为底方,然后再加桑白皮、茯苓、大腹皮等药。处方:生大黄30g,泽泻30g,生白术80g,猪苓15g,黄芪30g,升麻30g,茯苓15g,茯苓皮15g,大腹皮15g,赤小豆30g,桑白皮15g,生姜皮10g,砂仁30g。此方补阳不伤正,生大黄单包、后下,每隔1小时服用1次。若患者有明显的腹泻、腹痛症状,可将大黄逐渐减量并减为10g;若不起效,可单独拿出来服用。此为一个阶段,可解决腹胀、二便不通的问题。首要问题是要把患者现有症状治疗好,若患者病情稳定,再考虑活血的问题,因为患者面部泛红,活血可加生水蛭10g,活血易伤气,所以活血兼要固气,要适当地注意补气。

主管医生:具体怎样处理气血的关系呢?

刘教授:活血期可用生水蛭,最好是制成粉末,粉末要禁煎炒,不然效果不明显。曾记得我的一个病人:当时她属不完全型流产,出血不止,妇科医生给她吸宫、刮宫等治疗后都未愈,子宫一直流血。且当时是在贫困山区,再加上医疗条件不足,病人因大量失血要及时进行输血,可那里根本没有血源。适逢其他有名的医生出差不在,病人唯有在家慢慢地消耗生命。后来病人连知觉也逐渐消失,于是另一个医生过来找我给她看病,无奈之下我就去了。病人全身冰凉,我认为是完全不行了。但家属诉病人并没有死,我给她做检查:仔细地按摸病人的小腹,发现病人腹部有包块，后来病人也稍稍有些知觉。予中药汤剂：桃红四物汤合独参汤加生水蛭，让病人家属晚上把生水蛭拿回去烫开，研成粉末，然后分成3次让病人服用。结果第二天早上，家属来我家诉：该病人昨晚喝完药已经清醒，并能进行饮食，接着很快就痊愈，后面还生了两个小孩。因此水蛭这种药有很奇特的作用，当时我先考虑此药，尽管病人没呼吸，且病人阴道中血流不止，血色如墨水，黑黑的。水蛭中含有的水蛭素有抗凝作用，所以病人流血停止后病情开始好转。可水蛭的味道不好闻，有些难喝。现在回到这个病人上，经过一两周后，可适当地调整处方，然后再确立下一步的治疗方案。我估计上述问题能得到解决，等患者病情好转，可慢慢地换用药物，如患者大、小便已经通畅，可用其他药物代替生白术、砂仁，也可再加用活血的药物，同时要注意益气的问题。

主管医生：教授，现患者病情不是脾肾气虚、湿邪内阻吗，我们为什么不加大补肾的力度呢？

刘教授：补肾这个问题嘛！现患者肾虚不明显，并没有到肾虚的表现。而患者的肾虚症状不属肾阴虚而属肾阳虚，但患者阳虚的指标与症状也没有体现。理论应结合临床上的表现，且一定要看病人的具体情况，之前听你们诉该患者病情，心里是想过肾虚的问题，但去看病人后，觉得患者主要问题不是肾，可在后期慢慢地调理脾肾，现在先活血益气，再补益脾肾。

主管医生：教授，一个疗程为多长时间？

刘教授：一般10来天。治疗期间可减少剂量，若大便通畅，症状改善，大黄剂量可减少。若是水肿较前消退，小便较前正常，砂仁剂量可减少。且每次用药剂量可逐步减少，因症状改善就需适当地调整剂量。

主管医生：白术的治疗作用是什么？

刘教授：白术补脾生津，通下祛湿，对患者的整个症状、病机都有一定的作用。生白术通便，不属泻下药，可调整津液，祛除湿邪。

主管医生：教授，为何要用生白术，而不用炒白术？

刘教授：炒白术偏重于补脾，生白术有很多作用，包括通便、祛湿等。如黄芪汤，风湿病人可用，作用就是祛湿，生白术通便，既补脾又生津，调整津液，促进肠道蠕动。若大便不通，意味着体内水分减少，气虚推动无力，肠道不蠕动，是气虚便秘的表现。我有个秘方：五仁汤。凡是找我看病的人，此方有排毒养颜的作用，大便不通，可用五仁汤加味。方中生地、升麻可治疗顽固性便秘。

主管医生：若患者病情反复未见好转，应如何处理？

刘教授：益气活血时可不用生白术，益气可用黄芪，用到50g都可以，下一步的治疗方案可用防己黄芪汤，再逐步选用另外的药物来治疗。

【编者谨按】

该患者高龄，主症为腹胀，气喘，双下肢水肿，在祛除水肿的同时而不伤正是此案治法的要点，刘教授抓住其主要病机，认为湿毒内蕴、瘀血阻滞为标，脾胃虚弱为本，治以五苓散为主方，攻中有补，同时强调在活血同时固气的重要性，正所谓有形之血难以速生，无形之气法当急顾。刘教授提到血崩暴脱之病案，是运用中医理论治愈急危重症的典型病案，病人大量出血，气随血脱，危在旦夕，命悬一线，之于医者，拯溺救焚，全在须臾之间，更不能有半点差错，足见刘教授临危不乱，用药如神，显示了扎实的中医理论功底。"青山缭绕疑无路，忽见千帆隐映来"，患者最终化险为夷，重获新生，笔者在赞叹医乃仁术、救苦救难的同时，也深悟"养兵千日，用兵一时"之道理，性命攸关，吾中医人应时刻自勉，用心苦读，以防"虑其动手便错，反致慌张已"。

畅达教授查房实录

病例 1

【病情介绍】

主管医生：谭某，女，38 岁，因"月经量多半个月"于 11 月 26 号入院。既往月经规则，每个月 30 天来 1 次，7 天干净，量中等，没有痛经史。这个月的末次月经 11 月 12 号，来之前的一个星期特别多，半个小时到一个小时就能湿透一个卫生巾，一周以后出血慢慢减少，没有明显的头晕。去门诊做了 B 超，子宫内膜 3.5mm，子宫附件没有改变。

相关检查：血红蛋白 5.6g/L；白细胞总数、中性、血小板计数正常。入院以后急查凝血、肝肾功能，结果均正常。

入院中医诊断：崩漏 脾虚证。西医诊断：功能失调性子宫出血 中度贫血。中医治疗予归脾汤，入院时阴道出血不是很多，直接予归脾汤加减。西医治疗输了 4 个单位的同型浓缩红细胞，用了头孢氨苄缓释胶囊口服抗感染，还有补佳乐片 q8h 口服止血。入院出血没有减少，1 天后出血还是没有止住。查甲状腺功能正常；做了一些性激素检查，那天抽血相当于月经第 23 天，结果黄体酮只有 2.08ng/ml，雄激素和泌乳素都正常，雌激素稍微有点高，考虑使用了补佳乐的影响，考虑是不排卵型的宫血；复查 B 超子宫内膜有 11mm，就把补佳乐停了，改为甲羟孕酮 10mg 口服 qd。服药 3 天出血还是没有止住，中药加大了党参、黄芪用量，来益气摄血；还加了一些清热凉血、收敛止血的药物。服了 3 天出血量还是没有减少，把黄体酮 12mg 改成 6mg tid 口服。改了当天出血反而增多，就把中药改成

1天2剂，剂量还是像以前那样，出血一下子减少了。后面复查血色素65g/L，输了4个单位浓缩红细胞，现在出血明显减少，今天中药还没有开，上了第二轮性激素，给她吃补佳乐1mg口服qd，准备晚上再给她加诀诺酮8片qd。

【查房实录】

畅教授：除了她刚才介绍的那些症状，你还有没有不舒服的感觉？

患者：有时候有点头疼。

畅教授：头疼，睡觉怎么样？

患者：睡觉还好。

畅教授：有没有心慌？

患者：没有。

畅教授：困不困？

患者：有时候困。

畅教授：腰呢？

患者：腰没有怎么样。

畅教授：没什么感觉？

患者：有时候肚子有点痛。

畅教授：我看看脉吧……六脉沉弱，左手的脉稍微大一点。平常怕冷还是怕热呢？

患者：以前怕冷怕热都没有，现在有点怕冷。

畅教授：有点怕冷。吃饭怎么样？

患者：吃饭还好。

畅教授：还好哦，大便？

患者：大便有时候有，有时候没有，不是每天都有。

畅教授：不是每天都有，前次月经是11月12号。我看看舌头，这两天比原来好一点，大夫采取的措施很得力，病情已经好转，我们一块研究研究。

【名师精析】

畅教授：首先很高兴有机会向大家学习，很难得的机会，不是办经方班很难和大家一块学习、商量研究。刚好这次查房查妇科，其实你们都是专家，你们都从事妇科专业，而我平常虽然一般的病都看，但是主要从事内科，这有点勉为其难。

我们下面这个病人，这个病人诊断是没有问题的，大家诊断就是崩漏，而且是无排卵型的功能性子宫出血，这个没有异议。关键是经过这段治疗以后她仍然出血，大家用的是归脾汤（看病历）……你们这里1包是多少量？

主管医生：基本上1包就相当于生药的10g，细辛1包是生药3g。

畅教授：这个病人就是功能性子宫出血，中医叫"崩漏"，但是中医"崩漏"的概念比功能性子宫出血的概念还要大，范围还要广，它包含着其他原因引起的一些出血在内。功能性子宫出血的治疗原则咱们都知道，过去就是塞流、澄源、固本。现在还是处于塞流阶段，怎么让现在不出血，然后再考虑下面澄源和固本的问题。那么这个塞流呢，不论是什么原因引起来的，第一步先叫她血止住。但是你要考虑不出血，还必须要考虑是什么样的原因导致的，一般功能性子宫出血中医多从脾、肾和瘀血论治，具体它分的型还比较多，不过我们平常最多见的就是第一个，我也同意这个病人是因中气不足，脾不统血所引起来的，我主张应该是以益气健脾摄血为主，还不能忘记稍微用点补肾的药，顾及到肾，你还要调冲任。在这里面有啥问题？我们可选补中益气汤，你们用的是归脾汤，归脾汤用在什么样的情况？两个同样都是中气不足，都是气不摄血，但是归脾汤是心脾两虚，患者应该伴有心悸、怔忡、失眠，我们问了这个病人，她没有这些症状。血热不考虑，现在没有热象，我看病历上写的是面色苍白，今天脸上有点红，输血了，这一点中医不如西医来得快，一输血血象马上上去，精神各方面都会好，所以适当用西医治疗能够促进病人痊愈，缩短病程。刚才说的，她应该从健脾益气摄血这方面来考虑，我现在考虑两个方面，归脾汤我现在不考虑，考虑一个是补中益气汤，再一个就是黄土汤，《金匮》上的黄土汤，现在关键问题是灶心土不好找，这个方子原来我治功能性子宫出血、崩漏效果挺好的，尤其是黄土汤加益气的药，比如党参、黄芪，挺好的，关键是现在黄土在我们北方找不到，在南方也找不到，现在农村不烧柴，都烧蜂窝煤，灶心土就弄不到。以前我就把灶心土砸碎，用水一冲，搅一搅，把泥沉淀下去，然后就用上面的水熬药，效果挺好的。灶心土本身有健脾止血的作用，这个病人我也考虑用这个方子。我开个方子，大家看行不行？黄芪 30g，党参 15g，白术 20g，当归 10g，陈皮 10g，升麻 6g，柴胡 3g，枳实 15g，川断 15g，桑寄生 15g，茜草炭 10g，乌贼骨 30g，仙鹤草 15g，三七末 3g。

主管医生：没有茜草炭。

畅教授：能不能把茜草烧一下，烧了以后存性，烧透了以后炒一下也行。或者把它点火烧焦，拿湿土一埋也就等于茜草炭。因为咱们现在主要取止血作用，所以你用茜草是活血，尽管《内经》里的四乌贼骨一藘茹丸用的是茜草，但是我们把它弄成茜草炭比较合适，尤其是在出血的时候。还有一个药也是没办法用，在我们那里可以用，就是葵柄炭。就是向日葵转弯的那个地方，头和盖交界的地方，把葵花转弯的那个地方弄下来烧焦以后，湿土一埋就行，那个对功血效果挺好。海南应该有向日葵吧？

主管医生：没有。

畅教授：葵心就是葵花杆里面的白芯，治疗白带特别好。咱们这样用看看。

主管医生：茜草能不能这样，就是放到锅里炒一炒，里面烧着了以后用湿布盖一盖？

畅教授：也行，炒一炒成炭。外面药店有没有茜草炭？

主管医生：没有，这边中药再加工的不多。

畅教授：同样的问题，我们那边也是，药房完全失去原来的调剂作用，本来药房应该调剂，过去中药调剂，西药也调剂啊，把一样一样的面儿搞在一起，研一研，西医原来也讲究这些，现在也没有了。三七末冲着喝，喝药的时候先把它冲服下去，然后再喝。

还想多说两句，我看到咱们现在临床看病的时候，刚一开始就把西药用上去了，我认为在咱们中医院主导思维应该先考虑中药，当病人病情出现变化或者治疗出现困难的时候，再考虑是中医辨证不对还是用药不对？不要一开始就把西药用上去，否则咱们和西医院就没有区别了。在我们医院也是这样的，但是我总觉得这是一个问题，我们中医院就是要传承并进一步发扬中医的作用，临床碰到问题，多从辨证论治、理法方药方面考虑，尤其我在临床中治疗一些月经不调的病人，往往好多病人是这样的，就是用人工周期，用激素，用得越来越乱，这个月用上人工周期，这个月就好，月经就来，到下个月不用它又不来，月经量过多，效果又不好。所以我认为咱们能不能在中医上想想办法，在中医上多考虑，是咱们辨证的问题还是什么问题？多想一想。一开始咱们先把西医这招放在后面，实在不行了咱们再按西医的办法做。

当然还要保证病人的疗程，如果我们脑子里主导思想不清楚，处理一个病人，一方面就用上西药，一方面就用上中药，不但病人的负担加重，而且医生自己也会搞糊涂，到底是中药有疗效还是西药有疗效？也论不清楚，反正这两种药都起到作用，时间长了以后咱们就形成了思维上的不清晰。我跟我们住院大夫就讲，说你将来要在这个领域有一席之地，你应该在中医上多想一想，多考虑考虑。你西医方面跟人家西医院校毕业的比不了，因为你的基础比人家差，你在这儿就是搞中医，所以多从中医上考虑自己在社会上的地位，从中医上来考虑自己的发展方向。因为你们招待太热情了，所以我说了这些不知道合不合适，反正我想到哪儿说到哪儿，今天和大家一块儿学习，首先看大家病历就是学习，学习了不少知识，和大家一块讨论，咱们以后多做交流！

病例 2

【病情介绍】

患者李某，女，52岁，因"月经量多2个月，喘息3天"由门诊于12月8号收入院的。近2个月开始月经量多，经期和周期是正常的，月经量多是在第2、3天的时候，一般一两个小时湿透一块卫生巾，这2个月先是脚癣，一痒就开始来月经，月经量一多哮喘就发作得特别厉害。这次末次月经是11月16号，她想还有1个多星期月经就要来了，怕加重就来妇科看一下。

既往月经都是规律的，1月1次，7天干净，量中等，没有痛经，已经生过3个小孩，1984年、1987年都是顺产，2001年剖宫产了1个男孩。有支气管哮喘病史10多年，近1年发现高尿酸血症。

她10月下旬在内科治疗过，胸片、心脏彩超、心电图、肝肾功能无异常，尿酸稍高，其他血常规、血象都正常。这次入院查了心电图、血象、也都是正常的；痰培养结果还没出来，痰涂片白细胞"＋"；妇科 B 超示子宫内膜 9mm，子宫及双附件未发现异常；妇科检查：宫颈光滑，无压痛，子宫稍饱满，活动度好；其他未见明显异常。入院时白天偶有喘促，入夜加重，听诊双肺可闻及哮鸣音。

入院请呼吸科会诊，主要予解痉平喘治疗，予甲强龙 40mg qd 静滴控制哮喘，自备沙丁胺醇喷雾剂。入院已第 4 天，哮喘每晚发作 1～2 次，喘得不是很厉害，咳嗽。从昨天开始用黄体酮 20mg 肌注 qd，现在还没有上中药。

【查房实录】

畅教授：咳嗽厉害还是喘得厉害？

患者：都有。

畅教授：痰多不多？

患者：多，白白的，在里面很难出来。

畅教授：哮喘十几年啦，今年比往年重还是跟以前一样？

患者：今年重，经常发作，月经来了就发作，到排卵期也发作。

畅教授：喘有多长时间？

患者：今年。

畅教授：和月经有关联有多长时间？月经一来或排卵期就哮喘。

患者：身体好的时候，就没有什么，身体一不好，一感冒就发作，来了就感冒。

畅教授：你说的感冒是什么感觉？

患者：很累，脚痒痒的。

畅教授：脚哪里痒？

患者：脚背里面痒痒。

畅教授：凉不凉？

患者：不凉。

畅教授：平常有没有正常的时候？

患者：有啊，以前月经来了也没什么，不过今年控制不好，经常发作，一坐起来一身汗，呼吸困难，流过汗就凉了。

畅教授：吸气难还是呼气难？

患者：呼气。

畅教授：平常脚不肿吧？

患者：不肿。

畅教授：晚上能睡平吗？

患者：不发作就可以。

畅教授：吃饭怎么样？

患者：还好，胃口还行。主要是喘得厉害，呼吸难受。

畅教授：我看看脉……我看看舌头，舌质暗有齿痕，白苔满布，其他还有什么不舒服的地方，大便怎样？

患者：大便难。

畅教授：大便几天一次？

患者：有时候一星期不大便，吃什么药都没用。

畅教授：背部凉不凉？平常怕冷还是怕热？

患者：也怕冷也怕热，发作起来就热，热也不行，冷也不行，一热就要脱衣服了。

畅教授：痰是稠的还是清的？

患者：痰稀稀白白的。

畅教授：原来做什么工作？

患者：卖东西。

畅教授：我看看脚，皮光亮亮的，没有水肿，腿不要老坠，一天老坐在这儿循环不好。我们一会儿再研究研究，哮喘还不算重。

主管医生：入院时血氧饱和度比较低。

患者：一发作就得坐起来，已经2个月不敢动了，喘不过气。

畅教授：心电图有没有肺性P波？

医生：没有，胸片没有提示什么。

患者：皮痒，身体也痒，象起泡那样，痒可能是过敏我也不懂。不敢吃白菜，吃了白菜肚子就胀。我吃东西很注意的。

畅教授：能不能吃点中药？

患者：能啊，我就是说中药好。

畅教授：平常出汗多还是少？

患者：多。热也不行，冷也不行，空气好才行。

畅教授：口干不干？

患者：干。

畅教授：是这几天吸氧气干还是平常也干？

患者：平时就是喜欢喝水，我如果特别想喝水，那就是要发作了，我要喝水，病就要来了。

【名师精析】

今天看了两个病人都很有意思，尤其第二个病人，本来是一个支气管哮喘的内科病，但她同时又有月经量过多，又有崩漏的情况，两个病按一般情况说是"风马牛不相干"的，崩漏是妇科病，支气管哮喘是内科病，恰恰在这个病人身上两个病合到一块，而且从这个病人叙述中还看到有明显的关系，她每一次来月经之前，在排卵期就发哮喘，她一发作有个特殊现象，从脚开始痒，这个现象很奇怪，怎么去解释这个问题？怎么去解释妇科崩漏和内科支气管哮喘之间的关系？又怎么样解释她脚上一痒这个病就发作？我想从中医的角度跟大家提出一些看法，大家看看合不合适。

我们说冲为血海，任主胞胎，主督脉和任脉，冲脉和任脉都起止于哪儿？都起止于胞宫，然后向上向后和肾相连，我们说这个病人的症状是气吸不下去，气短不足以吸，张口抬肩，这是除了肺失宣降之外，还有肾不纳气。我们平常在治疗中只注意宣肺化痰降气，而往往忽略肾主纳气这个问题，我想到最近我治了一个病人，这病人总说气短，稍微一动就气短，可是病人坐在你面前你看不出来，但是他自己气吸不下去，有这个感觉，我就在门诊给他开了7付药，又换了1次方子，病人说吃药没感觉，还是喘，这病人就住院了。住院叫会诊，还是我去了，我就想这个病人怎么没有一点效果？他在看病过程中，我发现他两个脸红红的，而且脉比较沉细，两个尺脉起不来，我就联想到这是不是肾不纳气？我就给他另出一个方子，出了一个以补肾为主的方子，并加大补肾药山萸肉30g、枸杞子15g，其他的和我原来开的方子差不多，因为我习惯了对支气管炎哮喘都是用3个方子，就是三拗汤、生脉饮、三子养亲汤，这是9味药合起来的，对这个气喘咳嗽效果挺好的，但偏偏到这个病人身上就不见起色。我换了方子，而且加了1g沉香，沉香用的是颗粒剂，第二天我看看这个病人怎么样，他说昨天药一吃马上气就下去了，没有气短，以后他只要一发作就吃这个方子，一吃就好。这个病为什么月经来的时候就加重？这就说明冲脉、任脉和肾经有直接的联系，而且这个病人已经52岁了，应该说49岁天癸竭，但是她还有月经，但这种情况也不能认为她冲任充足，而应该从虚的地方来考虑，因为冲任虚、冲任不固了，所以月经量就大，而冲任不固和什么有关系？和肾有关系。所以我认为这个病人是不是用点补肾纳气的药。但是这个病人又有痰，而且是泡沫样的痰，所以健脾化痰的药仍然不能缺少。还要说一个问题就是脚一痒病就发作，你看足少阴肾经起于足窍阴，窍阴由两趾之间上去，从这儿也可以印证为什么要从肾上来考虑了，你想一个是风，一个是瘀，有风、有气血瘀滞时一般都有痒，从这个病人来看，我们认为还是一个脾肾两虚，痰湿阻肺证，用的方子应以健脾益肾，化痰降气为主。但是我还想到一个问题，这个病人说易受凉、易受风，所以还是考虑用麻黄附子细辛汤，把这个方子也加进去。其实咱们现在主要治的是内科病，患者最痛苦的还不是她月经来不来或者是月经量多少，喘才是她现在最痛苦的症状，所以我才这样考虑。我昨天看大家认真写病历的时候，我就想到这个问题，咱们试试看，能不能起效不好说，不起效就是判断失误了，再换方子，好吧！

主管医生： 畅教授，因为我们医院的中药饮片都是小包装的，它的量都是5g、10g的，所以您开药的量可不可以按照这个剂量开？

畅教授： 可以啊，我还是主张把药熬一熬来喝，你们颗粒剂即使是中药制剂的发展，但是它又影响到中药的正常发挥，你看中国饭好吃，各种各样东西倒一块再过滤啊炒啊，入味了，西餐是一样一样地吃到肚子里。中药也是一样的，颗粒剂倒是服用方便，也很卫生，好多平常不愿意喝中药的人也能接受，但是缺乏熬的过程，我认为中药在熬的过程中还不知道会发生什么样的化学变化，和一样一样的药放到一块完全不一样，代替不了中药煎剂，所以咱们还是考虑把药熬熬喝。我先把方开了吧，细辛也是5g、10g的包装吗？（主管医生：不是，3g、6g）苏子10g，半夏10g，炙麻黄5g，熟附子5g，细辛3g，茯苓10g，山萸肉20g，熟地15g，香附5g，木香5g。你们南方好像附子的量用得偏大，咱们还是先从小剂量来，因为她舌质比较暗，这里面有瘀的问题，咱 开始不要用药太杂、量太多，用完了以后再看。先开3付吧！

【名师答疑】

医生甲：我想请教一下老师，刚才看您开的药好像在药量上很有讲究，因为我们的包装草药都是5g、10g的，不知道您在用方的剂量上是如何把握的呢？

畅教授：有一个说法，中医千古不传之秘在于量，就是说方子是一样的，量稍微改动，方子作用就不一样，原来没有效的方子，由于剂量的改变就出现一些变化，教科书上一般谈的是常规的用量，它不针对具体的病人，所有人按照书本这个量肯定是没有错的，有没有作用不好说，所以教科书上的量只能作为我们的参考而不能做我们实际的用量。

比如刚才看的这个病人，后面用补中益气汤，黄芪、党参、白术的量就比较大，为什么呢？因为咱们立方之法，就是补中益气，益气摄血，所以这个量应该大一点，而且我看到咱们病历上用的量已经很大了，用那么大量都解决不了问题，你说这个时候量再变小，恐怕效果更不行。在这个用量上问题比较多，有的人喜欢用大剂量，有的人喜欢用小量，原来山西太原有一个叫韩玉辉的老中医，也是妇科专家，他一辈子主要用什么方？逍遥散。就是逍遥散的量变来变去，他治过好多病，而且是太原的妇科名家。可是有的人比如李可，这个量用得让人害怕，但是也不见得他用这个量就出错。这是每个人有每个人的经验，我还主张用药一般从适量开始，渐渐调整用量，因为每个人的体质不一样，每个人对药的耐受性不一样，你用30g附子没事，恰恰这个病人稍微吃上一点点附子喉咙就疼得难受，容易出麻烦。你说桂枝用多大量呢？好多病人用到30g甚至更多，可是我看到临床一些病人，你稍微用桂枝就喉咙疼，过去有一句话："桂枝下咽，阳盛则毙。"所以考虑到每一个病人具体的情况，我主张开始用药量不宜太大，而且开方不宜过多，一开7剂，这个病人若中间出现一些问题，就没办法调整，你先开上3付、5付，病人吃完了再根据吃药以后的反馈调整，什么地方该加，什么地方该减？一般第二次方子就能定下来，一开始不要用量过大，开的剂数不要过多，这个重复辨证是必须的，而且是必要的，有的人问你就不能一看就准？这是一个理想。因为每个人情况不一样，每个人病情不一样，所以只有经过重复辨证，对第一次吃药的反馈情况进行调整，这样的辨证才更准确，这包含着一个人临床思维的问题，我主张在临床中跟着老大夫学习，比如他说的一些经验，这固然重要，但更重要的是他的思维方法，中医与西医最大的区别就在于思维方法不一样，不在于中药西药手术不手术，不在于这个，思维方法不一样，这是最主要的。

医生乙：我想问一个关于中医急症治疗的问题，比如说这种急性大出血的病人，我们知道中医治崩漏要塞流、澄源、固本，但是临床上往往直接上西药，您对中医急症这方面有什么体会呢？

畅教授：中医西医不要互相排斥，都应该汲取各家之长，不能说中医不能治急症，这也是错误，但是从目前的情况来看中医在治疗手段上往往比较延后，就是说来了病人先熬药，一般没有准备好的散剂，应急的那些都没有，来了给你熬药，说不定病人出不少血，所以在这种情况下我还主张采用西医的办法，不应该排斥西医。比如咱们这个病人，头晕，发热，血色素只有5点几克了，在这个情况下输血比你吃当归补血汤要快得多，当归补血汤不知道要吃几付以后才会有感觉，而且输血后也有助于止血。她的一些凝血因子也增加。我不排斥中医、西医任何一方。

医生丙：有的医生开方喜欢用药对，您对这方面有什么看法？

畅教授：药对也可以叫做方根。开处方的时候，实际上有好多方根组成。药对也是人们在几千年应用过程中逐渐形成的。它既有一定的经验所在，也有一定的理论基础。它不完全是经验的组合，而是有一定的理论基础。所以药对是我们在临床中使用药物的一个捷径，应该继承和发扬这一方面。

医生丁：我们喜欢用《伤寒论》等经典方，有时候把原方、原用量也照搬过来。可是我个人觉得原来的药都是野生的中药，现在的中药多是人工栽培的。那原来的剂量跟现在的剂量浓度不一样。在剂量方面，我们到底应该按照张仲景的量还是按照现在的常规量？

畅教授：施其法而不泥其方是用经方的基本原则。我们主要学习经方里面的法，组方的法子，用药的法度。如果一成不变，不根据病人的情况来用经方，又会失去辨证论治的基本原则。比如崩漏用归脾汤错不错呢？不错。但是有一些情况就不应该用。这个病人睡觉挺好，枣仁、远志对她不起作用。所以经方应该根据病人的具体情况来用药，对于药量也是这样。首先张仲景汉代的药量和现在的药量、度量衡不知道变了多少次，咱们讲义上说他的一两等于现在的3g，是不是这样讲的？一两等于3g，这个说法在临床上完全不合适，我给你举个例子告诉你为什么不合适。比如说一两可以换成3g，你把好多方子换算一下，但有用杏仁数量来记的，汉代的杏仁10枚，总不至于到现代就变成1枚了吧！这个非衡器计量的数，汉代和现代应该是一样的，大枣15枚，15枚就是15枚，可能枣大了、枣小了有区别，但是总不至于15个变成30个、15个变成5个。我在1984年做过这样的工作，当时我在长春中医院学习，我到药材公司找了杏仁等以非衡器计量的药物，我都把它找出来，按照那个数一称，记下量，然后按照一两等于3g的换算办法，发现完全不合比例。书上换算为3g的办法量小得多，至少这个量不成比例。所以我同意上海柯雪帆教授提出来的汉代一两等于现代的15.625g，他那个15.625g是根据上海博物馆里一个汉代的权，就是秤锤，那个秤锤都标多大的量，那个换算就是15.625g，然后我这篇文章又进一步支持柯雪帆教授的观点，后来柯雪帆教授就和我联系，他说这又给我提个佐证。这个很明显，汉代的70枚杏仁，现代还是70枚，70枚应该多大的量照样应该是多大量，这样再放进方子里面看合不合比例，如果按照柯雪帆那个换算，就完全符合比例。

另外药也是不一样的。现在咱们的药，你说是咱们辨证不对还是药不对？都有问题。咱们过去用柴胡用什么？完全是用根。现在不算药贩子贩的那些药，就说现在药材公司里面放的柴胡，都是全株，那个杆切一切就放进去，有时候杆的量比根的量还要多，你说柴胡用多大的量才对？这也是一个问题。所以量用着用着就大了。还有人工栽培和自然野生的药也不一样，野生的柴胡一般都要两年三年才能长成，拔起来那个根还是细细的，都没有筷子粗，可是人工培植的柴胡，上大量化肥，一年出来根粗粗的，你这个能保证疗效吗？所以制约中医发展的因素特别多，我们省里有一个叫高天爱的教授，她是专门搞药的，她整天往药店里跑，她发现就连省中医研究院的药房、同仁堂药房的药物都有掺假的，因为从源头上已经掺假了，所以这些很影响中医的疗效，影响中医的发展，现在又来上一个什么呢？把中药炒的很火，现在中药贵得不得了，那中药价钱贵得成倍的往上涨。

医生甲：我们要想把中医学好，您觉得应该通过哪些方面来做？

畅教授：现在不是提出来读经典、多临床么，是吧？读经典很要紧，尽管《伤寒论》、《金匮要略》的方子到现在已经2千多年了，但时间验证这些方子都有用，组成比较简单，比后世药方组成简单，思路清晰，而且疗效好，所以往往读经典一开始觉得没用，但是在临床中碰到了问题，你要是熟的话马上就想到条文，马上就想到经典理论，用上去就有效，到那时候你就体会到还是多读点书有用。所以学中医还要耐得住寂寞，不能像外科大夫，让他做好几台手术马上就出了名，中医要搞出一番成就需要时间相对比较长一些，只有静下心来，一步一步往前走，才能够具备成才的条件。

医生乙：刚才您开的当归，我们这里没有，只有当归头、当归尾，您看这里应该怎么开？

畅教授：用当归头吧，养血的，为什么当归在这里用的量非常小？当归补血汤提示关键在于补气，"有形之血不可速生，无形之气法当急固。"另外一个方面就是她还出血，用当归多了以后害怕她再出血，量要少一点。

医生丙：经方、时方在临床怎么结合运用？

畅教授：经方时方，哪个好用就用哪一个方子，归脾汤不算是经方，但是它临床上好用。逍遥散算不算经方？不算，但是它好用，仍然是我们平常应该用的。我们提倡用什么？理法方药合一的那些方子。你单方、验方能用，但它还是要辨证。时方也是对经方的发展和补充，或者因为经方在某一个方面不够用，才出现了时方，时方是在经方还不能完全适合临床需要的情况下才出来的，所以不应该排斥。

主管医生：我们现在跟着中管局做的临床路径——胎动不安。好像现在做的临床路径基本上用的都是时方，拿一个经方过来加加减减的，都是这样，好像现在哪一家医院作牵头单位，就以他那个方子作为主导……

畅教授：我还有一个想法，就是中医规范化的问题，当时我还想把它推广出去，但最后没有把它继续做下去。现在临床路径实际上也是想达到中医规范化的目的。但是这个中医规范化实际不一定是一个正确的道路，可能在某些方面它有经济利益，但是它不适合中医大夫临床思维的发挥，因为每一个病人有他具体的情况，每一个大夫也有他的思维方法，你想拿临床统一的路径来约束所有大夫的治疗方案，这可能不好做到，到最后就是大家用下去不太合适，这就作废。中医最大的特点是什么？就是根据每一个病人的具体情况来进行用药，你要是把它模式化、规范化，那恰恰就束缚了中医的发展，使中医变为畸形，我大胆地说，但不一定对。

主管医生：我们现在也碰到这样的困惑，按道理来讲每个病人都要辨证论治用药，可是你一个药跟临床路径不对，哪怕是剂量不对，他都说你不对，就要完全按照他提出来的这样一个方，这样一个量，这样走才符合验证方案，搞得本来就灵活的中医现在变成不灵活！

医生丁：就像那个量有大有小，我觉得像畅老师说，适量很关键，比如有些危重症已经到了快阴阳离绝的阶段，你不用大剂量肯定是不行的。

畅教授：对，这必须是大剂量。

医生甲：一个子宫功能性出血的病人来了，我们就叫她"功血"，很明确，但是从中医来讲，说她气虚，但到底气虚到什么程度，这就没有一个明确的评判尺度。

畅教授：中医在辨证、辨病上都存在一些困惑，中医的病名发展是不完善的，病名发展是滞后的，中医辨证同样也存在着无证可辨的情况。比如病人做体检没有任何症状了，糖尿病人体检，尿里有蛋白，但病人没有任何症状，你怎么去辨证？病人是个肾病，经过治疗以后所有症状消失了，病人自觉好了，但尿里还有蛋白，你说怎么去辨证？这是辨证目前存在的困惑，同样提示中医辨证需要进一步引进一些量化的标准。我虽然是正统的中医，但是思想还不算守旧。

主管医生：我有个问题，作为妇产科医生，病人会问我用药对胎儿会不会有影响，我们用中药的时候，应该怎样避免这些不良反应呢？

畅教授：我过去没有做过这样的工作，在《内经》有"有故无殒，亦无殒也"的描述，但是只要有这个病你就可以用这个药，这不会有什么不良的反应。但是事实上，尤其在胚胎发育早期，我们要尽量避免用一些现在已经证明对胎儿发育有影响的药物，可以采取其他的办法，比如感冒了、拉肚子，我们用针灸、拔火罐、按摩的方法同样也可以解决问题。在这吃了几付药，结果生下孩子是个畸形，虽然是不是吃中药引起的不好说，但是患者往往想到那时候吃了中药，心理还是有个疙瘩。尤其是妊娠早期，为了避免这些不必要的麻烦，我们可以在这个时候采取一些其他的治疗方法，我在临床上是这样做的，我说最好先不要吃药，我给你想个办法。在胚胎形成的过程中，相关因素太多，真要是用上中药，一旦出现了半点差错，患者会把责任都推到你身上，尤其现在都是一对夫妇一个孩子，生完了就不再要了，有了问题可能这一家人一辈子都恨你这个大夫，对不对！

主管医生：对于早孕反应吐得厉害的患者，您有什么绝招？

畅教授：没绝招，不过橘皮、竹茹加蜂蜜、黄芪，这肯定吃不坏！患者也容易接受，叫她频服，不要一口气都喝下去，那样病人一吐又完了，少量频服，还要"含姜点醋"，不仅是妊娠呕吐，其他呕吐都可以这样做，在喝药的时候嘴里含上一片生姜慢慢喝药，或者喝了中药以后，拿筷子点醋到舌面上，也就没有恶心的感觉，少量频服，含姜点醋，这个醋我们一般用米醋，白醋也行，山西人爱吃醋这是出了名的！

今天能够和大家交流，我也很有收获，可能有一些讲得不对的地方，还希望大家谅解，祝大家工作顺利，谢谢！

【编者谨按】

虽然畅达教授不是妇科医生，但是中医是不分科的，当年扁鹊就有"过邯郸，闻贵妇人，即为带下医"的记载，这也是中医"整体观念"的体现。第一例患者为中年女性，患崩漏，畅达教授本着"急则治其标"的原则，先塞流，再图澄源、固本。脾主统血，患者中气不足，气为血帅，气不摄血，冲任失调，则出血不止。有是证，用是方，拟补中益气汤合黄土汤加减。但这就出现一个问题，经方中很多药现在已经找不到了，或者说由于个中原因，药房里不便于备药，笔者曾治疗一虚劳患者，开方黄芪建中汤，但药房却没有生姜、饴糖，患者只能到市场自行买回交与药房……畅达教授也是大发感慨，说出现在中药房里存在的很多问题，中医的传承和发展不是一朝一夕的事情，它更需要每个环节的协调与发展。第二例患者情况很怪，每次行经，必发哮喘，且双足瘙痒，畅达教授没有被这纷繁的外象所惑，而是抓住病机，指出冲任均起于胞宫，与肾相连，行经期间，因肾虚致冲任不固，又肾不纳气，则发为哮喘，看似诸证无关，实则有着千丝万缕之联系，西医学试图用一源论解释问题，恰与中医思想暗合。整个辨证过程，体现了畅达教授深厚的中医功底。读医案是一种享受，就如同读小说作品，跌宕起伏，扣人心弦。畅达教授对三甲医院中医师"以中医为根"的谆谆告诫更是值得我们深思！

王新佩教授查房实录

病例 1

【病情介绍】

主管医生：这个病人本来要上星期出院，就是等教授查房所以才拖到今天。我就简单介绍，没有打幻灯。病人周某，男性，55 岁，他主要是以"突发左侧肢体麻木无力 1 小时"于 11 月 12 日由门诊收入院的。病人在入院前 1 小时上厕所时突然出现左侧肢体无力，麻木，行走欠灵活，无头晕，无肢体抽搐，由家人送往我院。急查头颅 CT，提示基底节放射冠腔隙性脑梗死，以"腔隙性脑梗死"收入我科。入院时精神疲倦，左侧肢体乏力麻木，行走欠稳，视蒙，头晕，无语言不利及饮水呛咳，无声音嘶哑，无吞咽困难，二便调。

既往史：患者既往有高血压病和糖尿病史多年，未坚持行降压及降糖治疗，血压、血糖控制不详。

入院查体：血压 240/130mmHg；神经系统检查，左侧鼻唇沟变浅，左侧肢体肌力 5 - 级，左侧巴氏征阳性，左痛觉减弱；余检查无明显异常。舌质暗苔白脉细。

入院中医诊断：中风中经络——痰瘀阻络证。西医诊断：①腔隙性脑梗死；②高血压病 3 级 极高危；③2 型糖尿病。

治疗上予内科常规，中医本着"急则治其标"的原则，予祛风通络为主，予化痰通络方加减；西医予降糖、调控血压治疗。入院后，完善各项相关检查，心肌酶、肌钙蛋白、血脂、肝功、凝血功能均正常，尿常规示

2个"＋"，尿糖"＋"，空腹血糖偏高，肾功能不全，BUN10.0mmol/l，Scr237umol/l，HbA1c8.1%；胸部正侧位 X 线示双上肺陈旧性肺结核；颈动脉彩超示双侧颈总动脉硬化并斑块形成，颈内颈外动脉没有异常；B 超示前列腺增生；心脏彩超提示主动脉瓣退行性病变，二尖瓣、三尖瓣、肺动脉瓣轻度反流；头颅 CT 提示基底节放射冠多发梗塞，脑白质疏松，老年性脑萎缩；TCD 基本上正常。

入院 1 月后，患者左侧肢体麻木明显改善，因血糖比较高，所以用甘精胰岛素联合格列苯脲与拜糖平（阿卡波糖）控制血糖。目前空腹血糖已达标，餐后血糖稍高。12 月 9 号发现患者双下肢轻度凹陷性水肿，中医补充了水肿的诊断，患者精神状况比较好，目前偶觉患侧肢体轻度的麻木、周身乏力、大便稍干，各项生命体征都稳定了。12 月 9 号复查尿蛋白有两个"＋"，12 月 10 号复查肾功能，Scr 238umol/l，BUN 是 10.1mmol/l，目前患者存在的问题就是餐后血糖控制不理想，尿蛋白持续存在，请教授协助诊治。

王教授：谢谢啊！汇报得很好，他都用了什么中药？

主管医生：之前用了化痰通络汤。

王教授：化痰通络汤是咱们医院的协定处方吧？

主管医生：这个是中医中风专科方案里面的。

王教授：（看方药）……半夏、天麻、白术、钩藤、胆南星……一直吃它是吧，用的是颗粒剂吗？

主管医生：嗯，就是按颗粒包装，一包是常规量，10g，颗粒冲剂。

王教授：咱们这不用饮片是吧？

主管医生：有时候也用，就是饮片要煮，颗粒剂就比较方便。

【查房实录】

王教授：你好，12 号来的是吧！现在夜里小便几次？

病人：晚上大约两次。

王教授：自己尿尿时觉得有味吗？

病人：没有，没有味道。

王教授：颜色怎么样，浑不浑？

病人：白的。

王教授：我看舌头？这里光线有点暗（开灯），我再看看舌头，舌苔有点腻，舌质偏暗，脸色发暗，我看看你腿行吗？

病人：这半边麻（左侧肢体）。

王教授：活动没事吧，抬腿，走路都怎么样？

病人：都可以。

王教授：来，握住我的手……嗯，两只手力量差不多，温度也差不多，大便怎么样呢？

病人：大便两三天一次，很少。

王教授：身上有没有汗？

病人：没有。

王教授：不怎么出汗，平时喝热汤呢？

病人：额头流汗。

王教授：额头流汗，身上出汗多吗？

病人：一般天气热的时候容易出汗。

王教授：（诊脉）……寸脉稍微大一点，两尺脉偏弱，脉有点滑数。两个耳朵响不响？

病人：不响。

主管医生：他眼睛有点蒙。

病人：主要是左眼，右眼没事。

王教授：是和你这个半身一起麻的吗？

病人：对。

王教授：你心里慌不慌？

病人：没觉得。

王教授：好，回去给你研究研究。

【名师精析】

这个病人主要是以半身麻木为主症，但是他手劲、腿劲很大，而且走路没太大关系。张仲景《金匮要略·中风历节篇》里，开始是"邪在于络，肌肤不仁；邪在于经，即重不胜。"邪在于经的话，肢体就不灵活了，叫"即重不胜"；然后"邪入于腑，即不识人；邪入于脏，舌即难言，口吐涎。"张仲景把它分为四个阶段。在络，在经，入腑，入脏。他肢体的运动是正常的，感觉还是一个络脉阻滞的问题。但是我发现这个人的脉有点滑数，他有内热，之前是细脉，这两天感冒了，可能会有影响，这个人还是要想办法给他宣通络脉，不能完全把他作为一个补阳还五汤的证，现在方子用的是对的，半夏白术天麻汤，我建议在里面再加一点活络的药物。我们加上 6g 桂枝，15g 赤芍，6g 生姜，3 枚大枣，给他调和营卫。因为他主要还是络脉不通，就是把桂枝汤加进去，好吧？其他从辨证的角度，从用药的角度上都差不多，他肢体运动正常，这个络脉不通、半身发麻是营卫之气运行不畅的原因，加用桂枝汤。桂枝可以用到15g，赤芍可以用到30g，可以一天一天给他加量，其他的就可以了。

病例 2

【病情介绍】

主管医生：谢某，女，79 岁，因"突发左侧肢体麻木 16 天"于 2010 年 11 月 19 号由门诊颅脑科收入院。病人老年女性，16 天前无明显诱因出现左侧肢体乏力麻木症状，在海南省人民医院诊断为脑出血，经过保守治疗 2 周后，转来我院系统治疗。入院症见：左侧肢体麻木，无力，饮水呛咳，食欲不振，小便失禁，大便 2~3 日一行。既往有高血压病史，具体不详。入院时血压为 140/76mmHg；神经系统检查示左侧中枢性面舌瘫，左侧肢体肌力 2 级，左侧的腱反射稍亢进，左巴氏征阳性。舌质淡苔薄白，脉弦涩。11 月 16 日行头颅 CT 检查，提示左侧基底节区脑出血。

中医诊断：中风病——中经络，痰瘀互阻。西医诊断：①脑出血；②高血压病 3 级 极高危。

中医予补阳还五汤加减，西医予改善脑循环、营养神经、控制血压等对症治疗，现患者仍左侧肢体乏力，麻木。请教授指导治疗！

【查房实录】

王教授：叫什么名字？

病人：谢某。

王教授：好，看看舌头，舌质这么暗，中间有点薄苔，舌质比较紫暗。大便怎么样啊？

　　病人：大便还可以，一天一次，有时候两天一次。

　　王教授：主要是尿失禁是吧？

　　主管医生：她患肢的力量还可以，只是小便控制不住，她自己也知道的，不过刚一有感觉就尿出来了，现在垫着尿不湿。

　　王教授：能握握我的手吗？抓一下……喔，还行。她左腿还能抬一下。

　　主管医生：她肌力4级，现在比来的时候有好转。

【名师精析】

　　这个老太太，她脉比较弱，舌质有点暗，中间好像还有点剥苔，现在主要是小便失禁，因为她的脉比较弱，她有点气阴两伤，舌苔有点剥苔，另外还有肾气不足。这是她现在的方吧？太子参、麦冬、五味子、玄参、生地、菖蒲、郁金、黄芪，黄芪可以用到30g，20g少了一点；然后加桑螵蛸15g，炙甘草6g，升麻3g，升麻量不用大，防止升得太过。升麻是升阳明胃经的阳气，柴胡升少阳胆经。黄芪的量还可以逐渐加大，甚至可以用到60g，因为她还是以气虚不固为主的。老年人得加一点补肾、收敛的药，原方不动加味。

病例 3

【病情介绍】

　　主管医生：于某，女，48岁，因"周身大关节疼痛20年，加重3天"入院。患者20年前因"流产"受凉导致周身大关节疼痛，每于天气变化及受凉时加重，20年来疼痛反复发作，病发时遂服用西乐葆止痛，严重时肘膝关节无法屈伸，伴周身冷汗，于当地医院诊断为类风湿性关节炎。近3天来，因天气受凉而再次出现肘膝关节疼痛，遂到我院住院治疗。入院症见：肘膝关节疼痛，无法屈伸，口淡，乏力，气短，纳呆，欲寐，小便频，大便偏干。

　　否认糖尿病、高血压病、冠心病等慢性病史。

查体无异常，现中药予金匮肾气丸加减，为解除患者疼痛症状，请王教授协助诊疗！

【查房实录】

王教授： 哪里关节疼得最厉害？

病人： 膝关节、肘关节。

王教授： 怎么个疼法？

病人： 天气变冷的时候疼。

王教授： 刮风下雨或受凉时疼得厉害吗？

病人： 对。

王教授： 疼的时候红不红？

病人： 红。前两天疼，现在不疼了，就是变天的时候疼。就这里疼（指腕关节）。

王教授： 你躺下，我摸摸脉看看……平时大便好不好？

病人： 挺好，每天都有。

王教授： 我看舌头……月经正不正常？

病人： 正常。

王教授： 什么颜色，有没有痛经？

病人： 发黑，没有。

王教授： 周期准不准？

病人： 应该可以。

王教授： 量呢？

病人： 5 天干净。

王教授： 嗯，你晨僵有多长时间了？

病人： 晨僵就是这半年。

王教授： 做过流产吗？

病人： 很多年前了，20 多年前了。

王教授： 你现在几个孩子？

病人： 就 1 个。

王教授： 再看看舌头……舌中间是咬的还是怎么着的？

病人： 可能今天吃东西的时候烫到了。

王教授：行，我们去研究研究。

【名师精析】

这个病人，关节疼，可能是以前流产留下的病根，她两个尺脉都摸不着，说明肾气亏虚的比较厉害，我觉得她应该用补肾的药。现在用的是乌头汤，可以在这个方子基础上加：桑寄生 15g，杜仲 15g，元胡 15g，车前子 15g，生大黄 3g。生大黄 3g 就行，主要还是给她行瘀。因为张仲景认为历节是由于肝肾不足，所以他在《金匮》历节篇里特别提出"寸口脉沉而弱，沉即主骨，弱即主筋，沉即为肾，弱即为肝。"主要是因为肝肾不足，才导致"汗出入水中，如水伤心"，风湿之邪、寒湿之邪入侵，导致肾骨、肝筋的经脉受阻，阳气不能够温煦，还是要给她补肝肾、温通，一般像寄生、杜仲可以补肾，可以给她加点补肝的，加白芍 15g，从肝肾的角度，再加一点祛风的，其他就不用了。阿胶在这里可以去掉，它太滋腻了，容易恋邪，尤其是历节病，中医认为和风寒湿有关，像阿胶这种黏腻之物对化湿都会有影响的，其他的没什么，仅供参考。

主管医生：我有一个问题，就是我们第一个病人，他的尿蛋白一直都是阳性，我们中医有没有什么好的办法？

王教授：我们学校有个赵绍琴，他主要通过祛风的方法治尿蛋白，用荆防败毒饮，另一方面他让病人尽量少进蛋白，要限量，这样就会减少肾的负担。我在临床上体会，黄芪量可以大一点，黄芪对固肾、降蛋白效果比较好，可以加一点防风、荆芥，再加一点白花蛇舌草，一般白花蛇舌草可以用到 30g，另外还得用点通腑的生大黄，生大黄可以用 6～15g。中医讲利小便可以实大便，实际上通过清肠也可以缓解小便的负担，现在西医不是经常透析嘛，通过大黄一类药物的清泻，也能清热解毒，而且大黄本身入气入血，不过用大黄一定要在补气药的基础上，在黄芪 30g、60g 顾护脾胃之气的情况下，再用攻邪的药物。一般出现尿蛋白是体内的湿浊瘀滞，赵绍琴老师认为风能胜湿，用荆芥、防风这一类药，再加些清热解毒药，黄芪在这里是主药，量可以大一些，用到 120g。

主管医生：您刚才说第三个病人应该补肾，用了一些补肾药，其中又用到了车前子，我想知道车前子在这里的作用。

王教授：因为肾也是管气化的，像金匮肾气丸里就有泽泻、茯苓，所以在用补药的时候一定要保持大小便的通利，补中要有泻，光补不泻不行，光泻不补也不行，像我们给他降尿蛋白一般还是要以清泻为主，解毒为主，但是你要伤了他的气，那就动了他的根了，反而会加重病情，要在顾气的基础上攻伐，所以必须保证黄芪的量充足，用量可达 60 ~ 120g。在临床管病人有一个很好的条件，就是药量可以根据患者的反应调节，这次30g 没效，下次就加到 40g，中医很多变化都在量上，如果出门诊，患者抓了 7 付药回去吃，你也不知道他怎么吃的，有什么变化，你监控不了他。中医讲气机的升降出入一定要协调，"升降息则气立孤危，出入废则神机化灭。"有的病人大便不通畅的话，肯定会出问题，小便也是如此，所以应该二便通畅。我们在用补药的时候一定要用点清利的，这样才不至于上火。有的人一吃完补药嗓子就疼，眼睛就红，那是因为用补药以后把火引上来了，所以用车前子、大黄一类的药清泻，既发挥补药的作用，又不至于把阴火引上来。

【编者谨按】

三个患者，两个是由于中风引起的偏身麻木，活动不利，一个是由于寒湿流注关节导致的关节痛，王教授引经据典，详析了中风的病因病机，第一个患者，他在原方半夏白术天麻汤的基础上加用桂枝汤调和营卫，这使笔者想到刘公渡舟的一则医案，当时刘公就是用桂枝汤治疗一则中风偏身不仁的病人，疗效卓然。可见桂枝汤调和营卫，燮理阴阳寓意之深、范围之广，仲圣列桂枝汤于诸方之首，细细品味，确有深意。第二例患者同样偏身麻木，立法用方却从气阴不足着手，由此观之，中医思维之奥妙，怎是凡夫所能领会，同病异治，理尽释然。第三例患者为肝肾不足，拟方以补肝肾、强筋骨为要，王教授选药，法度森严，去大黄行久病之瘀，避滋阴恋邪之阿胶辈，对吾辈开方亦有借鉴意义。

吕志杰教授查房实录

病例 1

【病情介绍】

主管医生：各位老师，早上好，我汇报的是一个慢阻肺急性加重期的患者。患者王某，男性，75 岁，因"咳嗽咳痰 30 年，气促 2 年，加重 1 周"于 2010 年 12 月 12 号以"慢阻肺急性加重期"收入院的。入院时症见咳嗽咳痰，痰多色白质稀，呈泡沫状，气促，活动后尤甚，难以平卧，纳呆乏力，神疲，夜寐欠佳，无恶寒发热，无恶心呕吐，小便可，大便偏干。

既往史：1994 年因左肺鳞癌行左上肺叶切除术，术后恢复良好；2009 年在海南省人民医院诊断为 2 型糖尿病，曾服用瑞格列奈 1mg tid 控制血糖，现未服降糖药，血糖控制不详。有冠心病病史，具体不详。

个人史：否认药物过敏史，预防接种史不详。

入院时体检：体温 36.2℃；心率 90 次/分；呼吸气促，25 次/分；血压 130/85mmHg；神疲，消瘦。查体见桶状胸，肋间隙增宽，左侧胸壁有一长约 30cm 的手术疤痕；语颤减弱，叩诊呈过清音，呼吸节律齐，双肺满布哮鸣音及散在的湿啰音；心率 90 次/分，律齐，各瓣膜听诊区未闻及病理性杂音；余无明显异常。舌质暗红，少苔，脉滑数。

中医辨证依据：患者因咳嗽咳痰气促，属于"喘证"范畴。病因方面，喘证病因包括外感和内伤，患者因起居不慎感染外邪导致六淫侵袭；因其长期咳嗽，气促，并有肺炎病史，形体消瘦，久病体虚，故病因方面外感内伤兼而有之。病性方面，喘证包括虚实两方面，患者感受外邪，邪壅肺气，加之年老脾肾亏虚，脾虚气血生化无源，精气不足，肾虚则不纳气，属肺气不足，兼脾肾俱虚，病性当属虚实夹杂，以邪实为主。患者喘而胸满，咳嗽，痰黏色白，咳吐不利，纳呆，舌质暗红，舌苔薄腻，脉滑数，证候分析为外感六淫，中阳不运，积湿成痰，痰浊蕴肺，气失升降，阻滞中焦，又因久咳，伤阴耗气，故见诸证。

中医诊断：喘证 痰浊阻肺，肺脾肾虚。治法方药：急则治其标，缓则治其本，此患者当标本同治，治法当健脾化痰降气，方选二陈汤合苏子降气汤加减。处方：陈皮，半夏，苏子，白芥子，茯苓，白术，桑白皮，炙麻黄，杏仁，瓜蒌皮，炙甘草，莱菔子。水煎 200ml，口服，每日 1 次。

西医诊断依据：患者老年男性，病程长，症见咳嗽咳痰，气促加重两周，结合体格检查，鉴别诊断：①支气管哮喘。患者虽咳嗽气促，但既往无哮喘病史。②肺结核。患者无发热盗汗，既往无此病史，结合胸片检查可予以排除。西医诊断：①慢性阻塞性肺疾病急性加重；②2 型糖尿病；③冠心病；④左肺鳞癌切除术后。

西医诊疗计划：持续低流量吸氧，卧床休息，进一步完善相关检查，治疗上予抗感染，化痰，解痉平喘，对症治疗为主。

这是患者入院 8 天后的症状：无发热，咳嗽咳痰减少，痰色白质稀，无气促，现觉喉间不适感，声音嘶哑，夜间尚能平卧，夜眠不佳，舌暗红，苔少脉细。辨证分析：患者咳嗽咳痰少，气促好转，但咽部仍有不适，声音沙哑，舌暗红少苔，脉细。苔少为津液不足，久病伤阴，加之气虚不能上承津液，不能滋养咽喉，故见诸症。气虚则血行不利，故见舌暗，缓则当治其本，治疗当以益气养阴，活血治疗为主。方用麻黄杏仁瓜蒌桔梗汤，加百部、党参、白术、茯苓、甘草、陈皮、黄芪、麦冬、生地、赤芍、红花。现患者咳嗽咳痰少，色白质稀，气促不明显，咽喉不适感略有缓解，但还是声音嘶哑，当前需解决的问题就是咽部不适，声音沙哑。请专家协助治疗！

【查房实录】

主管医生：您好，这是全国著名的老中医吕教授，今天给你看看病。
吕教授：你好，医院里大夫很关心你的病情，叫我来看看你。

患者：您好，谢谢！

主管医生：他是做过肺切除术的，想用中医中药治，像西药的话他吃过很多，也没什么好转。目前主要症状就是声音嘶哑，喉咙容易干，动起来气短，痰比以前少多了。大小便还可以。你吃饭怎么样？

患者：吃饭还可以。

吕教授：我看看脉……脉象上比较滑，按之少力。看看舌头……这个舌质暗红，少苔而润，这种暗红一般不主热盛，主虚。主要有点气短是吧，活动后比较明显一点，是吗？

患者：气短主要是受凉以后，不受凉就好一些。

吕教授：一般走路可以吗？

患者：还行，以前我可以连续走 1000 米，围着医院走 3 圈，正好是 1000 米。现在上 3 楼我都要停下来休息。

吕教授：嗓子有些哑吗？

患者：有点慢性咽喉炎。

吕教授：过去闹过（有过声音哑）吗？

患者：闹过。

吕教授：一般什么情况会哑？

患者：就是气不顺的时候，感冒的时候就哑了，平时不哑。是不是有个说法，说我恢复到原来（的健康状况）是不可能的了？

吕教授：这个也不一定，根据你病情的轻重，时间的长短，这个效果呢，也不一样，不过我们商量一下帮你想想办法，应该还有好转。

患者：我这个肺动手术已经有 16 年了，我这两年的情况医院里全部都有记载。

吕教授：他们已经跟我说了，回去我们好好研究，你这是慢性病，别着急，慢慢治，恢复得有个过程。我们一定尽力，慢慢来吧！

患者：谢谢吕教授！

【名师精析】

我有一种回家的感觉，为什么呢？因为我当年毕业后就在河北省中医院的内科病房呆了 5 年，好像突然又回到了那个时代，所以有一种回家的感觉。另外早在我来以前，我就有个想法，就是给大家讲一讲自己的体会，同时自己也当学生，向各位专家学习，其次大家可以坐下来相互探讨学术，以提高临床疗效，为病人服务。

　　整个病例汇报的过程，给我的总体印象不错，治疗都是以辨证论治为主，同时又结合了现代医学，发挥了现代医学的优势特色，这样疗效就胜于西医了。我们中医的"望、闻、问、切"与西医的"视、触、扣、听"是有交叉的，西医靠相关检查，比如透视、拍片子……我们中医的检查不光是望舌、切脉，也包括切胸腹的。我曾经问我的学生医院里那些仪器检查是中医的还是西医的？他们异口同声说是西医的，我就问他们哪个仪器设备是西医发明的？那只不过是西医拿来用罢了，如果中医拿来用那就是中医的。总而言之，中医方面的查体不容忽视。只不过这个病人有慢性咽炎的病史，感冒以后加重，这和他的内在有关系，所以我没有必要对他查体。我认为现在的中医有两个薄弱的环节，一是诊脉，二是望舌，这也是我们在临床上经常忽略的问题，如果这两项基本功不过硬，就很难达到理想的效果。这个病人的舌色暗红，红一般主热，"暗"古人叫"紫暗"，这是有瘀的表现。他的瘀是因虚致瘀，以虚为本，以瘀为标，通过补虚来治本。如果是以实证为主的，那就应该活血化瘀。另外他的舌质少苔、湿润，少苔的情况下一般都是主虚，但舌苔既然是湿润的，就不能考虑热的问题了。所以我认为他的病机是气阴不足，因虚致瘀。他现在的表现就是气短。气短和气喘是有区别的，气短是一种自觉症状，我们是看不到病人气短的，而喘是可以看出来的。一般病人多在平卧以后出现喘，坐起来就会轻一些。不管是气短还是气喘，活动以后都会加重，因为活动需要气力啊，中气不足了就会出现上述症状。借用西医的概念，因为他有咳喘的病史，肺病日久，累及心脏，我们叫做肺源性心脏病。肺病及心就会出现心的虚证表现。西医讲这个气短或者是喘可以逐步发展为右心衰，所以中西医的理论是相同的。他这个气短显然与正气不足有很大的关系。

　　至于咽痒，是他平时就常出现的症状，外感之后加重。叶天士说"温邪上受，首先犯肺。"我曾经问学生，温邪上受，真的首先犯肺吗？他们说"对啊！"我说"错了！"错在哪呢？温邪要犯肺，首先必须要过第一关——咽喉。所以应该是首先犯咽喉，进一步才会犯肺。那么叶天士错了吗？没错，这就是名医的经典啊，他省略了一些词句，需要读者去悟。当然，体质不同，所表现出的症状也不相同，比如有的人咽痒，有的人咽痛，有的人咽干，有的人咽哑等等。肺主呼气，肾主纳气，两者均与发声有关，肺肾气虚，发声一定有变化。比如说唱京戏的演员，他的声音不是从嗓子里面发出来的，那是借助了丹田气的，中气足，声音才会洪亮。患者有外感因素，应该是外感内伤兼夹致病。病人咳喘，我们可以从《伤寒论》的相关条文中去辨证。比如说麻黄汤，就是治疗外感初期的外邪束肺，肺气失宣引起的咳嗽，因日久化热，变为麻杏甘石汤证之咳喘，这就到了外寒内热的阶段，所以既要发汗，又要清热。到了慢性期的咳喘，内容就不在《伤寒论》中了，在《金匮要略》的肺痿肺痈咳嗽上气病篇，那里有很多这方面的论述。大家对这个病人的症状描述和诊断都很明确，喘，咳嗽，气短，没有错，但是大家忽略了一个概念——肺胀。他咳嗽日久，桶状胸，到了这么一个阶段，用"肺胀"概括非常形象。"肺"言其病位，"胀"是对桶状胸的描述。《金匮》也提到"咳而上气，此为肺胀。其人喘，目如脱状，脉浮大者，越婢加半夏汤主之。""咳"，是指咳嗽，"上气"是指肺气上逆，既有症状的表现，又有病机的含义。还有一条，"肺胀，咳而上气，烦躁而喘，脉浮者，心下有水，小青龙加石膏汤主之。"这两条都提到了肺胀，也就是西医学体征里的桶状胸的阶段。小青龙汤的病机是外寒内饮，外寒很好理解，西医讲就是有感染；内饮在临床上表现为哪些方面呢？西医讲的慢性咳喘病，为什么平时总是咳嗽？就是因为肺的功能异常，肺气不利，津化为痰，阻塞气管，出现胸闷症状。咳嗽其实就是正气抗邪的一种反应。不咳嗽并不代表是好事情，真要是到了严重阶段就没有力气咳嗽了。这个病人标本皆病，标病在心，本病在肺，是肺病及心。所以出现气短、咽痒等症状。我刚才讲他的脉很大，还兼有滑象，按起来力量又不足，按照《金匮要略·虚劳病篇》讲，"脉大为劳，极虚亦为劳"。具体来说大脉又包括了芤脉、浮脉等等，总之这个病人表现的是本虚标实的征象。我昨天讲座也提到了一个病例，高烧39℃，脉滑数，按之力量不足……这个病人就类似那种情况，主要病机不是热，而是虚。从舌象上看，湿润水滑，这是气阴不足，水湿上泛，所以我们肯定要扶正。补气为先，因为肺气、心气都不足，所以应补益心肺，同时还要祛邪，所以化痰利咽的原则也要体现出来。在听病例汇报、看病人前，我想到了《金匮》的一个方子——射干麻黄汤。"咳而上气，喉中水鸡声，射干麻黄汤主之"，那是应用于典型的支气管哮喘的，这个病人过去可以考虑用这个方子，我看过病人，发现病情变了，我考虑用自己的一个经验方——通脉养心汤。这个方子是由三个小方子组成的，第一个是补气阴的生脉饮，如果只是益气为主，用党参就可以；如果要加强滋阴的效果，就用西洋参；麦冬甘寒，既能养肺阴，又能养心阴，而且现代药理学研究它还有强心的作用；五味子不但可以益气养阴，而且还可以收敛肺气。第二个小方子是《伤寒论》的桂枝甘草汤，这个方子味辛，甘温，主通心阳，对于"心下悸，欲得按"的症状效果很好；另外他现在还有少量的痰，可以适当的用点瓜蒌薤白半夏汤，这是我的第三个小方，"胸痹之病，喘息咳唾，胸背痛，短气……"主证也符合。他不是还有短气么，根据他脉象不足的表现，我还要加点黄芪补肺气。具体的药量，西洋参或者生晒参都行，用 5 ~ 10g，麦冬 30g，五味子 5 ~ 10g，桂枝 30g，甘草一般用炙甘草，《伤寒》里只有治咽痛的小方甘草汤用的是生甘草，它可以利咽，这里我们炙甘草用 15g，瓜蒌有活血的作用，可以用到 15g，薤白 10g，半夏用清半夏或姜半夏都可以，用到 10 ~ 15g。我们本着一个原则，如果辨证不准确，药量应从小剂量开始逐渐增加，待病情稳定后，再适当加量。张仲景用竣猛药的一个原则一般是药煎两次，分三次服用，这是最佳的煎药方法，现在医院都是机器煎药，一般煎一次，也可以，只是嘱咐患者一天分 3 次喝。

我说的不一定正确，大家有什么疑问、建议、包括方子应该做怎样的调整都可以提出来，集思广益，学术面前人人平等嘛！

主管医生：一般肺病日久，病久凌心，慢慢就会出现慢阻肺、肺心病等病，中医辨证中有气虚，也有血瘀，在补益肺气的同时，在活血化瘀方面您有什么经验呢？

吕教授：瘀也要分虚实，如果是实证的瘀，那就以活血化瘀为主；如果是因虚致瘀，治病求本，就应该扶住正气，什么虚就补什么：阴虚补阴，阳虚补阳，气虚补气……这个病人是气阴两虚，以致血行不利，出现瘀阻。心脏也是这样，所以基本上还是以扶正气，补气阴为主。我开的方子有没有活血化瘀的作用呢？看似没有，其实是有的，桂枝的量很大，我用了 30g，它不仅仅是温阳通气，它还有通经的作用。我们不妨看看仲景是怎样用桂枝这味药的，古人根据《伤寒论》总结出桂枝有五大功效：通脉、和营、解表、利水、温通经脉。其中"和营"的"和"不是指单纯的补，也不是单纯的泻，它既有通又有补的作用，是一个比较缓和的通心脉的药，心主血脉，通心脉，既然和营，它当然有活血的作用。

临床上我们见到病人的一些肺系病证，就会考虑加点活血化瘀药，其实还是要根据不同阶段的病机决定的。比如说早期多表现为痰、浊、热为主，这个时候我们不主张活血化瘀，到了中期可以适当的加点活血化瘀药，到了晚期就是以正虚为主了，这个时候活血化瘀药也不主张作为主打药。当然病机真的表现为以瘀为主了，血府逐瘀汤也是可以考虑用的。仲景讲的胸痹包括心痛的疾病多与呼吸、循环系统相关，那到底是以心病为主还是以肺病为主呢，其实二者是相关的病变。仲景是没有用到活血药的，但是瓜蒌这味药，在古代医案里有很多都用它来活血，为什么？肺主一身之气，纠正了肺的功能，肺气通利了，气得血行，血得气助，所以就产生活血的功效了。但古人用治肺病的方子很有意思，你看千金苇茎汤，它里面不是有桃仁吗！用桃仁来活血，但是一般治疗肺部的病变是很少用到活血药的。

医生甲：吕教授您好，我想问一下这个病人咽部不适，但是出现了肺部的病变，有种观点认为咽部不适只要没有充血就可以从肾论治，您是怎么看待这个问题的，肺为气之主，肾为气之根，是否这类病人到后期都要从肾论治呢？

吕教授：我们看病，要八纲辨证，结合他的病史、症状、综合考虑，如果他有肾虚的表现，又出现咽部的症状，我们就在治肾的基础上加一些利咽的药，关键还是要抓住根本。他过去患的是肺病，时间久了，出现咽的症状，咽为肺之门户，从经络循行角度考虑，确实有很多脏器都走咽，所以脏腑辨证、经络辨证是分不开的。我们经常要互相参照看问题。

气的运行确实与肺的关系很紧密，这个方子是针对心肺为主来标本兼治，到了缓解期我们还得以脾肾为主，这是先后天之本，病人年岁大，病程长，久病及肾，中医治病的原则之一就是治未病，在没有出现症状的时候就应该预先考虑到，这叫"见微知著"。这个方子先用几付，看看效果，如果气喘、咽部症状好转，就考虑下一步健脾补肾治疗。《金匮》虚劳篇有健脾补肾的方药，像建中汤、肾气丸等等，具体是以健脾为主还是以补肾为要，还得找准他的主要症状，建中就以小建中、黄芪建中为主；脾阳虚就以理中丸为主；后世有一些比较平和的方子像四君子汤、六君子汤等。如果肾虚为主，就用六味地黄丸、八味肾气丸。后世对《金匮》的肾气丸有很多衍变方，比如去桂附加五味子叫都气丸，可见补肾不一定非要用附子的，而且也告诉我们用古方要善于变通。

病例 2

【病情介绍】

主管医生：各位老师，早上好，下面介绍一个病例，中医诊断是喘证。西医诊断是慢性阻塞性肺疾病。患者贾某，男性，60 岁，因"反复咳嗽 20 余年，气短 1 年，加重 6 天"于 12 月 6 日入院。患者 20 余年前无明显诱因出现咳嗽，咳血丝痰，在当地医院诊断为肺结核。予抗结核治疗，但患者依从性比较差，用药不规律，多次病情加重而住院治疗，病情稍有好转即出院，近年来出现气短症状，以活动后为著，伴消瘦，今年 8 月份因咳嗽（无咳血）、气短加重在当地医院诊断为慢性阻塞性肺疾病，继发性肺结核，治疗好转后出院。近 6 天来因天气变化，病情又出现反复，当地医院测血压为 180/85mmHg，胸片提示为慢性支气管炎伴肺气肿，双上肺纤维增殖性病变，考虑为继发性病变，并右侧胸膜增厚粘连。查电解质示 Na112mmol/L，Cl70mmol/L，考虑为低钠血症；血气分析示 pH7.46，PCO_2 48.9mmHg，PO_2 60mmHg。予抗感染、控制血压、纠正电解质紊乱等治疗，病情略有好转，并转入我院继续治疗。现症见：神疲，头晕，乏力，气短，咳嗽，咳痰不利，质稀色白，神情淡漠，时有乱语，纳呆，无发热，无咳血，无盗汗，失眠，小便可，大便秘结。既往有神经性皮炎 2 年，发现血压升高 4 个月，血压最高时达 180mmHg，未接受系统治疗。

体格检查：体温正常，脉搏 76 次/分，呼吸稍促，22 次/分，血压 155/65mmHg，神志清楚，精神疲倦，神情淡漠，形体消瘦，颈静脉充盈，肝颈静脉回流征阴性，气管居中，胸廓对称，桶状胸，肋间隙增宽，语颤减弱，双肺呼吸音减弱，双下肺可闻及散在湿啰音，右下肺可闻及干啰音，心率 76 次/分，律齐，双足背有轻度凹陷性水肿，肌力、肌张力正常，生理反射存在，病理反射未引出。舌质淡，苔白厚，脉细滑。

入院后查血常规提示中性粒细胞增高；电解质示 K、Na、Cl 都是低的；血气分析 pH 正常低限；二氧化碳分压是高的，大于 60mmHg；氧分压也是低的，40mmHg；碱剩余 7.1 mmol/L，血氧饱和度 75.2%，标准碳酸氢根是 25.7mmol/L，实际碳酸氢根是 35.2 mmol/L，提示为 Ⅱ 型呼衰，存在呼吸性酸中毒并代谢性碱中毒情况；结核抗体阴性，血糖、肾功能、C 反应蛋白正常，相关抗原提示 Ca199 和 Ca125 轻度升高；痰培养找到了白色念珠菌；心电图示窦性心率，电轴右偏，异常 Q 波；胸部 CT 提示双肺广泛陈旧性结核性球灶，并有局限性支气管扩张，慢性支气管炎并肺气肿，局限性胸膜增厚粘联；心脏彩超提示二尖瓣、三尖瓣轻度反流，轻度肺动脉高压，心脏收缩功能正常，舒张功能 EA 值低下；消化泌尿超声未见异常。

中医辨证：本病当属中医的"喘证"范畴，喘证的辨证主要是分虚喘和实喘，虚者主要是以肺脾肾虚为主，实者主要有外邪、痰浊、肝郁、气逆等表现。患者久病迁延，损伤肺气，子病及母，脾虚失运，脾不运湿，积湿成痰，壅堵肺气，升降失常，表现为虚实夹杂的喘证。因脾主肌肉，脾气虚弱，故肌肉失荣，表现为消瘦，脾不运化，故纳呆；脾不运湿，水湿不化，故浮肿；肺失清肃，故咳嗽咳痰，痰迷心窍，故时有乱语失眠。

中医诊断：喘证 肺脾两虚，痰浊阻肺。西医诊断：①慢性阻塞性肺疾病急性加重期 呼吸性酸中毒 代谢性碱中毒；②慢性肺源性心脏病失代偿期；③高血压病 3 级 极高危；④ 电解质紊乱 低钠、氯、钾血症；⑤支气管扩张；⑥陈旧性肺结核；⑦神经性皮炎

中医治疗以标本兼治为法，治以补益脾肺，化痰平喘，方用四君子汤、二陈汤、三子养亲汤合方加减；西医治疗予左氧氟沙星抗感染，沐舒坦化痰，糖皮质激素减轻气道高反应性，予硝苯地平降压，氨基酸营养治疗，纠正低钠、低氯、低钾血症。住院期间，患者于 12 月 8 号晚出现了乱语症状，并有幻觉，当然并不能排除药物的副反应，当时主要用了中成药清开灵，西药奋乃静。现患者血压波动在 140～160/70～90mmHg 之间，心率 90～100 次/分，双肺湿啰音减少，有散在哮鸣音，神疲乏力好转，气短、咳嗽略有减轻，咳痰减少，夜眠欠佳，夜间乱语，易噩梦；便溏，舌淡，苔黄腻，脉滑数。目前患者存在幻觉、乱语症状，请教授指导治疗！

【查房实录】

吕教授: 您好! 我们一起给你看看好吗?

患者: 嗯 (患者神疲懒言)。

主管医生: 目前患者最主要的症状就是出现幻觉,胡言乱语,夜间比较明显,其他症状改善很多。

吕教授: 摸脉……脉以弦为特点,左手脉是弦偏细,右手脉是弦兼有滑象,而且两者重按不足,具体的脉象我们回去再分析。我看看舌头……舌质暗红,舌苔薄而黄腻。大便通畅吗?

患者: 偏干,两天一次。

吕教授: 你有什么不舒服?

患者家属: 他心里烦,还害怕,他会想起很久以前的一些人和事,晚上睡不踏实。

吕教授: 他这几天有没有经历过什么不愉快的事?

患者家属: 没有。

主管医生: 他其他症状都有所好转,只是晚上总是出现幻觉。

吕教授: (腹部按诊) 这里按着痛吗……这里呢?

患者: 不疼。

主管医生: 脚有点肿。

吕教授: (按足背) 可以了,回去我们商量商量,别着急,吃药以后慢慢会好的。

【名师精析】

这个病人舌质淡,我的第一反应是气虚,一般淡胖是阳虚的表现,他还没到这个地步,苔黄腻,这是因为病程长,虚中夹实,有痰湿、痰热,苔黄也是主热的,舌的乳突有点发红,这往往是血分有热的表现,要比单纯的舌质淡热象重,血分有热,扰及心神,这就和他的精神症状联系起来了。他除了心经有热以外,他胆经还有热,"胆为中正之官,决断出焉"。作为一个中医大夫,舌诊的功夫必须过硬,否则没有办法辨清病性。还要辨病位,在表还是在里,如果在里,那么在五脏还是在六腑,是五脏的哪一脏,六腑的哪一腑,通过诊脉,三部九候,功夫过硬,可以得出病位,但是很多医生都达不到这样的水平，包括我在内。但是有些病人因为病情比较轻，往往通过脉象不能反映出病位。他的脉象是左脉弦细，左边的脉主心、肝、肾，主血，主阴，主精，主阴气，这说明他的阴血不足，不能养阳，阳气偏盛，出现弦脉。我观察高血压病人，几乎百分之百都是以弦脉为主，根据他们早期、中期、晚期血压的轻中重程度不同，还会出现一些兼脉。他的右脉弦滑，滑主痰，主湿，主热，我们可以结合他的舌象，苔黄腻，所以可以得出病人是有热证的。综合考虑，这个病人心胆两虚，既有气虚，又有阴虚，还有痰热内扰。脾为生痰之源，他的病根在脾，脾有湿热，脾不运化，津液聚而成痰，痰迷心窍，影响到胆。根据这个病机，心胆虚，痰热内扰，大家猜一猜，我会用什么方？不是经方，而是时方，也就是后世的方，时方是在经方的治疗大法上创立出来的方子。对，是温胆汤，温胆汤里面有二陈汤，有清热化痰的作用。为什么叫"温胆"呢？其实是通过化痰来恢复胆的生理功能，中正之官的职责。方中有凉药，也有温药，在清热的同时同用温药，所以叫"温胆汤"，古人起的这个方名是很含蓄的。这个病人有热，兼有精神症状，可以加一些潜镇的药，安神方面的药物分为养血安神和镇惊安神，对他来说可以用一些镇惊安神的药，比如龙骨、牡蛎、龙齿，还可以加菖蒲、远志，这些药都可以化痰开窍，既化痰又改变神志症状。他左脉弦，肝血不足，肝藏血，血舍魂，神、魂、魄、意、志都是五脏主管的，心为君主之官，虽然神志异常要补心，但是肝主魂的功能异常，就出现了夜不能寐，也会出现神志方面的改变。单纯治心是不行的，还要加一味芍药，四逆散里也用了芍药，就是用来柔肝。具体用量，二陈汤可以用常规量，陈皮10g左右；半夏可用姜半夏，没有姜半夏用清半夏也可以，半夏一般经炮制量可适当加大，可以用到15g；茯苓既可健脾又可化痰，也有宁心的作用，可用到20～30g；温胆汤里我们用枳壳，不用枳实，因为枳壳相对比较平和，可以用10g左右；竹茹10g；龙牡比较沉重，用生的，可用到20～30g；龙齿15g，菖蒲15～20g；远志5～10g，有一种观点说远志量大了会使人兴奋；芍药可赤白芍同用，因为他的舌质比较红，白芍偏于凉血，赤白芍同用偏于养血，各用到5～15g，根据病情适当加量减量。这个病人先不考虑补虚，根据舌脉及临床的症状表现，他还是有热，用补虚药会恋邪助热，所以还是考虑以治标为主。

主管医生：谈到这个病人，我想从我们年轻医生临床思路的角度问一个问题。这个病人有气喘、纳呆，有虚证的表现，同时他又有便秘、痰热这些实证的征象，我们在临床用药治这些复杂证候的时候，应该侧重于哪些方面呢？

吕教授：所谓复杂，"杂"就杂在病因病机，寒热虚实，往往理不出个头绪来，这个时候最忌讳盲目用药。这个病人是心胆两虚，但是他同样存在着气虚、阴虚的情况，但是他的虚象又不是绝对的，他既有虚，又有痰热，为什么我以清热化痰来治，而没有以补虚为主呢？这就涉及一个轻重缓急的问题，现在我们来给他安神，清热化痰，等他舌质不那么红，苔也没有那么黄的时候，再将清热化痰药减量，再慢慢去掉，然后再加大补虚扶正的力度，一切邪实的病证都可以遵循这个原则。但有时候又要兼顾，兼顾的时候要分清主次。仲景的许多方子都体现了这个特点，比如说大家比较熟悉的乌梅丸、泻心汤等，都是寒温并用的代表方。虽说仲景的方子主要以小方为主，但是大方也有，《金匮》虚劳病篇的薯蓣丸，有21味药，鳖甲煎丸也是20多味药，药味多而不乱，条理非常清晰，都是很有主次之分的。

主管医生：我想问一下有关引经药的问题，是不是组方的时候用引经药效果比较好呢？

吕教授：一般的方剂配伍都讲究君臣佐使，这是配方的基本原则，既要各方面兼顾，又要分清主次。关于药物的引经归经问题我是这么想的，古人肯定是通过大量的临床观察总结出来的，比如说一个药吃下去，病人的咳嗽缓解了，气喘减轻了，那么这味药肯定是归肺经；那个药用后病人气短就减轻了，那就考虑这个药跟补气是有很大关系的，具体是肺、脾还是肾，就要看他临床相应的症状；又比如说两胁胀痛，这是肝气不舒，吃了药好转了就是归肝经。这些都说明了药物归经是通过药效推理出来的，是药物集中在某一脏某一腑，疗效显著。这个病人我们主要以清热化痰为主，是因为痰热扰心，进而影响了胆的功能，痰热去了，病邪没有了，还需要引什么经啊？总体来说，我们不要把引经药想得太绝对，归到哪一条经去，是看它对该脏腑所产生的效果。

主管医生：有一个肺癌的患者，已经进行了放化疗，现在处于肺性脑病的阶段，出现了神志的改变，有时又出现昏睡状态，我们中医中药在这方面有什么特色和优势?

    吕教授: 我对这方面的病人治得比较少,缺乏经验,但要想看病准,疗效佳,还是要辨证论治,定性、定位,找准了虚实寒热,才能够更好的选方用药。

【编者谨按】

    病案一患者气喘,咽部不适,声音嘶哑,吕教授抓住患者气阴不足,因虚致瘀是其主要病机,主要治法确立为补益心肺,化痰利咽,拟方生脉散、桂枝甘草汤、瓜蒌薤白半夏汤加减。病案二患者夜寐差,时而出现幻觉,吕教授指出患者既心胆两虚,又痰热内扰,"胆者,中正之官,决断出焉",心胆病变,往往扰及神志,出现种种幻象,法应温胆安神,化痰通络,拟方温胆汤加减。温胆汤虽非出自仲圣之手,然其效专力宏,对于临床因痰邪所致诸多怪症等均有很好的效果。对于吕教授关于叶氏"温邪上受,首先犯肺"之见地,更提示我们读经典要从"无句读中品深义,细微之处见真知"。大道相通,何止是读书如此,大自然的许多道理均体现在这"无句读"之中啊!

黄熙教授查房实录

【查房实录】

主管医生： 这是个酒精性肝硬化的患者。

黄教授： 你好！

患者： 你好！

黄教授：（看结膜）……嗯，黄疸，哪里不舒服？

患者： 肝。

黄教授： 有多长时间了，怎么不舒服？

患者： 肝这里大了。

主管医生： 胀不胀？

患者： 胀。

黄教授： 多长时间了？

患者： 有几个月了，以前没这么大。

黄教授： 你把你所有的不舒服都讲出来，还有呢？吃饭怎么样？

患者： 吃饭很少。

黄教授： 食欲不好。厌油腻的东西吗？

患者： 不厌油腻。

黄教授： 口干吗？

患者： 干。

黄教授： 想喝凉水还是热水？

患者： 热水。

黄教授： 口苦不苦？

患者： 吃了药就苦，一般不会苦。

黄教授：肚子胀几个月了？

患者：5、6个月，以前没这么大。

黄教授：你平常饮不饮酒？

患者：喝酒。

黄教授：喝了多长时间了？

患者：几年了。

黄教授：有没有乙肝？

患者：没有，就是喝酒多。现在肚子胀得难受。

黄教授：B超，乙肝相关检查这些都正常吧？

主管医生：正常。他就是喝酒多，每次喝一、两斤（500~1000ml）。

黄教授：白酒？

主管医生：嗯，一般海南人这样喝酒的不多见啊！

黄教授：（望诊）……没有看到蜘蛛痣、肝掌。

主管医生：他刚进来的时候移动性浊音是阳性的，现在是阴性的。现在B超看还有少量腹水。

患者：脚麻麻的。

黄教授：脚不肿，两边都不肿。

主管医生：开始肿，经过治疗以后就不肿了。

黄教授：是用什么方法治疗的？

主管医生：中医以清热利湿退黄为治法，以茵陈蒿汤加减，西药口服普罗宁，促肝细胞生长素，维生素K1预防出血，呋塞米、螺内酯利尿……

黄教授：看看舌头……多大年龄？

患者：37岁。

黄教授：结婚了没有？

患者：结婚了。

黄教授：家人没有这方面的情况吧？

患者：没有。

主管医生：他目前主要是腹胀大，纳差，不过比刚来的时候好一些了，当时一点都不想吃。乏力感很明显，刚入院时查总胆有187（umol/L），直胆143（umol/L）。最近一次复查总胆有341（umol/L），直胆289

（umol/L）；B 超示肝实质弥漫性增粗，脾大，腹水，门静脉稍增宽，有14mm，没有看到很明显的梗阻灶；CT 提示肝弥漫性增大及肝硬化腹水．

黄教授：相关抗原怎么样？

主管医生：CA125 是高的，151（U/mL），CA199 是 175（ku/mL），也是偏高。

黄教授：嗯，西医方面你们判定他是一个酒精性肝硬化，另外中医是怎么辨证的？

主管医生：中医主要是湿热互结症。患者缘于酒精所伤，肝脾肾功能失调，气血水瘀滞腹中，气滞湿阻，水湿运化不畅，停滞于腹中及四肢，故见腹胀及四肢浮肿。

黄教授：湿热为主？

主管医生：嗯，湿热郁结中焦，发为黄疸。

黄教授：阳黄还是阴黄？

主管医生：辨的主要是阳黄。他的尿是黄如浓茶的。另外大便每天4~5次左右，量少，色微黄，没有黑便。

【名师精析】

黄教授：那我说说想法。我们过去主要搞的是胃肠病方面，脾虚方面研究比较少。但是我把我所了解的进展以及我对这个患者应该怎样处理说一说。我们经常进行团队查房，就是我和教授之间合作的查房。因为我们学科发展面临着很大的困境，说不定什么时候就会垮下去，所以我把重点放在了学科发展建设和 SCI 文章上，下一步我就重点抓临床疗效。临床也有很多的危险，但是我们已经尽可能地将这些危险化为最小。我们综合医院的中医科面临的困难比你们要难得多，因为我们收任何一个患者都会被西医挡住，他们先收了。但是现在情况变了，由于我们学科地位的提高，尤其硬指标 SCI 文章出来了，很多时候我们采取的路线就是和西医外科结合起来，对付西医内科，这条路是非常成功的。他们愿意跟你合作，愿意把他们西医内科的给比下去，当你的学习能力提高时，他们就愿意跟你合作，也愿意给你患者，因为外科不愿意压床，他愿意手术过后马上就把患者转到你那里去，这样就引来了一条很好的新路子。现在神经内科、外科是我们湘雅医院最强大的西医科室。

对于这个病人，因为我没有看病历，这么短的时间，我认为酒精性肝硬化这个诊断是正确的。我在听你们介绍病历的时候我脑子里面就活跃开了，我们那里的查房是综合性查房，什么意思呢？就是我们针对一两例的病人，把医疗、教学、科研和国家的大课题联合起来，一箭多雕，我们也是多个人查房，有技术员，有搞药学的，有搞医学的，这样拟出个方子以后，马上就对方子进行标准化处理，比如说你刚才提到的茵陈蒿汤，需要用怎样的比例，你帮我做成一个标准剂，同时我们还要注意用这个汤剂和颗粒制剂进行比较，专门有一个人负责这件事情。我又想到了当今的一些进展，现在关于肝硬化方面的研究，刘平教授是研究得最好了，他是上海中医药大学的副校长，他搞肝纤维化还是蛮厉害的，已经发表了一系列的文章，我一般查房的时候要提问他们对当前的进展了解得怎么样，都是前一天晚上亲自上网查进展的，现在非常方便，不用看书，上网看就可以了。这是国内的一些进展，国际上呢，是美国人做的，对我们有很大的威胁，发表文章的那个杂志叫 JOURNAL OF CLINICAL INVESTIGATION。我查房的特点肯定是要提到国际上最前沿的热点，这个杂志叫做临床调查杂志，影响因子 14 点几，能够在这个杂志发表一篇文章那是至高的荣誉。他们美国人在这方面对国际上产生了很大的影响，就是茵栀黄注射液，其实就是茵陈蒿汤。

我记得我当年搞临床时，我抢救了一个患者，发表了一篇文章，那是获集体三等功的，当时是个淤胆性肝炎的患者，我用茵栀黄治疗，效果很好。当时那个病人还有脑出血，他是长期用激素导致应激性胃溃疡，引发大出血，出血量有 9000 多毫升，我们也输了 1 万多毫升的血，我 4 天都没有合眼，天天玩命的守着他，我都准备放弃了，最后还是把他给救活了。当时部队觉得我们表现得非常好，他们很满意，给我们记功，部队就喜欢以功授奖嘛！今天我突然想起了那个病人。你们这里的茵栀黄是口服还是经脉给药？

主管医生： 有口服的，也有注射的。

黄教授： 也是茵栀黄注射液？

主管医生： 口服的是茵陈蒿汤，静脉注射的为舒肝宁，其实也是茵陈蒿汤，属于同一类的。

黄教授： 现在你们的疗效也比较好，是吧？

主管医生：现在稳定一点。

黄教授：如果我来管这个患者，我就要实行精细化管理，非常精细，就是除了医院电子病历以外，还要另外建立一个自己电脑里的病历，把国内外的最新进展和他的病情系统做对比。那我的思路就是茵栀黄静脉给药和口服都要用，然后观察、比较，看哪个疗效好，哪个吸收比较快，哪个指标改变得比较明显。有 7、8 例这样的病历以后，我们甚至可以做两三篇 SCI。我们就要做一件事情的同时有多个目标，然后根据病人的临床症状做成积分表格，这就和世界上最先进的医学理念结合在一起了。有积分才能够有比较，你说症状减轻了，但是没有一个客观的标准，所以我们就采用打分的方法，使得疗效量化。你们有没有给他抽腹水？

主管医生：现在还没有抽。

黄教授：像这种病人我们作血药浓度的研究可能频繁的抽血他不同意，抽一次、两次还可以，不过我们就通过他的小便来检测，或者是给他抽腹水，做一个体液血药浓度的对比，这样临床疗效更显得有说服力，也便于进行严格的追踪。如果是一个大课题，我们作这些工作就会起到事半功倍的效果，而且 SCI 论文可能就有突破了。我到湘雅以后，连续 3 年国家课题都评优，全省排名也是第一，因为我们发表了一些列 SCI 文章，别的我不用多说，我们这个指标是硬的，我 PPT 打出来后，大家一看就知道了。关于逍遥散加味的文章，3 篇 SCI，这在全世界都是独一无二的，你怎样评定就看着办吧！因为这是我们中管局的课题，我们做得很精细，我们把肝藏象研究的拼音都写到国际上著名的杂志上了，很多文章虽然也做了一些研究，但是根本就没有把肝藏象研究这个金字招牌标上去，甚至连基金课题资助都没有标上去，难免会给人一种敷衍的感觉。而我们对这种情况就会解决得很好。我们作临床药理研究，就会涉及几个学科，我把这门学科称为"转化医学"，TRANSLATIONAL MEDICINE，转化医学在国际上非常时髦，它也是对中医最强有力的支持。其实"转化医学"说白了就是要各个学科展开合作，我始终认为西医的研究是非常精细的，分科很多，而中医就有综合的作用，中医很多东西都涉及多学科的合作，原来我受批判，说什么东西都不专，什么都搞，现在看来前沿的东西就是要进行交叉学科的合作，提倡症与症相互之间的转化。我觉得国际前沿的进展是朝着对中医有利的方向走的。我理想中的病人就诊是什么情况呢？就是每个病人都有个私人医生，这是共产主义，因为现在没那么多医疗资源，10个人要10个医生，这肯定达不到。而我认为医学的最高境界就是辨证论治，这是医学发展的出路。我们在辨证论治的前提下，又可以坚持个体化的标准，就是除医学领域里疾病指标的正常值外，还要建立个人的正常值，把每个病人的情况都精确到极致，因为我们医学科研工作者最终的服务对象毕竟是病人。

【编者谨按】

中医国际化一直是中医人美好的愿望，如何才能将经方推向世界，使世人认识她，了解她，喜欢她，这是一个中医界普遍关注的问题。中医药科研这个领域自然为经方走向世界建立了一座桥梁，黄熙教授则是这座桥梁建设的总设计师。发表SCI文章是每一个医学人的至高荣誉，在中医界更是凤毛麟角，而黄熙教授确是这方面的佼佼者，辛勤的汗水和顽强的拼搏换回了他数篇SCI论文的荣誉。"973"课题组委员李德新教授曾经说过："做科研就要耐得住寂寞，既无名也无利。"黄熙教授正是凭借着18年仅回家2、3次的执着，享受孤独，潜龙勿用，最终飞龙在天。对此例酒精性肝硬化患者的查房，黄熙教授也是"三句话不离本行"，对肝硬化当今国内、国际的最新进展如数家珍，娓娓道来，并给临床医生如何发高水平的文章提供了宝贵的建议，最后不忘回归病人，因为"医学科研工作者最终的服务对象毕竟是病人"，这也给一些为了科研而科研的中医人开了一帖退热良药，中医四大经典的成书，又有哪一个是从实验室中得出来的呢？当今中医科研之路，望吾辈深思！

李赛美教授查房实录

病例 1

【病情介绍】

主管医生：吴某，女，64 岁，因"反复口渴多饮 18 年，20 天前加重，伴左足破溃"于 2010 年 10 月 20 日收入我科。患者 18 年前无明显诱因出现口干、口渴、乏力，伴多尿、多食、消瘦，血糖最高可达 23mmol/L，于当地医院诊断为 2 型糖尿病。给予二甲双胍等药物口服，未系统监测血糖。2009 年曾在我院住院治疗，诊断为"2 型糖尿病、糖尿病周围神经病变、糖尿病视网膜病变"。症状改善后出院，出院后自服消渴丸控制血糖，20 天前，患者口干口渴加重，左足破损，自行包扎，未予重视。后左足破溃逐渐加重，流脓血水，左足踝关节以下伴有腐臭味，后收治入院。入院可见：口干、口渴、乏力、多尿，头晕无头痛，周身皮肤瘙痒，起粟粒样红疮，左足底部破溃，流脓血水，有腐臭味，伴左足踝关节以下红肿，纳差，眠差，大便未解，小便偏黄，4～6 次/夜。

体格检查：体温 38.5℃，脉搏 99 次/分，呼吸和血压正常，心肺（-），左踝关节以下红肿疼痛，肤温高，左足底部可见一约 2cm×1cm×1cm 的皮损，流脓血水，分泌物恶臭，周围皮肤苍白。舌质暗，苔白腻，脉滑数。辅助检查：血常规：WBC19.6×109/L，N%：76.9%，RBC、HGB 是正常的，BS 24.4mmol/L，Na 123mmol/L，ALT 65U/L，心酶、肝功、肾功能、肌钙、血乳酸、凝血未见异常。

入院中医诊断：①消渴病 气阴两虚、痰瘀内阻证；②痈疽病 毒热壅盛。西医诊断：①2型糖尿病 糖尿病酮血症 糖尿病足部感染 糖尿病周围神经病变 糖尿病视网膜病变 ②低钠血症。治疗上，中医给予清热解毒活血化瘀治疗，汤药以五味消毒饮加减；西医给予降糖、抗感染和改善循环，营养神经，胰岛素降糖为主。体温波动在38℃～39℃，ALB波动在28～30g/L，X-ray：老年性心肺改变，左足未见异常。四肢血管彩超：足背动脉硬化，腘静脉、股静脉内回声改变，考虑高凝状态。曾经给予清创，足底最大8cm×5cm×5cm的窦道，可见肌腱；足底到脚趾处有4cm×4cm的窦道，给予生肌膏外敷。目前她的皮损面是8cm×3cm×1cm，足底还有一个小的窦道是2cm×2cm，抗生素已经使用2个月余。肝功能出现损害，肾功能基本正常，现在使用的抗生素是美罗培南。现在肉芽组织比较暗红，没有办法长齐整。

【查房实录】

主管医生：这个窦道非常深，原来两个窦道都是相通的，现在水也通不下去了。里面都已经堵上了。甲硝唑用了1个月，后来因为肝功能异常已停用。

李教授：痛不痛啊？

患者：痛。

李教授：有没有照X光片，伤到骨质没有？

主管医生：没有影响到骨头，还在筋膜。

李教授：现在窦道有分泌物吗？

主管医生：有，现在还能挤出分泌物，现在用聚维酮贴。

李教授：平时有没有湿敷？把药放在湿布上敷在那里，不要绑得太紧。有没有头晕？

患者：嗯，晚上睡不着，白天不想睡。

李教授：怕冷还是怕热？

患者：怕热。

李教授：胃口怎么样？

患者：胃口好。

李教授：大、小便怎么样？

患者：大便隔天1次或者2次，小便1夜2～3次。

李教授：小便什么颜色？

患者：黄色。

李教授：糖尿病多少年了？

患者：18 年了。

李教授：以前很胖吗？

患者：嗯，很胖。

李教授：有糖尿病家族史吗？

患者：我弟弟也有糖尿病。

李教授：看东西模糊吗？

患者：看远的没事，近的就有点模糊。

李教授：有没有脚抽筋？

患者：有时候有手脚抽筋，需要半个小时才能缓解过来。

李教授：看看舌头……舌偏暗，薄黄苔，看看脉……脉沉，尺脉弱。

李教授：她有没有贫血？

主管医生：没有。她有糖尿病视网膜病变。

李教授：既然她出现糖尿病视网膜病变，一定要注意查查尿蛋白，因为糖尿病的视网膜病变和糖尿病肾病是密切相关的。面色比较难看，显得有点苍白。

【名师精析】

这个病人窦道的长势情况不是很好，虽然表面上看上去很干洁，其实里面的脓还没有排干净，这个时候是不能用生肌膏收口的。她抗生素用了这么久也没有很好的疗效，看来确实是机体的正气不足，不能驱邪外出。这个窦道可以先请外科会诊，必要时请外科换药，做个示范，可能还要切开引流。中医方面，要按照消、托、补的原则，在早期的时候还是要以清热解毒利湿为法，在中期的时候要攻补兼施，到末期的时候，脓液清晰，没有异味，可以用阳和汤治疗，阳和汤的效果还是非常不错的。但是那是针对于后期的用法，现在还没到这个程度。我建议用小柴胡汤、理中汤、当归芍药散合方，从少阳、太阴论治，从调和气血、温补与通补结合入手，温阳补气，养血活血，健脾化痰、和解枢机。处方：柴胡 10g，黄芩 10g，生姜 10g，法半夏 15g，党参 30g，黄芪 60g，炙甘草 6g，大枣 10g，当归 15g，川芎 10g，茯苓 20g，泽泻 15g，白术 15g，干姜 10。先服 5 剂看看反应，关键在权衡攻补、寒热进退之间的关系。

病例 2

【查房实录】

李教授：皮肤科是如何诊断这个病？

主管医生：当地医院诊断是皮肌炎，打了个问号，还有日光性皮炎，给她开了一些外用药。

患者：我听说中医院好，所以我就来了，我之前跑过好多地方了，都没有效。

李教授：吃过什么药治疗呢？

主管医生：吃药也不是很规范，主要就是给点外搽的药物。

患者：我这 5 年来已经花了几十万啦！做了两次手术。

李教授：怎么花了那么多？

主管医生：她做了两次肠梗阻手术，第一次做完后引流管不顺畅，又做了第二次。现在还是皮肤瘙痒。

李教授：皮肤可见色素沉着，脱屑，色红，全身都是，抓得烂烂的。

患者：我以前皮肤很好的，现在就好像麻风病一样，感觉很不舒服，我之前 50 多年都没长过一个米疮，皮肤非常好。我之前身体很好，20 多年都不感冒。现在别人都说我长得很难看，像 80 岁的人。

李教授：你要是感冒就好了，毒就排出来了，得小感冒也不是什么坏事。身上这么多色素沉着，她凝血机制怎么样？

主管医生：凝血机制正常。肝功能不好，白蛋白偏低。

患者：我满头都是疮啊，一粒一粒的，非常痒。那些药一擦皮肤就变成了红色，现在脸像得了麻风一样。

李教授：她出汗吗？

主管医生：这两天喝了主任的中药就有点汗出，原来一直都没汗的。

李教授：你们摸摸她的膝盖，很冰凉啊。

患者：脚麻，就好像不是自己的一样，当时肿得像大象腿，现在不肿了。

主管医生：她是手术后血糖、血压都特别高，术前是不高的。

李教授：你是糖尿病在先还是皮肤痒在先？

患者：就这 2 年皮肤开始痒。

李教授：你以前查过肝功能吗？

患者：我手术前人很健康的，当时手术后卧床 28 天。

李教授：这几年有没有消瘦？

患者：有啊，体重掉了 20 多斤。

李教授：她胰岛功能怎么样？

主管医生：现在检验科还没有告诉我们。

李教授：有口干口苦吗？

患者：没有。

李教授：你有关节疼痛吗？

主管医生：她风湿四项都是正常的。

李教授：你经常觉得心慌吗？

患者：不会，就是有时恶心，人觉得累。

李教授：看看舌脉……舌体比较瘦小，苔是白腻的。脉还是细滑的脉象，右手寸关比较明显，尺脉就相对较弱。

李教授：大、小便怎么样？

患者：晚上的尿很多啊，一个晚上 5、6 次，颜色很黄，小便的时间比较长，要用力才能够挤得出来。

李教授：小便什么颜色？

患者：黄。

李教授：她血糖控制怎么样？

主管医生：她有个很大的问题就是依从性差，经常自己乱吃东西和停用胰岛素。

李教授：那我知道了，你的病很大一部分是因为自己造成的，你没有好好的遵守医生的医嘱，调整血糖花了很多冤枉钱。

患者：我还是相信中医，中医是最伟大的，西医治标不治本。

李教授：喝水喜欢喝温的还是凉的？

患者：都可以。

李教授：睡眠怎么样？

患者：睡不着，有很累的感觉，但是睡不着。

李教授：她这个皮肤是打吊针引起的？

主管医生：不是，她就是碰一下就这样。皮肤科会诊说是一个广泛性的体癣。

李教授：（面对患者）主任真是很关照你，特意让我来看看你，这种病也不是太严重，我们好好帮你研究一下。

【名师精析】

这个病人主要是皮肤痒，另外情志抑郁。很多糖尿病人皮肤痒都是看皮肤科，发现治疗没效之后才发现得了糖尿病，转到内分泌科治疗。所以糖尿病涉及人体方方面面，糖尿病医生相当于全科医生，这个病人虽然病在皮毛，这是脏腑功能失调的反应。另外我怀疑她的肝病，我曾经在传染科待了 8 年，我所主攻的方向就是肝病、甲亢和糖尿病。很多病人这三个病都有，那找我看就最方便。以前我们认为乙肝病毒是个嗜肝病毒，但是现在看来它可以影响到人的五脏六腑。有些人出现再生障碍性贫血和骨关节炎，其实就是由肝病引起的，把肝病治好了，这些病自然也就好了。所以我特别关注她的风湿指标，慢性肝病出现早期肝硬化的指标除了门脉的变化，还有就是肝纤三项和凝血机制。这个病人起码有两个病，慢性乙型活动性肝炎和糖尿病。糖尿病代谢指标和心脑血管检查均异常。我看看她的病历……从目前的指标来说，这个病人有甲减，很多老人家有抑郁症的都会存在甲减的情况。她病情相对复杂，复合病情较多。目前主要是皮肤瘙痒，从中医来讲，这个病人有肾虚的存在，小便数嘛！尺脉是沉迟的。她吃了主任的方以后手心有点汗，她之前是不怎么出汗的。我讲糖尿病六经辨证，皮肤瘙痒我将其归属于太阳病。我建议你们中药用点扶正的药，可以静脉用点参附针、香丹针等温阳益气、活血化瘀药。病毒性肝炎不要随便用温阳药，因为会引起转氨酶增高。但是寒湿发黄也是有阳虚的情况的。脸红，但脚冰凉，阳虚是肯定有的。我们应用的是和法，桂枝汤和柴胡剂都是和剂的代表方，调和营卫，调和枢机。我在临床上静脉用药不与汤剂思路重复。西药已经上了大量的抗生素，如果中药还用清热解毒的药，那就是雪上加霜。像这种类型的病人没有单纯的虚和单纯的实，都是寒热、虚实错杂的。我先把她的痒解决了，病人有了信心，我们下面就好治疗了。我们经方班的老师都是喜欢用经方的，我个人认为经方的疗效肯定要比一般内科方子的疗效好。现在太子参涨价太厉害，用党参又显得太燥，改用沙参吧。处方：柴胡10g，黄芩10g，法夏10g，生姜10g，大枣10g，炙甘草6g，沙参30g，生龙骨30g，生牡蛎30g，桂枝10g，白芍10g，乌梢蛇30g，紫苏叶10g，地龙10g，蝉衣10g，紫草30g，生地30g。习惯用经方的都惜药如金，我的方子虽然大了点，先试试疗效再调整。我个人认为生地甚至可以用到60g，这个病人就暂时讨论到这里。

病例 3

【查房实录】

患者：教授好，我的头疼得左眼睛流泪，非常厉害，帮我看看吧！

李教授：好的，你多大年龄了？

患者：58 岁。

李教授：头怎么个疼法？哪个位置疼？

患者：两侧疼，就像针扎的一样。说不定什么时候就疼起来了。

李教授：跟情绪有关吗？会不会一生气、着急就疼？

患者：不会，我性格很好的。

李教授：疼痛白天多一些？还是晚上多一些？

患者：不一定。我以前用治疗仪放在头上按摩，就会好一些，但是现在治疗仪也没有用了。

李教授：手脚麻痹吗？

患者：没有。

李教授：有口干、口苦吗？

患者：没有。

李教授：出汗多不多？

患者：没有汗，很怕风。

李教授：大、小便怎么样？

患者：大便不成形，很烂。

李教授：伸出舌头我看看……舌暗，舌体胖大，苔腻。疼多久了？

患者：2个月了，这两天特别厉害。

李教授：怕冷多还是怕热多？

患者：怕冷。

李教授：胃口怎么样，胃胀吗？

患者：不会，就是有点咳嗽，咳白痰，我含点生姜片就好了。

李教授：还有其他什么不舒服吗？

患者：皮肤痒。

李教授：好的，注意休息。

【名师精析】

这个病人一般状态还可以，皮肤瘙痒，两侧头痛，针刺样的头痛。人时常怕冷，有点咳嗽，咳嗽时含点姜就会好转，按照病人这个年岁，应该属于中医的肝肾不足。我觉得她肝脾肾都有问题，尤其是脾肾。她大便比较烂，人也怕冷，这些我都会考虑到脾肾的问题。另外要注意肝的问题，我主要是从年纪和患者忧伤的情绪来考虑。在致病因素上，我们需要把瘀血考虑进去。头疼和舌象都可以反映出瘀血，她说这两天疼痛发作的比较频繁，我考虑是最近天气变化所引起的。目前需要治标，把她的症状解决掉。这个病人是我们讲的小柴胡汤证嘛！我想也不典型，大便是烂的，应该还是有脾阳不足。我考虑她是胆热脾寒，我会考虑柴胡桂枝干姜汤。药走少阳，疏肝温脾还有养阴散结的作用，我觉得还要加些祛风的药，她刚才没有讲到明显的出汗症状，但她是怕风的。一个选择就是麻黄附子细辛汤，太少两感，肾阳不足兼有外感。开表不一定就是发汗，而且细辛取它通络、止痛的作用。先治标，我觉得以后治本重在调脾肾，那时可以用温胆汤和柴芍六君子来进行调理。现在来讲先用柴胡桂枝干姜汤合麻黄附子细辛汤加减，加入祛风活血的药物，如果痛得很厉害，我们也会用虫类药，如全虫、僵蚕等等。这个腻苔的问题，我们把温胆汤融到这个方子里面。头痛的原因是清阳不升，浊阴不降，再加上外邪侵扰所致。另外，这个病人有没有郁？我想还是有的。《伤寒论》中还有"往来寒热，休作有时"的描述，这个病的发作就好像柴胡证，这是一种正邪交争的表现，张仲景这句话是针对寒热的表现而言，很多教授则将其引申为动静和阴阳的问题。老年女性往往操劳较多，往往会出现厥阴头痛，如吴茱萸汤证等。但是这个病人的病位很清楚，是讲的两侧头痛。我看你们用药都差不多，但是我更多的是从伤寒的六经辨证来考虑，柴胡桂枝干姜汤是七味药，柴胡、黄芩调少阳，干姜、桂枝调脾阳，也起到平冲降逆的作用。生牡蛎可以，花粉我觉得没有必要，病人没有明显的阴伤。再就是麻黄附子细辛汤，用炙麻黄、熟附片、细辛；还要加上化痰的药，痰湿还是很重的，陈皮、法半夏、茯苓，这个方子稍微大点，我现在开方一般在 12～16 味之间，一般不超过 16 味。我觉得还是要强调经方和经方的合用，再加上全虫、白芷。这个病人考虑药走少阳，主要从这几个方面考虑，疼起来左眼流眼泪，我们讲的左升右降，左肝右肺，厥阴和少阳在经脉上是表里的关系。处方：柴胡10g，黄芩10g，干姜10g，桂枝10g，生牡蛎30g，炙甘草10g，炙麻黄10g，熟附片15g（先煎），细辛10g（先煎），陈皮10g，法半夏10g，茯苓20g，枳壳10g，全虫10g，赤芍30g，白芍30g。再加点葱，效法白通汤之义，像通窍活血汤一样。先开 3 剂，吃了以后再观察一下。以后还是要化湿，除了瘀，里面的湿还是很重，我认为这个病人还是一个痰湿体质，健脾胃可以杜绝生痰之源。可能最后还要从脾肾入手，如果这个病人能出点汗，相信她能够舒服点。

【编者谨按】

中医的发展离不开百家争鸣，一部经典的流传会使得诸医家见仁见智，"金元四大家"从不同角度立法，开拓了后世理解经方、运用经方的视野，法虽各异，殊途同归。医家中将经典中一方一法运用自如、予取予求者不乏其人，如"张熟地"、"祝附子"、"卢火神"……李赛美教授则是柴胡剂中的运用高手，而且灵活加减，善于变通之特点更是使得临床疗效效如桴鼓。仲圣拟柴胡汤，方后七加减拟在告诉世人用方当灵活多变，以柴胡、甘草为根，以不变应万变。三个病人，三张方剂，无不是以柴胡辈为底方，然其加减变化，对病例一之糖尿病足窦道案，旨在权衡攻补之利弊，柴胡剂本身不失为攻补兼施之良方妙药；对病例二之含有情志因素在内的周身瘙痒，柴胡剂则发挥了它疏肝解郁、调畅情志之作用，辅以祛风通络之品，方剂配伍，浑然天成；病例二之双侧头痛患者更妙，柴胡剂是针对少阳经之走行而应用，更佐温阳通络之药。三个病例同用柴胡，其医理、辨证却截然不同。可见医者用药未必要追求奇巧之品，以无人用者为能，倒是一个简单的方剂能用出深意，才是上工所为。正所谓守一则天清地宁，万物备矣。

下 篇

名 师 访 谈 篇

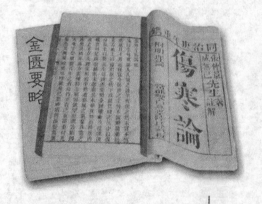

仝小林教授访谈实录

（李赛美教授访仝小林教授）

李教授：我们今年在海口主办第九期全国经方班，有幸请到了仝小林教授。仝教授是全国中医糖尿病的主任委员，现任中国中医科学院广安门医院的副院长，也是国家"973"项目组的首席科学家，同时又是我们伤寒学的博士，当今伤寒界杰出的代表，借此宝贵的时刻，我们请仝教授来谈谈他的心得。

仝教授：好的，也非常感谢您的邀请。

李教授：我们主办的经方班，在社会上反响强烈，很多新闻媒体都来报道、采访，记者也反映了目前老百姓对中医的一些看法，就是说中医这么古老、传统，而当今社会的发展趋势越来越现代，我们的经方包括时方怎样和现代社会去对接，怎样更好的服务临床，这是一个问题；还有现在临床上对于"伤寒学派"和"温病学派"划分得不是很清楚，很多学者提出了"寒温并用"的学术观点，我们也想听听仝教授您对这个问题是如何理解的，谢谢！

仝教授：时代在进步，社会在变化，疾病也随之发生了变化，尤其是几千年前没遇到的问题现在都出现了，疾病谱发生了变化。在古代人们的平均寿命是 34 岁，在新中国成立前也只不过 40 几岁，现在一下变为 70 几岁，随之而来的是老年病、慢性病的困扰，过去的糖尿病患者 10 几年就死掉了，现在注射胰岛素，生存个四五十年是不成问题的；还有就是代谢病，过去由于生活水平低下，代谢病多见于富人，而现在"富贵病"却成为全社会的病；另外就是心理性疾病，香港的自杀死亡已经成为死因的第一位，而古人是没有那么大的生活压力的；还有抗生素、激素的滥用，导致一些医源性或药源性的疾病，美国有研究证实医源性的死亡率已经占到其国家死亡率的第三位，这些情况显然都是过去不曾遇到的。现在交通的发达、信息的便利使得区域性的瘟疫可以一夜之间传遍全球，诸如 SARS、禽流感等，这些都是摆在我们面前亟待解决的问题。不同的时代塑造了它特有的医疗技术手段，经方以及后世的时方都是时代的产物，但它们并没有落伍，我们现在不论怎样组方，都难以达到经方的科学、严谨的程度，我们应该积极地创新应用经方，时方就是在经方的基础上发展而来的，并且也是经久不衰，时方有它历史的价值和现实的意义，是中医药学与时俱进思想的具体体现。处于当今时代，我们就要结合当今的疾病去继承和发扬经方，这样才能对得起祖先，对得起这个时代。

另外关于温病和伤寒学派的问题，我曾经治过很多流行性广、死亡率高的疾病。我从上个世纪 80 年代就跟着周仲瑛老师做流行性出血热的研究，涉及的原发病很多，诸如流脑、乙脑、病毒性肺炎、流行性腮腺炎、脑膜炎……包括 2003 年我治疗了 248 位 SARS 患者，通过这么多的治疗，我体会到伤寒和温病只是发病形式的不同，像我治 SARS 也用了一些温病的方子，但是它仍然不能叫温病，它的本质是瘟疫，就像吴又可《瘟疫论》里讲的"邪伏于膜原"，伏于膜原其实就是一个潜伏期，人体哪一条经虚弱，就往哪一条经传，或者是以那条经为首发。比如说香港的淘大花园疫区，发病是以胃肠道反应为主，表现为腹泻；广东大多表现为咽喉疼痛，这些多属于卫分起病；而在北京，患者多表现为伤寒起病。从瘟疫角度说，发于某经便为某经之证，伤寒起病多从六经起病，从太阳到阳明，到阳明之后与温病的气分殊途同归。当时治疗流行性出血热，北方以兰克信为代表，主打伤寒；南方以我的导师周仲瑛为代表，用温病学指导临床。但病到气分以后，从阳明经证到腑证，各种治法都差不多，只不过温病的伤阴比较迅速，应该积极救阴，而伤寒伤阳比较重，尤其是到后期脾胃受损，所以治疗上既有相同点，又有不同之处；但是早期仍需认真鉴别，到了阳明气分以后，则殊途同归，大体方向相同。

所以伤寒、温病是可以统一在一起的。温病到阳明气分时，用白虎汤可以；到腑实证的时候，可以用承气汤，吴鞠通根据仲景承气汤做了很多加减……我们见到很多感冒的患者出现肌肉酸痛，类似于伤寒的情况，同时还有一些胃肠道的反应，咽喉灼热疼痛的症状，这时候我们经常看他是以哪个证为主，如果以伤寒为主，我们就用伤寒方；如果以温病为重，我们就用银翘散之类的方剂；然后加藿香正气散之类的药物，效果非常好，经常一两付药就解决问题了。所以无论是伤寒辨证、温病辨证还是湿温辨证，它们都是有关联的，就看以哪一经发病为主。很多人把瘟疫病混同于温热病，这是非常错误的认识。有些瘟疫病的传变途径都是不一样的，不能一见到瘟疫就用温病方，有可能是寒性病。

李教授：是的，我们的理论关键是要指导临床。地域不同，治疗不同，就拿治疗 SARS 来说吧，北方的杨麦青教授就强调六经辨证，我们广州则是以温病教研室为主导，应用攻邪的方法，强调邪有出路。应用攻邪方法时，在气分阶段伤寒、温病确实有很多相同的地方。寒温并用也是我们邓老非常强调的理论之一。像现在临床很多复杂病、慢性病……都是一些寒热错杂，虚实夹杂，并不是一个单纯的寒或热。

仝教授，您博士期间的课题方向是流行性出血热，对这方面内容您是否有一些独到的见解呢？

仝教授：我们在做流行性出血热研究的时候，我就跟我们很多教授讨论过两个问题：一个是伤寒起病，另一个是伤寒剂量。关于伤寒起病，我看到很多流行性出血热的患者出现膀胱蓄水，膀胱蓄血，这在一般疾病中是见不到的。流行性出血热在早期的时候就是典型的伤寒——头痛，身痛，腰痛，骨节疼痛，脉浮紧，或者是桂枝汤证，或是柴胡桂枝汤证。但持续时间非常短，继而传入阳明或进入太阳病变证阶段，或者进入少阳，正如《内经》讲的"一日一传"，绝不是虚话，传变速度非常快。流行性出血热最大的特点就是肾综合征出血热，患者由于膀胱蓄血，我们常看到病人尿出血性的尿膜，大量的尿膜堵在膀胱口上，病人尿不出来，继而出现急性肾衰，这种情况下，其人如狂，很像膀胱蓄血证，那真是"血自下，下者愈"。有些七八十岁的老年人，因为他们本身阴分不足，一旦发烧三四天，马上就出现舌蜷萎缩，吐都吐不出来，舌头像带芒刺一样，舌质干红，出现急性肾衰，下肢水肿。这是典型的猪苓汤证，阴虚水热互结，再往后就是休克期几期重叠，尤其在休克早期出现热盛厥盛，胸腹热，甚至是滚烫的，而四肢是冰凉的，这就进入了四逆散证的范畴。最后病人血压下降，胸腹、周身冰冷，就出现了四逆汤、通脉四逆汤、通脉四逆加猪胆汁汤证，所以说"一日一经"。但是"一日"并不是那么绝对，总之是非常快，从太阳病很快走向死亡。病人有时还会出现急性肠梗阻，最后到衰竭状态。伤寒在东汉末年就是一场大瘟疫，这不是一般意义上的伤风、感冒，或者重症流感，都不是。最原始的伤寒针对的就是一种病，后世医家把范围扩大到一切外感疾病，很多温病学家又发展了伤寒。东汉末年这种病连续发了 10 年，到冬季就暴发，老百姓泛指这种病为"伤寒"，仲景的序中写道："余宗族素多，向余二百，建安纪年以来，犹未十稔，其死亡者，三分有二，伤寒十居其七。"讲得很清楚，是一种病，不是一大堆病。迄今为止，我还没有发现哪一个病能如此典型地演绎六经辨证的全过程，所以流行性出血热特别像那时的伤寒。

周老师领导的课题组成立之后，我们做了 1400 多例流行性出血热的研究，用清瘟败毒饮，实际上这个方子就是伤寒温病的合方，到后期跟温病的情况基本上是一致的，温病是对伤寒最好的继承和发展。另外很多病人都会出现桃核承气汤证和猪苓汤证，这是在其他疾病中很少见到的证候，对于流行性出血热的病人却有很多。我印象很深的是一个 32 岁的病人，他发狂到什么程度，躺在那个地方，6 个人按着他，他一下把 6 个人打到旁边去，目直骂詈，不识亲疏，真是"其人如狂"！西医诊断是脑水肿、脑功能衰竭、呼吸衰竭、肾衰、胃肠道功能衰竭、大面积的脑出血，各种变证都出来了。太阳病篇变证最多，有些流行性出血热的患者一开始发烧，但是肾功也开始衰竭了，这是有渗综合征出血热，后来烧没有退，还休克了，问题复杂，演变迅速。我觉得这个病（流行性出血热）还是蛮有研究价值的。

李教授： 仝教授一路上师从名师，硕士导师是李济仁，博士生导师是周仲瑛，他们都是国医大师，名师出高徒，所以仝教授真的是名不虚传。据我所知，您是国家刚刚恢复高考，1977 年，第一批中医院校的学生，从学士、硕士、博士再到临床，可以说是中医院校中的佼佼者。现在对于培养中医的模式，有着很多争论，比如说家传、师带徒、院校培养等等，仝教授对这方面有什么看法？

仝教授： 我觉得院校教育是一个非常重要的环节，学生可以从不同的老师那里汲取营养，而单纯的师承可能只是掌握一个老师的经验，知识很专，但是知识面窄。现在院校教育从西医的解剖、病理、诊断到中医的基础、诊断，再到经典的学习运用，可以说知识面相对扩展了。但是我觉得还不够，还应该深入学习中国的传统文化，比如说儒释道的理论等，打好这些基础以后，接下来就需要一个好的指导老师，还有就是自身也要有很高的悟性，这个非常重要。老师只能给你一个方法，不可能去手把手地交。

我的博士生导师周仲瑛教授给我的影响特别深，他治病的特点就是很擅长从大量临床病例中提炼出共同的病机，比如说流行性出血热，他总结出病机为热毒、水毒、血毒，三毒互结，并且应用猪苓汤、桃核承气汤等等，都取得了非常好的效果。其实不仅仅是流行性出血热，其他疾病也是，只要能总结出主病机，在治疗上就有很大的捷径可循，也是对中医理论的一次升华。比如说我们治疗糖尿病，糖尿病人很多都很肥胖，那么我们如何去抽提糖尿病的主病机呢？最后我们找到了《黄帝内经》里的一句话，"中满内热"，既然"中满"，我们就要开郁消满，既然"内热"，我们就要清除内热。可见"中满内热"的病机对糖尿病的治疗起到了主导的作用。但是我们现在提到的"消渴"已不是古人所说的"消渴"，名同而义异。古人所谓的"消渴"只是我们糖尿病的一个阶段，古人只是单纯依据"三多一少"的症状作出诊断，而这时往往是糖尿病的中晚期，而我们依靠血糖测定，大大提前了糖尿病的诊断。古人并没有认识到那些肥肥胖胖的人有病，现代医学也是从上世纪 90 年代始认识到肥胖是一种病，现代得到了公认。如何从复杂的疾病表现中总结出共有的病机，并将其升华为一个重要的理论，是我从周老师那里学到的精华。另外李济仁老师也是国医大师，他是新安学派 14 代传人"张一帖"的入门女婿。"张一帖"，顾名思义，就是他看病一帖药就好，其实主要是针对急危重症，还有传染病。我们跟这些老师学的时候，主要是学他们的思路方法，而不是一两个方或一两味药。我在读大学的时候，遇到的第一个老师是曾经给末代皇帝溥仪治过病的陈玉峰教授。陈玉峰老师是长春中医学院知名专家，记得当年我在图书馆借书，遇到这位老先生，看到我正拿着本《药性歌赋四百味》，他就对我说："你把书翻到《濒湖脉学》那一页。"我翻到之后，他把 28 部脉从头背到尾，而且没有错误、没有停顿。他接着又让我翻到《经络歌》，又是从头背到尾，包括十四经络和奇经八脉，非常流利。我当时很羡慕，也树立起了学好中医的信心，更重要的是他给了我一种境界，使我知道一个中医人应该做到什么样。我从本科到硕士、博士，每个寒暑假都去拜访他。有一个病例我记得很清楚，那是一个领导干部，头痛欲裂，眼球外凸，到协和医院检查，头颅 CT 正常，甲亢指标正常，各项检查基本没什么异常。西医没什么好办法，就找到陈老，陈老当时摸摸脉说："有滑精吗?"患者说"是啊，有。""吃知柏地黄丸吧!"陈老也没有开方，结果一星期以后，完完全全好了。老先生的表现就给你一种境界。我很庆幸一开始就能跟着陈老这样的名医学习，当然他现在已经去世了，如果活着也应该有100好几了。还有我们内科任继学老，功力深厚，疗效显著，都有这种中医大家的境界。我们就是要朝这种境界努力，向高峰攀登。这就跟打篮球一样，你一开始就跟乔丹学，那水平肯定和县级队不一样。

院校教育这里，我建议可以增加一些临床专题讲座，找一些临床经验丰富的专家教授对学生书本知识进行系统梳理，将理论知识很好地糅合到临床实践中去，这是对课堂学习的补充和伸展。比如说对糖尿病的治疗，其病机为瘀、热、虚、损，结合病例分析，把伤寒方子活灵活现地展现在学生面前，要比让学生看几遍教材生动得多，学生也易于理解。这样启发了学生，使他们知道如何运用，使得糖尿病一个病就把若干个方子串了起来，这样教学可能会起到事半功倍的效果。

李教授：仝教授讲得很好，我听得都入迷了。作为院校教学的老师，一定要有真才实学，这样才能把学生引入中医的殿堂。郝万山教授也曾经讲过，要师从"明师"，是明白的老师，未必是有名气的老师，只要有一技之长，都可以成为大家的老师。今天听了仝教授的讲解，我感觉茅塞顿开，醍醐灌顶，我对伤寒学说又有了新的解读。通过与仝教授的交流，他扎实的中医功底可见一斑，也希望仝教授以后能把更精彩的见解与大家分享，谢谢仝教授!

黄熙教授访谈实录

主持人：黄熙教授是中南大学湘雅医院的教授，在中医的临床科研方面硕果累累，我们今天就关于中医的发展、经方的治疗方面等几个问题请教一下黄熙教授，您在治疗疾病方面有哪些专病是比较擅长的？

黄教授：我比较擅长用的方剂是逍遥散加味，就是在加味逍遥散的基础上重用枳壳和厚朴，这是我用方的特点，另外我还加了一味芦根，这个是我们的特色。枳壳我可以用到40g，厚朴也用到40g。对枳壳的研究有一个小小的插曲，有一次我临床实习的时候，一个带教老师讲了很多关于枳壳的现代研究，这激发了我的兴趣，这也是我一生受益的，我们课题组最兴奋的一点也是来源于枳壳，我觉得这个很有意思。

主持人：现在您科研方面也做方剂方面的研究？

黄教授：我们科研最显著的特点就是全部是汤剂。我们发表中医 SCI 的文章几乎全部是汤剂的。汤剂的底蕴非常深厚，它蕴含着重要的中医药思想。我们知道，理法方药是方剂学非常重要的环节，辨证论治的一个重要方面就是方剂。中医里的很多证都是起源于药的，古人有一句话叫做"人之所苦谓之病！"古人没有现代疾病的概念，他们会感觉到怕冷，怕热，疼痛……这个时候就会尝试着吃很多药。神农尝百草，"一日而遇七十毒"，他吃了100种药，发现有的药吃了以后怕冷的感觉减轻，我们就可以理解为这是热药，可以治疗寒证；同样可以治疗热病的就是寒药，可以缓解疼痛的就是止痛药……也都是这样形成的。所以我认为以药测证，方证对应是我们在实践中形成的观点。

主持人：您认为我们中医在治疗危重病方面有没有优势？

黄教授：中医可以治急症，这是我们课题组长期研究的最大体会和收获。我们课题组对当今国内外关于草药、方剂的观点进行了研究，认为方剂的优势就是在于调整，但是在治疗急危重症方面中医也是有对抗作用的。有一种观点认为中医是强调调整，西医强调对抗。我们不同意！我们中医小剂量是调整，大剂量是对抗。我们课题组的创新点就在于应用大剂量中药于急危重症，取得显著疗效。我们已经发表了 10 多篇 SCI 文章，这些都是一次性给药引来金指标的改变。同时我们做的机理研究也形成了我们的特点，就是当剂量用上去的时候确实有明显的疗效。我们认为现在的实践还不够，当你的思路改变了，研究方法改变的时候，中药的急性疗效也就显现出来了。我们研究的例子很多，比如冠心Ⅱ号方，还有对枳壳的研究，这些都跟我们《伤寒论》的关系很密切，"见肝之病，知肝传脾"，我们就是得益于经方的这样一个理论，就形成了所谓的逍遥散加味、冠心Ⅱ号、枳壳……一次用药就有疗效，我们已经有很多例子说明这点，而且都有很好的证据。

主持人：也有一些专家，就像早上仝小林教授的讲座，他讲经方和用药的药量，他也是在研究中提出来，在低剂量的时候是安慰剂的作用，在高剂量的时候就是很明显的一个作用，不知道您在研究中有没有这种类似的关于经方药量的研究成果？

黄教授：根据我所掌握的信息和国内外的进展，这种剂量的研究要看你实验设计怎么样，我看过日本学者的研究，日本人就是在我们的冠心Ⅱ号的基础上变通了一下，有两个药不一样，其余四个药完全相同，他们的剂量非常小，但是疗效做出来却很好。相反我们国内冠心Ⅱ号，慢性疗效剂量是比较大的，我们后来研究发现国际上 SCI 的文章，都是一次用药有明显疗效，多次用药也有明显疗效，就看你临床怎么界定。临床的剂量发上来的疗效有两种情况，一种是根据汤剂，比如说冠心Ⅱ号用 90g，根据他计算的剂量；还有一个说法是根据中成药推荐的剂量去长期给药，我们发现日本学者的剂量很小，也有很好的疗效，就看你用什么指标，你用一些反应比较灵敏的指标同样有很好的疗效，这些东西不能轻易地下结论。这个"有效"还是"无效"只能说是在你的实验条件下用的什么指标，也许你的低剂量是没有疗效的，但是并不能说明你用一些好的、公认的指标同样没有疗效，只有非常严谨的设计一些好的思路方案得出来的结果才可信，很多证候就是这样子的。

主持人：在现在的研究中，很多中药复方都有双向调节作用，这些作用的物质基础是怎么体现的？

黄教授：就我了解的"双向调节"就有几种概念：一种是高了我把它调低，低了我把它调高；还有一个非常有意义的作用，其实早就有学者提出来叫做"适应原作用"，当你正常的时候对你没效，当你有病的时候对你有效。我们最近研究的结果就十分令人振奋，你比方说川芎这个药，就是单个的药，你看柴胡疏肝散里面，川芎是起了很重要的作用的，你比方阿魏酸，我们就发现正常的时候它对胃肠动力的作用没效，当你胃肠动力低下的时候就有效，那这就太好了。你正常的时候对你没有干预作用，低下的时候对你有促进作用，这就是一个很好的表示，我们在这方面做的比较典型例子就这些。还有一个很有意义的情况，它是通过不同的成分来扮演不同的角色，这方面十分令人着迷。比方说柴胡疏肝散治疗抑郁症，长期的抑郁症会引起血管收缩，引发动脉粥样硬化，动脉粥样硬化其中一个结果就是高血压，有些患者表现为低血压，那么中药就十分令人赞叹，比方阿魏酸就是舒张血管的，显然它有利于血压降低，对血压升高那一型的，它舒张血管，阻力降低，有利于降低血压。

当然关于枳壳方面我们还没进一步做更深入的研究，它收缩平滑肌，也许能够升高血压。因为我们发现枳壳的一个新成分能够促进胃肠动力，它能够刺激平滑肌收缩，当然这方面尚缺乏证据，也可能是促进血管的收缩，如果促进血管收缩就能够升血压，这样它就能够根据不同的情况扮演不同的角色。同时枳壳里面的成分很怪，它影响胃肠动力的成分主要有5个，有些是增强胃肠动力，个别的是抑制胃肠动力，这可能就是在不同的情况发挥不同的作用，这可能与药物的配伍有关系，如果是血压低的病人，或是胃肠动力低下的病人，那么枳壳在促进胃肠动力、提升血压这方面可能应用得就会多一些，我觉得这些都是有充分的科学依据的，我想这应该是比较简练的回答。

主持人：人在生病的时候，是不是机体的某种受体起了作用？

黄教授：根据我所了解的情况来说，疾病的状态不同，机体的反应也是不一样的，这是肯定的。我们最近研究的也是强迫抑郁模型，是全世界很有名的经典抑郁症模型，现在国内外学者都在研究抑郁症的指标，还没有人研究其胃肠动力的功能。我们在研究的时候发现，在正常动物，它的胃肠动力是正常的，但是如果游泳以后，导致应激状态不一样，胃肠动力低下，这很类似于人在受到应激时情绪受到影响的情况，这个时候胃肠动力是低下的，他的病理生理状态是不一样的，它的反应也是不一样的。当然最后都要结合到受体里面去，所谓的受体药理学机制，这是肯定的。这里有一些物质和这些很经典的血管或者是胃肠道平滑肌有关，比如五羟色胺、去甲肾上腺素……还有我认为药物代谢酶也起到了很大的作用。除了受体，这个药物代谢酶不同，其效果也不同，这就涉及了遗传药理学的机制，当然也和受体药理学有关系。

主持人：黄教授您一直在西医院从事中医的科研工作，您对中西医结合怎么看，或是有什么独到的见解？

黄教授：我的职业生涯，从1982年算起来到现在，28年，我感觉经历了一个波折，首先我对中医产生感情是在1990、1991年左右，那个时候我研究生毕业，留在第四军医大学工作，当时我观察了100多例胃脘痛的患者，他们很多是陕西的农民，很贫困的，他们把家里的积蓄都拿出来看病，很多开始的时候看西医，那时候西医科就给你做胃镜，没得说的，很依赖于仪器。很多病人查出来就是一个慢性浅表性胃炎，对于胃镜病理结果不是很重的患者，医生就说："没事，回家养一养就可以了。"病人就会说："我口干、口苦、肚子胀得很不舒服，很难受，而医生却说我没病。"西医经常是对一个疾病，中医经常是在治病的同时治人，我很同意中医这种观念——人性化。"人之所苦谓之病"，这是一个非常先进的理念！在我读大学的那个年代，中医的理念饱受攻击，他们认为对病人是否有效的评判就是看指标，拿不出客观指标，那就是没有效。但是现代医学在这10几年来观念完全变了，已经转为生物－心理－社会医学模式，可以说中医有着非常先进的治疗学思想和关于疾病的整体认识，这是非常先进的。但是西医也有它的长处，它善于批判，善于扬弃，它觉得你不好就要批评你，它觉得自己不好它也批评自己，抨击自己，把你的好处拿来为我所用。大家看看现在西医已经把改善生活质量这样的观念提出来了，这实际上就是对改善症状非常好的一个诠释，是很有效的。我就发现，用逍遥散加味以后，很多病人的疗效就好转，实际上很多就是一些功能性消化不良，西药相对来说没有很好的疗效，中药治疗效果很好。这就对西医的治疗学思想有很大的帮助。我感觉在很多病方面，现代医学对于疾病的机理研究得比较深入，包括细胞学机制、病理生理学机制，但是在治疗学机理上，我认为是非常愚蠢的，这我可以说很多例子……

我的经历是搞心血管、胃肠道疾病，后来到湘雅来搞抑郁症，还有在华西搞的重症胰腺炎，就是这四个病，可以说研究的比较深入了。我发现现代医学在这些病里面，都存在着很大的偏差和不妥的地方，甚至是一些重大的失误。比方说冠心病搞了很长时间，我们的课题搞冠心病，研究用中药保护心脏，发表了 SCI 文章两三篇，完全是方剂，像冠心Ⅱ号这些。冠心病大家都知道，在国际上很时髦的有几大经典的假说和理论，第一个就是缺血性冠心病，这是公认的，是由于心肌的冠脉供血和输血的失衡产生的，其本质是因为心肌细胞的凋亡，因缺血缺氧引起的凋亡，这是大家公认的准则；还有动脉粥样硬化性心脏病，还有其他经典的理论，这些都是大家公认的标准，是因为心肌的供血不够。但是我们在研究出来以后，往国际上著名的杂志上投稿，这些杂志社就经常提出来，他说你应该再拿一个阳性药，但是我们就发现单纯找一个口服给药的阳性药几乎找不出来，那么在中药里面我们研究出来，我们首先证明口服了冠心Ⅱ号，在人、在动物身上的一次性给药能够增加冠脉血流量，还能够增加缺血心肌的血流量，并不会产生倒血的情况。

心脏病是研究非常成熟的疾病，因为心脏病是人类头号杀手，它的研究非常成熟，投入了很多经费去研究，但是我十分感慨的是居然连一个增加冠脉血流量、增加心肌血量的口服药都找不出来。你比方说硝酸酯类的药，硝酸甘油在舌下含药的时候，它是降低了心肌耗氧量，它的机制并不是明显增加心肌血流量，这方面文献找不出来。那么中药里面就有现成的，我们利用一个新技术，用彩色多普勒的方法查人体的冠脉血流量，另外我们还用荧光微球的方法测定心肌缺血的缺血量，最后证明冠心Ⅱ号、丹参、川芎、红花口服给药都能明显的增加血流量。西医经过漫长的时间，花费多达几十亿美元，居然连一个增加冠脉血流量、增加心肌血量的口服药都找不出来。所以现代医学的治学思想完全可以借鉴我们古人的聪明思路和方法。这是第一个例子。

第二个例子，关于抑郁症。大家知道抑郁症是很可怕的，也将是2020年人类第二号自残的杀手。关于西医学对抑郁症的治疗，我认为西医这方面是愚蠢的，为什么呢？抑郁症和现代很多疾病相互作用，产生了共病，就是抑郁症同时伴有其他疾病，其他疾病也易引起抑郁症。比如最常见的是抑郁症引起消化不良、肠易激综合征，抑郁引起血管性疾病；还有胃肠道疾病引起抑郁症，血管性疾病引起抑郁……它往往是两种或多种疾病共病，还有生殖、心血管方面的疾病也是一样。但是现代研究抑郁症的机制更多集中在颅内，虽然它有神经－内分泌－免疫网络整体观念，但是现代医学从骨子里面就没有建立起整体观念来，不像中医从头到脚，从骨髓到表面，它的本质就是整体观念，这样的认识聪明得多。我接触到中医学理论后激动得不得了，当时在大学学什么"肝藏血"，"主疏泄"，那几乎没什么感觉，觉得很平淡，没有很深的体会。但是我现在回过头来一看，发现"肝藏血"，"主疏泄"几乎可以对抑郁症共病所有的现象自圆其说。当然肝藏血也有一个问题，就是说它没有能够用一个现代的说法说明肝藏血、主疏泄，比方"主疏泄"包括协调情绪、协调生殖、协调消化……这么复杂的一个理论，包括几十种、几百种疾病，没有一个现代的解释能够说明白。我们从本质上发现它是一个脑平滑肌轴，脑平滑肌轴这样一个假说是我们最近提出来的，可以解释抑郁症共病，可以圆满解释"肝藏血，主疏泄"的方方面面，这个观点完全是我从这四种疾病的工作经历中体会出来的，也完全是从"肝藏血，主疏泄"的伟大理论中得出来的，我们由衷地佩服"肝藏血，主疏泄"的观点，真是太聪明了。我们提出所谓的脑平滑肌轴这样一个假说，不算什么，古人早就提出来了，我们只是用现代的一个名词术语来诠释古代的理论。不过我们可以用这个假说来反映生物学机制的共性，诠释一些未知的现象。如果有一些人不服气，说你提出这种假说，我可以提出别的。错了！因为中医的疏肝理气药存在了几千年，比方柴胡疏肝散既能够促进胃肠动力，还能够改善生殖，而且我们找到了证据，在海马区、在胃肠道都能够查到柴胡疏肝散口服以后的吸收成分，这是有同步的作用。如果说提高水平来阐明它的本质，我们认为就能够突破现代抗抑郁治疗学的瓶颈，能大大改写抑郁症的发病机制。这方面的发展空间是无限的，可以对世界抑郁症引起的疾病做出中医独特的贡献，我是这样一个观点。

我是华西医院第一个拿柴芩承气汤治疗重症急性胰腺炎的人，治疗效果好得很！阳明腑实证的重症胰腺炎，美国、欧洲的病死率是25%，而我们的柴芩承气汤的病死率是10.47%左右，数据我记得不是很准了，他们胃肠外科重症急性胰腺炎组在研究生答辩的时候，请我去做评审，我发现他们对胃肠动力的重视远远不够，同时他还缺乏一个定量的机制，他的那些指标和疾病的轻重程度是不一致的，他的炎性因子都不一样，这是很糟糕的，你没有一个生物标记物来反映疾病的程度，这怎么研究下去啊？可是我们觉得有希望的一个候选指标，一个所谓的明星指标就是胃肠动力，同时展示了一个很重要的指标就是促进它的胃肠动力。

我们前面提到的脑平滑肌轴，你要证明你是对的就要拿出证据来。我们发现川芎和枳壳里面的成分可以同时作用于三个靶点，我把脑平滑肌轴概括为三个靶点：第一个就是海马，情绪脑区；第二个就是所谓的胃肠道平滑肌；还有一个是血管平滑肌，概括起来就涉及这三个方面。我们惊讶地发现阿魏酸能同时作用于这三个靶点，这就是铁的证据，证明中医的"肝藏血，主疏泄"理论是正确的。西医几十年、几百年没发现这样一个药物，像百忧解，它就是单纯对脑这个靶点，在抗抑郁同时引起非常严重的毒副作用，要被迫停药。还有目前很时髦的双环类抗抑郁药，是颅内三个神经递质抑制剂：五羟色胺、去甲肾上腺素、多巴胺，这个药效果是好，但是会引起非常严重的心脑毒副作用，而且这些药在抗抑郁的同时并没有促进胃肠动力作用。但是令人惊奇的是柴胡疏肝散却能够同时作用于这三个靶点。我们已经提供了两个靶点，能够抗抑郁，能够促进胃肠动力，我们现在证明阿魏酸舒张血管机制。同时我们也证明阿魏酸对心脏血液的重新分布，对脏器血液的重新分布，这就是调节血量的作用，就是肝藏血的理论。只要我们提供了现代的诠释，现代的研究证明古人真是太聪明了！我就非常感慨古人的理论和实践。经典的西医理论最开始发源于什么？从鸦片里面提取吗啡，大概 1807 年德国的一个植物学家、化学家，也是药理学家，他这三方面都会，他从鸦片里面提取吗啡，从此诞生了一个所谓的经典理论，叫做"单靶点理论"。在对付传染病的时候是有效的，现在看来落伍了，对一些复杂性的疾病是非常不适合的。现在国际上一些最前沿的学术思想，比如 NATURE、SCIENCE，已经认为单靶点不行了，提出多靶点的观点是非常有用的。那么多靶点目前国际上还没有上升至多成分的角度，我看到国际上只有一篇文章发表阐述这个问题，这样一个前沿的思想非常吻合中国方剂的治疗学思想，但他们还过渡不到这样一个层次来，还达不到这样一个境界，我认为中医早就达到这个境界了。所以我来讲这个课是推去了很多学术安排的，我觉得我对经方、对《伤寒论》的一些理论有深刻的体会，尝到了很多甜头，我是带着顶礼膜拜的思想来参加这个会议的，我就是通过一系列的思想和实践来做基础研究的。

主持人：关于抑郁症的研究，您找到了一个最有利的证据？

黄教授：对，它同时作用于这三个靶点，任何西药不管你搞抑郁症多么厉害，我们可以面对面的探讨这个问题，你找不出一个西药能同时作用于这三个靶点，可是中药早就存在了，运用了几千年。只是说目前由于中药研究非常复杂，它在国际上被称为一个"复杂体系"，西药是单一的体系，中药研究起来复杂得多。但是我们有一整套非常严谨的方法来解决它的问题，来阐明它的机制，目前有足够的思维方法来解决这样一个复杂体系，没有问题。

主持人：您在这么多受体中怎么找到这三个受体具备最明显的作用？

黄教授：这个问题提得好，提到点子上了！我们就是这样一个思路，我们称作 BAP，BAP 刚刚在去年国际上第一次发表这篇文章，其中 BAP 这个词汇是在全世界几万个英文单词里边唯一使用的，叫做"生物方剂分析药理学"，简称为 BAP。实际上这个 BAP 我们可以概括为吸收成分以母方疗效为研究模式，我们是这样定义的。在方剂吸收体内成分的指导下，研究吸收成分与母方疗效的对比，以中药方剂在化学药理临床上很好的积累为前提，我们用 BAP 的策略，大概三五年就可以阐明一个方剂的作用机理，阐明它的几个靶点。比如一个方剂有几个草药组成，原则上一个草药大概含有 100 种成分，如果说 5 个草药含有 500 种成分，那么你研究这 500 种成分相互作用，简直比天文数字还要复杂，但是我们有一个比较聪明的方法，因为方剂吸收体内的成分数目是有限的，这是第一点。第二点，方剂起作用必然是由于吸收于体内的成分起作用。第三点，我们只关心吸收于体内的成分，没吸收的成分我们不关心，在这样一个思路的指导下，就能解决这个问题。首先我们测定在研究一个方剂确切疗效的同时，看哪几个成分吸收于体内了，我们就发现有五种主要成分吸收于体内了，我们分别说一、二、三、四、五，五个成分。我们就看这五个成分合在一起和母方的关系、疗效是不是相等的或者相似的。在相等情况下，我们再把这五个成分一个一个去看，看和母方疗效的对比，如果发现其中一种成分疗效是一样的，那其他四种成分我们就不研究了，就可以下结论。我们研究发现有三种成分有效，但是和五种成分相比，疗效要减弱一些，有两种成分一点疗效也没有，然后把这三种成分合在一起，然后疗效又完全一致，那两种成分怎么组合都是无效的，这三种里面任何两种成分都没有三种成分那么好，而且这几种成分都是被吸收于体内的成分。我们用三五年的时间就解决了，当然我们摸索这样一个思路花了将近20几年的时间，获得了大概一二十项国家自然科技基金的资助，得出这样一个结论。方剂究竟是哪几种成分作用于几个受体，这些基因作用与器官作用于细胞就是方剂作用机理的问题，方剂体内药效物质的问题。国际上有人认为这个领域碰都不要碰，一个美国教授和一个中国珠海的教授一起在 JCB 还是 JCA 发表过一篇文章，还说这样一个问题非常困难，EXTREMELY DIFFICULT，研究起来会令人恐怖，说本世纪碰都不要去碰它。我们不同意，我们认为三五年内就可以解决。因为解决了这个问题，就能够解决中药很多复杂的问题，比方中医君臣佐使的关系问题，我们承认中医临床经验的问题，这些都能够自圆其说的，承认相互支持来解决这样的问题不矛盾，我们能够解决它的机制，能做离体实验，一个方剂做离体实验是做不成的，是非常复杂的。用我们的方法搞清楚冠心Ⅱ号，增加冠脉血流量，是由这三种成分引起来的，那这三种成分就做离体实验，其中非常关键的一条是在做吸收成分和母方疗效对比的时候，剂量是最为关键的一个步骤，它的剂量要等于它在母方里的含量。比方说你服用冠心Ⅱ号 100g，里面含有阿魏酸是15mg，那么作为对照组的话，只能用 15mg 作为对照，当用 15mg 没效的时候，这个时候用 150mg 做出来有效，我们认为是假阳性，因为你实际上服进去 100g 冠心Ⅱ号，并不具备 150mg 的阿魏酸，它只有 15mg，人为鲁莽的去设计 150mg，这样不科学，我认为这样的设计有问题。那么我们精巧的设计就是使用它的剂量等于它的含量，那完成这样一个课题就需要多学科的合作，恰恰我们这个课题组具有这个多学科的基础，现在很时髦的说法就是转化医学。国际上转化医学非常流行，转化医学对中医的科学研究是很好的回归，是向中医看齐，我认为中医思想实际上涉及了多个学科，比方肝脏就涉及了抑郁、消化、心血管疾病，这就需要多学科合作，学科与学科之间进行转化。中医经常在临床进行科学研究，科学研究以后返回到临床，这实际上就是转化医学的一个过程。

　　主持人：可以说您在中医科研方面走在了前沿，您认为我们中医科研的发展方向应该朝哪方面努力呢？

　　黄教授：我们只谈论学术方面的问题，不谈论那些体制。我们今天的科学研究是存在问题的，中国的科研从自身发展来看还是快的，但是远不够理想，发展步伐和国际的前沿水平比，还是有差距的。部分原因是因为体制，科研体制要改革，不改革的话是要吃大苦头，我们今天不说这些问题。从学术的方面来说，中国目前有一个很大的问题，就是科学研究在产生泡沫，泡沫在哪呢？就说我们中药药理这个研究领域吧，其实深入研究这方面的人才不多，进展不大，如果国际上也没有人搞也就罢了，关键是人家国外用很少的人力、物力，却发表了很多关于方剂药效的 SCI 论文。我们的财力、物力投入得非常大，但是和人家国外还是没有办法相比的，想起这些就令我心情沉重。我随便举一个例子，我和我的学生经过三五年的努力，广泛的查阅了 1300 多篇方剂药效的 SCI 论文，这些都发表在国际杂志上，其中日本学者做出了很大的贡献，他们对经方是顶礼膜拜的，其中 70% 的文章都是日本的，而中国的文章只占 10%。而且日本一个小小的国家，光 TJ－9、光一个小柴胡汤就有 59 篇文章，影响因子在 10 以上的就有 3 篇，不得了！这是一个什么样的概念？别说中医的 SCI 文章影响因子在 10 以上，就是西医发表一篇影响因子在 10 以上的文章都会引起轰动的，在一个单位，一个领域更是取得了大的突破。我不客气地说，我们现在的处境前面有狼，后有追兵，前面日本人，现在美国人也起来了，也在拼命地追赶，韩国、台湾、香港也和大陆差不多，方剂药效的 SCI 文章停滞不前。但国内确实有进步，只是进步不快，进步不快就相当于落后，现在好多都在做单体，单体要做，但是单体承担的思路和方法还是西医的模式，但是有一个判断的方法，就是把研究单体的材料、方法和方剂紧密联系起来，这样研究就是相关的，把单体结合起来就是方剂，如果单纯做单体，最终会进入一个死胡同，在国际上势必会停滞不前。但是现在研究单纯做单体的人却在不断地增加，总有一天这个泡沫会破裂！

　　有一种说法，就是方剂药效太难做了！我们和国外的差距在哪里？为什么日本美国发表那么多的 SCI 呢？就是因为"难"字导致的，同样做了方剂，人家人员没投入那么多，钱也没用那么多！方剂是中医很大的一个特色，你说砒霜本来是单体的药物，但是陈竺部长在 SCIENCI 上面发表文章，这是很了不起的，他的文章我举双手赞成，因为在他的介绍和讨论里面饱含着对中医的热爱和感情，这也给他们课题组带来很大的甜头，砒霜治疗肿瘤、白血病有很好的疗效。但从本质上讲，我认为砒霜以单成分作为中药，而绝大部分方剂是两个或两个以上部分组成的，所以我觉得这方面令人担忧，我想利用这个机会呼吁不要等到和国外的差距大到20年、30年时，然后才清醒过来，那就晚了。

主持人：方剂还是体现中医特色、最符合实战的一种形式，无论从临床还是科研方面，都是最符合实际，研究单体可能就是之前的那种，但是不具有充足的说服力。

黄教授：是的，因为方剂的确是表现了理法方药的重要性，表现了非常丰富的中医药思想，这是毫无疑问的。我们可以用方剂作为一个手段来研究中医的理论，研究一些经典的东西，希望能够带来突破。

主持人：我一直认为中医的科研非常难解释，前面也有很多关于中药、中医的研究方法，感觉都是拿西医的机制来研究作用，我感觉您这种科研方法对中药复方的研究很有利，真的是找到了支持的证据。

黄教授：是，你说得对。经常是拿西医的一些思路和技术方法来解释中医，这点要不要得？还是要用，现代医学从广义来说，是生物学的进展，这么多的进展你为什么不能拿过来用啊？当中医有进展的时候，有好结果的时候，西医拼命地拿过去啊，那么他好的你为什么不能拿过来？当然要拿过来。但是要注意这里微妙的差别，我们要用中医聪明的思想来驾驭西医的研究，来指挥它指标的选用，这就是所谓的"上工"，上工治上病，这就是高水平，我认为这恰恰可以书写我们中医的华彩篇章。西医的一些思想是非常先进的，人类是智慧的生物，如果没有思想，那是没有多大作为的。我最近一直在思考一个问题，就是中医的思想就是天意，当然这个"天意"没有迷信的色彩，而是一个自然规律，是近千年来体现疾病发生发展治疗的一些规律，它的思想是很前沿、很先进的，甚至远远走在西医学的前面。只是它的一些表述现代人还没有很好的办法去读透，几千年前是不可能用现代的细胞去诠释它的，这个不可能，因为那个时候还没发明，但是它的想法却和现在前沿的研究有着惊人的一致，种种成果都已经证明了中医思想的先进性。如果你有了这种先进的思想，再结合现代的手段和进展，完全可能做出巨大的贡献，改写现代医学的篇章。

主持人：拿他们的方法来为我们所用。

黄教授：那个时候产生的东西不能单纯叫中医了，这是一种全新的东西，有中国特色，中医发挥主导作用，发挥了主宰作用，这样一个新的医学，我说不好它的名字应该叫什么，应该说"转化医学"比较好，中医起着主导作用的一个"转化医学"，这是我临时想出来的词汇，不一定合适。

主持人：因为您已经找到了具有高水平的科研方法，有很好的见解，我觉得真的是让我们大开眼界。前面在临床的专家就说用经方治疗疑难病症啊，在治疗现在一些重大的疾病取得很好的临床疗效，您对中医的复方方面提供了最有利的证据，让我们中医的复方方剂走向国际化。

黄教授：但是我还不得不说这方面工作刚刚起步，但是它是很有前景的，这样做可以大有作为，我预料未来40年、50年可以大有作为，甚至这方面会飞速发展！现在诺贝尔奖是一个热门话题，我年纪太大了，年轻10岁、20岁也许可以，但是你们年轻人，你们20、30岁的人，我觉得有可能在这个领域获诺贝尔奖！如果真是这样，我至少是为这些人做了一些铺垫，做了很好的支撑。不是指我说的复方领域，中医一些聪明的思想如果运用好的话会大有作为。这方面历史教训非常沉痛，比如神经－内分泌－免疫网络，这个整体观点完全可以由中国的学者先提出来，因为中国有天人合一的思想，比如新的社会医学模式，这样一个天人合一的思想，其实中医早就有类似的想法；还有一个DNA双螺旋学说，他们和易经的关系非常密切。我觉得中国的遗传学已经有了上百年的历史，在1953年，沃森他们提出DNA双螺旋学说，那个时候中国的遗传学已有不错的基础了，中国已有易经这些文化，我觉得中国早就应该率先提出这些观点来，包括辨证论治。西方的药物监测被称为治疗学革命，中医的辨证论治早就是一个个体化的方案和一个治疗药物监测的良好方案，为什么中国学者不先提出来呢？我觉得完全有可能。我感觉深刻的教训就是读大学时，千万不要轻待有几千年底蕴的中医，你会犯大错误的，这是我最深的体会！所以我是怀着诚惶诚恐的心情来参加这个学习班，我推掉好多事情就是为了来参加这样一个讲座。

主持人：真的很感谢您，期待您晚上给我们作出更精彩的讲座！

畅达教授访谈实录

主持人：首先非常感谢畅主任今天能够接受我们的这个访谈，作为经方大家，能给我们传授很多珍贵的个人经验，提供丰厚的资源，我代表经方班的全体工作人员及学员，还有我们这个流派研究的课题小组，对您表示深切的感谢，非常感谢您！

畅教授：不客气，不客气！

主持人：畅主任，您在临床方面主要擅长治疗哪些疾病呢？

畅教授：我偏重于内科消化疾病方面。比如胆汁反流性胃炎、慢性萎缩性胃炎，这些比较多。再一个就是胆道结石，可以说有一定的体会。

主持人：那您对消化系统的疾病，有怎样的心得体会，能否跟我们分享一下？

畅教授：在 20 世纪 60 年代，脾胃病比较多，那个时候是饿的。现在胃肠道疾病也多，这是撑的，就是好酒好饭吃下的病，所以好多都和饮食因素有关。那个时候偏于脾胃虚寒的比较多，而现在偏于脾胃湿热的比较多。你看病人来了以后，像过去面黄肌瘦的那些人很少，就算是胃肠道疾病，大多数也都是红光满面的。有一个重要特征就是舌苔非常厚，这说明了湿热影响了脾胃的运化，影响了中焦气机的升降，所以在这方面就比较多。尤其是湿热壅滞以后，影响肝胆的疏泄，这样就进一步加重了症状。由于现在人社会压力比较大，所以由于肝胆方面而影响脾胃的也占了很主要的部分。以前是营养不足，现在是营养过剩。

主持人：那是不是在以前，您说的这种脾胃虚寒多见，那在经方的应用上，比如说伤寒类的经方会不会用的频率更加多一些呢？

畅教授：当时用理中一类的方剂比较多，而现在多偏于四逆、小柴胡、半夏泻心……这些就比较多了。时代不一样，个人发病的因素也不一样，发病的因素不一样就导致了治疗思路的改变。不能说脾胃病多虚多寒，就一味的用什么理中啊、香砂养胃啊，这就错了。现在反而有的病人一补就不通了，反而出现"心下痞满"这些症状，舌苔更厚腻，症状反而加重。

主持人： 那您对经方的使用，除了刚才您提到的这几个方之外，还有没有哪些方剂是您比较常用的，这些方剂在您临证的时候，有什么样的喜好或特点？

畅教授： 在临床其他病就不说了，在消化系统病里，我喜欢用柴胡汤，再用四逆汤的加减变化和半夏泻心汤、小柴胡汤、柴胡平胃散、柴胡陷胸汤，再一个就是四逆汤加减。

主持人： 那我们知道在经方里面，特别是柴胡类方，从古到今医家的争论还是蛮多的。比如说张仲景提到的"有柴胡证，但见一证便是"，这个"一证"的争论也是众说纷纭，莫衷一是，在我们临床上使用柴胡类方的机会也很多，您认为就使用范围广这一方面而言，要怎样把握使用柴胡类方呢？

畅教授： 由于现在人的压力比较大，所以肝气郁结的人比较多。在这种情况下，疏肝理气成为治病中间不可或缺的一个方面。张仲景所说的101条："伤寒中风，有柴胡证，但见一证便是，不必悉俱……"这并不是说口苦，咽干，目眩，往来寒热，胸胁苦满……只要看见一个症状就说它就是柴胡证，这样理解就错了。从张仲景的原意来讲，这个"一证"必须代表少阳枢机不利的病机，这样的"一证"才算。比如说咽干吧，好多因素都可以引起咽干，如果看见一个喉咙干的就用柴胡剂，这恐怕就不太合适了。而要说明它是由于少阳枢机不利，或者肝胆气机失调而形成的"咽干"、"口苦"才算。所以我们既要掌握疾病、方证的病机，也要扩大它的应用范围，同时也不能一味的什么病都用柴胡剂，什么病都是什么方，不可能所有人的病都是一个病机。也就不可能所有人的病都能用一个方子治好，这是我的看法。就是说既要扩大它的应用范围，但又不能凡病都用这个方子，这就太墨守成规了，它也不符合客观实际。

主持人： 也就是说我们中医的辨证论治，主要还是要集中于病机之上，不应该拘泥于某一个症状。

畅教授： 对，病机是最重要的。中医的方证辨证和方证对应两个最大的区别就是在这里。方证对应它不讲病机，只要有这个症状就可以用。牙疼，我就可以用这个方子治了。但是引起牙疼的原因又特别多，你要是用这一个方子治疗所有的牙疼，效果肯定是不理想的。所以必须讲究病机。只有讲究病机才能掌握用经方的核心。你不讲病机而只看某一个症状，这就失去了经方应用的意义了，也就误解了张仲景的本意了。

主持人：您的临证思辨特点和经验的形成跟您的成长历程有没有关系，是怎么样形成的，又和您学术流派的形成有哪一些相关性呢？

畅教授：中医的继承是一个复杂的问题。几千年来一直是以师承为主的，这也造就了不少的中医名家。但是随着时代的发展，也突显了师承一个不足的地方，那就是不能广泛的将中医推广，而且极易形成门户之见。新中国成立后，国家开办了大量的中医院校，在促进中医发展和学术继承方面做了很大的贡献。但是又由于它忽略了中医手手相传、言传身教那个师承模式的特点。所以学生不能够准确的把握老师的思维特点，我认为现在学习中医重要的在于如何学习中医的思维方法。现在好多体制就是学习某一个病用什么办法来治，而忽略了中医的思维特点。中医的思维是在中华文化的基础上慢慢形成的，如果不能够体现中华文化思维特点的话，那就把中医丢了。现在丢掉的并不是一些方子，丢掉的是什么？是真正的中医思维方法。中医思维的方法，可以归纳出 10 几个方面，要想真正把中医继承工作做好，不重视中医临床思维的方法，恐怕是事倍功半吧！

主持人：您的从医之路和您的成长历程是怎样的环境？老一辈中医名家的成长环境跟我们年轻一辈有很大的区别。所以我们很想知道您的学医、从医经历，以给我们提供更多的指导和借鉴。

畅教授：我 15 岁中学毕业以后就辍学了。当时原因很复杂。因为我父亲是旧社会的一个医生，在国民党的医院里当医生，新中国成立后，到我中学毕业的时候，他就成了反革命。所以在那种情况下，我根本没有办法再上学，所以我就辍学了。辍学以后刚好有机会学中医。这也是我人生的一个机会，我就学了中医。当时学中医就是师承。我们的那个医院里面有一个学习班叫中医学徒班，就是每一个学生跟定一个老师，成天和老师吃在一块儿，住在一块儿，临床在一块儿，几乎什么都在一块儿。这样老师对我的影响就比较大。因为我父亲也是中医，他临床思维的特点和对中医学的认识都深深地影响了我。所以那个时候，我就坚定了学中医的信念。

从 15 岁到 18 岁我跟师学徒,到 21 岁我就开始当大夫了。可是我们那个科室是一个综合医院的中医科,必须还要会西医的一些知识。所以那个时候我也学了好多西医方面的知识。以后到上世纪 70 年代中期,我又到北京中医学院学习。这期间可以说是我在 1975 年以前形成的临床基础又有了提高,也有一定的临床能力了,但是在理论上还比较欠缺,在中医学院得到进一步提高深造。在那个时候,教我们的老师都比较厉害,都是名气比较大的一些老师,都是像任应秋这样的老师亲自教授我们,我在这个过程中就把中医理论提高了很多。从这里我就想到一点,单纯的师承和单纯的院校教育都影响中医的传承。单纯的师承有好处,它能够学到一个老师的临床特点、临床思维的方法,但是却不能全面的了解中医,往往会形成你跟着哪个老师,就是哪个老师的学生,他怎么看病你就怎么看病,这有它好的地方,但是又容易形成知识的缺陷。院校教育呢,它能够给人一个全面的知识范围,但是单纯的院校教育恰恰忽略了师承方面在中医学习中起的作用。当时中医药管理局在做调研的时候,我就提出来,课堂应该和附属医院好好结对子,叫学生早早的临床,这样就能培养他们的临床能力,一出校门就能工作,就能动手,这样效果要好得多。反过来师承教育时,又必须对学生进行全面系统的知识培训,然后经过统一考试。所以我认为师承教育和院校教育应该相互补充,强调任何一个方面都不利于中医现在的发展,因为中医应该有多元化的传承模式。

主持人:如果从学术流派的范围来分的话,您是属于哪一流派?

畅教授:如果说流派的话,我还真不敢把自己划到哪个流派。只是说我喜欢用《伤寒》、《金匮》的方子。如果说经方派、时方派的话,我应该算是经方派的人。我所用的方子里面经方占的比例比较大。可能是经方手熟了一些,所以用得比较多。

主持人:那您在辨证方法这方面,您是更侧重六经辨证呢,还是脏腑辨证呢,还是说多种辨证方法相互结合?

畅教授:每一种辨证方法,都有每一种辨证方法的适用范围。不可能以任何一种辨证方法来取代其他的方法。因为从辨证方法的形成过程来看,当某一个辨证方法不能适应所有临床证候的时候,新的辨证方法就出现了。比如温病学派的卫气营血辨证、三焦辨证,就是因为六经辨证在治疗热病过程中碰到这些温热病证,它不足的地方就显现出来了,所以新的辨证方法才会形成。我认为辨证方法都是互补的，不应该过度强调某一个方面。当然要说使用率高，还是《伤寒》、《金匮》的方，因为它的适用范围大一些。因为《伤寒杂病论》本身不单包含热性病，而且还包含着一些杂病。《金匮》本身讲的就是杂病的治疗方法，就是一个辨证思维方法。你谈到这个辨证方法，我更强调一点，就是说在所有的辨证方法中间都有一个共同的内容就是汤方辨证。

这个"汤方辨证"是从我学习《伤寒论》的时候就开始考虑的。我1984 年在《山东中医药大学学报》发表过一篇文章，叫做"从方法论的角度看汤方辨证"，那个时候就把这个问题提出来了。又过了几年以后我写了一本书，叫做《汤方辨证及临床》，全面地阐述了对这个问题的看法。就是说在所有辨证方法中间，每一个辨证方法到最后都要走这一步，就是方证和病症相结合。不论是卫气营血辨证、脏腑辨证、八纲辨证……到最后都要走这一步。用什么方呢？在这之间也是一个思辨的过程，这也是一个辨证的过程。如果说辨证和论治是一个问题的两个阶段的话，那么施治的过程也是思辨的过程。同时汤方辨证还有个特点，它不单单是融合在每一种辨证方法中间的一种思辨方法，而且它常常可以单独来指导医生的论治，越有经验的大夫，在这方面做得越好。病人说上几句话就知道这是什么方证。比如来一个病人，全身浮肿、心悸、心跳，站都站不稳。马上想到是什么啊？真武汤。你就不要再去辨什么寒啊、虚啊，因为真武汤证本身已经包含着病机、病因、病症、治法……全在里面。临床时间越长，这样的辨证机会就越多。因为我们在临床一个上午要看几十个病人，不可能每一个病人都按照思维程序走，你是虚啊、寒啊、表啊、里啊……一个一个分析去。往往就在看到病人的一个瞬间，或者是经过了你诊脉、看舌以后，马上就顿悟到一个问题：这是小柴胡汤证、这是四逆散证、这是苓桂术甘汤证……马上就想到这儿了。可以说"汤方辨证"就是各种思维辨证的升华。在今年 6、7、8 三个月的《中国中医药报》上，这个问题开始得到重视，我提到这个问题的时候，实际上人们基本上是天天都在用，但理论上没把它提高到一定程度。现在我谈这个问题就比较多，但是又有的人把它提到了一个不正确的高度，这也不合适，它毕竟是一个辨证方法，毕竟是各种辨证方法中间的一种。

主持人：这也是我们中国传统思维的休现，把诸多证和经方对应，也给了我们很大的启发。您在临床上对一些病人是用纯中药治疗，还是中西并重？

畅教授：我在年轻的时候，上世纪 70、80 年代，偶尔还开西药。近 20、30 年吧，就不开西药了。因为人家来找我看病，都是用西医效果不好的，那才找我来了。人家找你看，你再开个西药，就不是病人的期望了。而且就我看病的体会，自己也越来越不喜欢用西药了，在我们那里好几个老的西医大夫，最后都成了中医大夫，西学中了。他们经过西学中以后，就慢慢认识到西医的一些病，尤其是内科病，根本就是无药可用。人家下级大夫用了药，你上级大夫还是用那些药，一样没效果。他们都慢慢改变成中医了。他们学了中医以后发现越用越觉得里头道行很深。

主持人：我们知道中药的优势如今也慢慢显示出来，很多本身学西医的，可能慢慢体会到西医疗效的局限性。但是前几年，有人提出了中药毒副作用的问题，那么您怎样看待这个问题呢？

畅教授：中药的毒副作用就不是现在人们才认识到的。在《神农本草经》的时代，人们就把药分成上、中、下三品，这本身就已经认识到中药的毒副作用，而中医正是利用这些毒理来治疗疾病。几千年了，除非是应用不当，否则没有看见过像现在这么多的报道，而报道的那些病例往往都是应用不当导致的。比如那年欧洲哪个国家，出了个马兜铃事件嘛。你长年的吃马兜铃，能没有副作用吗？那都是由于你使用不当导致的，你要是会中医辨证，按照中医的理法方药用药，按照中医中药的那些应用禁忌来考虑，我想就不会出现这些问题。其实西药有没有副作用啊？一样有！甚至它那个副作用比我们中药要更大一点。但是因为媒体的炒作，就形成一个问题了。结果反而对中医的一些误解更深了，我认为这完全是人为的使用不当所形成的。至于说副作用、毒性，中医两千多年以前就认识到这个问题了，并不是你现在提到这个问题的。所以在这个问题上，中医人应该理直气壮的说明这些问题，纠正社会上一些错误的认识。但是也有另一方面，我们目前有一些大夫不是从辨证上去找出路，而是从药量上去找出路。我的意思就是说他不说辨证对不对，他说效果不好是因为量小，就慢慢加大量，这样就超过了药物的安全范围，这也会出现问题。对不对？也会出现些副作用啊！这同样也是使用不当形成的。

主持人：所以中药还是有着美好的前景的，关键还是在使用方法、辨证思维的应用上。您的从医经历，成长经历，跟我们现在年轻一辈有很大的区别，我们走上从医这条路唯一能够选择的就是院校教育，科班教育，很少有机会接受师承教育，进入临床时就会面临很多问题，有时候我们必须用西药去治疗病人，必须精通西医的部分，这就跟您的成长经历有所不同。在这种新的医疗环境下，您对我们年轻一辈有什么建议？

畅教授： 在目前这个环境下你不懂西医不行，这是一个实际问题。咱们要管病房，管病房你要写病历，而且病人来了以后也希望你既用中药又用西药。但问题在于你要清楚自己的身份，我经常跟我们的住院大夫讲，你要清醒地认识到你是一个中医。当临床出现麻烦的时候，出现不好解决的问题时候，你不是从西医方面找出路，而是从中医方面找出路。人家西医院校毕业的从西医方面考虑那是理应如此，而我们作为中医就应该知道我们肩负的任务，是继承中医、发扬中医，所以你就应该考虑一下为什么效果不好，是辨证方法不对还是用药出了问题。不要一出现问题马上就去输液，你要这样的话，社会上也就没有必要去养活你了。我常常跟我的下级说，你要在这个范围里面找到立足点，就是要把中医学好，把中医用好。你要是和人家比西医学的怎么样，我说你基础比人家差得多，你的起跑点比人家落后的多。所以不可能和人家并驾齐驱，所以你应该在这方面狠下功夫，只有这样才能正确地把握好你从业的道路和人生道路。但是现在医院里头要讲求经济收入，用点西药我不反对，也是社会条件所形成的。关键就是我刚才所说的，你得多从中医方面去考虑而不是从西医方面去找答案。

主持人： 今年已经是我们办的第九期经方研修班了，我们每一次都邀请了知名专家，您对我们经办班的这种模式有什么意见，对我们经方班今后的发展方向有什么建议？

畅教授： 我非常欣赏广州中医药大学办的这个经方学习班。有两个方面我特别的赞赏。第一个是坚持不懈的来办经方学习班，这在兄弟中医院校中也是比较少见的，这个经典学习班对中医的发展和传承有着非常重要的意义！现在在中医院校里面，对中医经典的关注度远没有我们广州高，只要我们坚持一期一期的办下去，对于中医经典的传承一定会起到更加有利的推动作用。第二个非常赞赏的是广州中医药大学不单单利用本院校的师资力量，而且把全国各个地方对于学习经典有心悟的这些人都召集到一块儿，共同来办这个班，我认为这更有利于把全国学习经典的经验集中起来，发挥更大的作用。中医几千年以来发展比较慢，其中一个重要的原因就是信息不流通。那个时候是由于历史条件所限制，人们相隔几千里，就跑路还不知道跑到何年何月呢。现在信息这么发达，能把各个地方的思维想法集中起来，形成一个新的理念，这对学员来说一定会提升的非常快。我特别赞同广州中医药大学这种做法，据我了解，这种做法在全国也得到了普遍的肯定！我这次来的时候，《山西中医杂志》的总编和我说，广州中医药大学非常注意交流，他们经常把全国各地的人叫到一起去学习研讨，这个方法非常值得借鉴。这是他亲口跟我说的。

　　主持人：名老前辈是我们中医的脊梁，有这些专家支持我们，相信中医能够更好地传承下去。我们作为年轻的一辈，理应接起并承担这一重任，把中医的经典往下传承，发扬光大。非常感谢您的访谈。

　　畅教授：长江后浪推前浪，一代更比一代强。我相信通过你们的努力，将来一定比我们做得好，中医的前途是无限光明的！

吕志杰教授访谈实录

主持人：今天我们有幸采访河北医科大学中医学院的吕志杰教授，吕教授在临床方面经验丰富，在学术科研教学方面也有很深的造诣。吕教授您好！今天想向您请教一些问题，也算是给我们学中医的后辈人一些建议吧！

吕教授：好的。

主持人：吕教授您在临床上主要治疗哪一类疾病呢，有什么心得，能否与我们分享一下？

吕教授：我大学毕业后就在我们省中医院工作，同时还带教，到现在也有30多年了！治病方面，我主要治疗内科病和妇科病，因为很多妇科病同时夹杂在内科病里，很难完全分开。我体会比较深的主要有两种病：心脏病和高血压病。

首先说说心脏病吧！《伤寒论》中治疗心脏病比较经典的方子之一就是炙甘草汤，我应用这个方子在临床上确实收到了一些意想不到的效果。原文中提到的"心动悸，脉结代"可以说是点睛之笔，短短六个字的描述，仲景已经把这个方证的病因、主脉、主证告诉我们了。抓住这个要点，我们还可以扩大思路，对于临床中多种心律失常都可以应用。应用的关键在于两点：第一是抓主证，第二是辨病证。抓住了这两点，病因病机就很容易找到了。按照喻嘉言的说法，这个方子的基本病机就是邪少虚多，气血阴阳俱虚，特别是阴虚，临床效果很显著。

我讲一个病例吧，是我前几年回老家看到的一个病人。40多岁的妇女，西医诊断是室上性心动过速，阵发性房颤，偶发性室性早搏。已经七八年了，最近几个月特别严重，吃不好、睡不好，精神负担很重。因为河北离北京很近，她看了北京的两家医院，诊疗结果都是需要做心脏手术。

345

但是心脏手术起码得花上几万块，病人经济比较困难，就没有同意手术。后来到天津的一家医院就医，结果也是要手术，西医唯一有效治疗的方法就是手术。她就抱着试试看的心情找到了我，想看看中医有没有好办法。她西医的诊断就是心律失常，我辨证后确定她是心阴阳两虚，以阴虚为主，我就开了炙甘草汤加减。后来我回到学校，她打电话告诉我说服药后效果非常好，症状减轻，精神状态好转，胃口也比以前好多了，一个月后病情基本稳定，两个月后就没有再犯了。到现在已经4、5年的时间了，偶尔会有胸闷、心悸的症状，但是很轻，休息一下就缓解了，不吃药也能控制。如果这个病用西医治疗要花多少钱？这个简单的中医方子就能治病，又经济，疗效又好，这就是中医药的优势所在。

我再谈谈第二个病——高血压病。高血压病我也治了很多年了，多多少少也积累了一些经验。我记得十几年前，我曾经专门做了一个科技部临床研究的课题，题目叫"百灵丹治疗高血压病的临床研究"，百灵丹是我的一个经验方。高血压病中医辨证的基本病机多为肝肾阴虚，肝阳上亢……这是基本病机，但是我在临床中发现中晚期或者特殊体质的病人多出现气虚血瘀证型，我用什么方子呢？补阳还五汤。按照原方的剂量比例，重用黄芪，用到60g、90g……当然还要适当加一些补肝肾的药，针对于气虚血瘀型高血压病的效果是十分肯定的。我曾经在《浙江中医药大学学报》发表过文章，就是用补阳还五汤治疗气虚血瘀型高血压病，其实这里面体现了一个深刻的理念——治未病。大家都知道补阳还五汤是《医林改错》里一张治疗中风的方子，现在内科学里讲这个方子主要用于中风病的恢复期，这样教条的用是很难取得满意的效果的。王清任就是用这个方子治疗中风的急性期，黄芪的量用到四两，以前古人一天是吃两剂药，那就是八两黄芪，240g啊！黄芪的量用得相当大。而且中风后遗症期，王清任同样用这个方，可以防止复发，起到预防保健的作用。古代中风病人是不量血压的，而且也没有高血压病这个概念，但是从临床观察，很多中风病人都有高血压病，那么我在高血压病阶段就用补阳还五汤，既能治疗高血压也可以预防中风的发生，这不就是中医"治未病"的具体体现嘛！

主持人：谢谢！临床上一些医家主张严格按照经方的要求开药，包括剂量、药物等，还有一些医家主张在经方的基础上灵活加减，您在这个问题上是如何把握的？

　　吕教授：这个方面我倒是有些体会，这些体会不仅是我自己的，我曾经总结过古今医家用经方的一些思路方法或者是成功的经验。我曾经在《中医杂志》发表过一篇文章叫做"用好经方的三个原则"，也可以说是三个境界。哪三个原则呢？第一就是方证相对，《金匮要略》序中有一句话叫"以对方证对者，施之于人，其效若神！"意思就是当病人的证候表现与某一个经方的证候相符的时候，运用这个方就能取得神奇的疗效，我在临床上就有这样的体会。条文是从临床错综复杂的症状中提炼出的精华，是有规律可循的。如若方证相对加之辨证型，就可以取得非常神奇的疗效。第二个境界是随证加减，活用经方。我曾经主编过一个专著，叫做《仲景方药古今应用》，里面囊括了《伤寒》、《金匮》的所有方药，其他中医药院校的教授也参与了编写，像我们广州中医药大学的李赛美教授、黄仰模教授……我们主要是把《伤寒》、《金匮》的方子编成了类方，其实早有医家将仲景方药编为类方，像清代徐灵胎就有一个《伤寒类方》，不过我们创新之处就是除了《伤寒》以外，还包含了《金匮》的方药。我们归类时查某个主方的母方，往往加加减减可以衍化出二十几个方子。我还加入了一个类方串解，因为方子虽是原方，但病人是活的。主证，当然主要病机要病证相符，但是对于兼证的次要病机就要随证加减了。比如桂枝汤，可以衍化出桂枝加附子汤、桂枝加葛根汤……因为现在不是做专题讲座，所以这里就不做过多赘述了。不过随证加减确实是有规律可循的。具体说来，一是原方不变加味；二是原方不变而剂量做适当变通；三是减味；四是既有加又有减；五是合方应用，比如桂麻各半汤、桂枝二麻黄一汤……在这个问题上，其实不仅仅是经方可以合方，经方和时方也可以合方，刘渡舟教授就提出过"古今接轨论"。"古"指的是经方，"今"指的是今方，古今结合起来用。第三个境界就更高了，叫"善施古法，自创新方"。就是用经方之法而不泥于经方本身，也可以说是自创新方，这是后世时方由来的缘由之一，但时方的根必定在经方。像"温病四大家"之一的吴鞠通，在仲景三承气汤的基础上创立了七八个承气汤，这就说明了后世的一些名医确实是在经方的基础上创制出许多新的方子，可以说这是一个最高的境界了，如若不经过相当长时间的理论研究和临床上的锤炼，是很难达到这个境界的。做个不恰当的比喻，第一个境界是大学生，第二个境界是研究生，第二个境界就是名医专家的境界。

我们更应该把握核心问题，抓住中医精髓，力求在基础研究上创新。

主持人：从中医历代的传承和发展上讲，伤寒和温病的关系，寒、温思想的运用，您有什么见解？

吕教授：首先要明确"寒"、"温"的概念。"寒"多指《伤寒论》里的内容，"温"则是温病学所涉猎的方面。这样的探讨很有必要，对于这个问题我也有一些体会。谈到伤寒、温病的关系，可以说伤寒理论是温病学发展的奠基石，温病学是在《伤寒论》的基础上经过不断探索、总结，到清代趋于成熟的一部热病经典著作。我最近写了一篇文章叫做"伤寒论中有温病论"，就是说在《伤寒论》中是可以看到温病学的学术思想的。有些人可能觉得只有《伤寒论》中第6条才有温病学内容，后面的都没有了。是这样吗？其实后面还有很多内容的，只是"有其文而无其名"，我们应该"重实而轻名"。这篇文章今年已经在《北京中医药大学学报》上刊载了。我最近正在编一本书，叫做《古今名医五部经典心悟》，现在已经写得差不多了，这五部经典指的是哪五部呢？就是秦汉时期的四大经典：《内经》、《难经》、《本经》、《伤寒杂病论》，再加上清代的《温病学》，《温病学》算不算中医经典？我现在正在写一篇文章，叫做"《温病学》算不算经典"，我提到的两篇文章恰恰是和你的问题密切相关的。

简单地说，热病学原创的经典应该是《伤寒论》，创新性的经典是《温病学》。仲景的《伤寒论》，是依据《内经》、《难经》中的温病学理论，探讨了热病的诊治规律。这个观点可能很多人不能接受，其实《伤寒论》中的"寒"有广义和狭义之分，广义的包括六淫之邪、疫疠之邪，这其中就包括了温病的很多内容，只不过仲景没有那么明确的说明，这需要我们去领悟。仲景时代的温病学说相对比较笼统，没有系统的思想，经过历代医家的探索，清代的温病学家创新了温病的理论，形成了较为系统的学术思想。

关于温病学的发展脉络，我总结了三个阶段。第一是奠基阶段，四部经典就奠基了温病学的基础；第二是发展阶段，从汉代以后，到隋、唐、宋、明时期，这是它的发展阶段；第三个是成熟阶段，就是清代，温病学成为一个独立的体系。只有读了"温病四大家"的文章，你才会切实的体会到温病学的基本思想都在四部经典里，比如说叶天士《外感温热篇》有很多内容就是来自《伤寒论》，吴鞠通《温病条辨》其中的一篇叫做"原病"，里面提到了很多《内经》中关于温病的原文。吴鞠通《三焦辨证》里面大约有三分之一的方子就是《伤寒论》或者《金匮要略》的原方或加减方，其中很多条文也是《伤寒》、《金匮》的原文，他直接放到他的文章里面去了。谁能说它的根基不在四部经典里呢？所以说没有《伤寒论》就没有后世的温病学，温病学是创新发展了热病辨证论治的思想。

主持人：您在北方，可能病人的体质多偏于寒，您在开方用药的时候是温药多一点还是寒温并用，在寒温治法方面你有什么独到的体会？

吕教授：地域因素确实对医家用药产生很大影响，一个学派的产生和发展是与他的学术渊源以及所处的地理环境密切相关的。广义的伤寒包括六淫，也包括疫疠之邪，而狭义的伤寒则特指一切的外感热病。仲景写伤寒，关于狭义的伤寒讲得比较多。张仲景的家乡是河南南阳，我曾经去河南仲景祠考察过，到了那里真的是心生敬畏，仲景的学术渊源就是在那个地理环境加之瘟疫病流行的年代中形成的。哲学上有一句话叫做"人们的社会存在决定人们的意识"。确实是这样，温病学产生在哪里呢？江浙地带。这一带比较温热，温热的气候、环境造就了人们温热的体质，温病学的思想就是在这个地区成熟发展起来的。

我个人来讲，生长在北方，看的病也以北方病居多。我们这里有些大夫说《伤寒论》里有些方子已经过时了，现在还有麻黄汤、桂枝汤证吗？感冒以后就是桑菊饮、银翘散……我说绝对不是！那是因为现在有些大夫缺乏经方的根基，见了桂枝汤证、麻黄汤证不认，不会用经方，不敢用经方，不愿用经方，可以说根基浅所以不会用。经方对证那肯定是"一剂知，二剂已"！但是如若方不对证，那副作用也是非常竣猛的，所以不敢用。为什么不愿用呢？经方有值钱的药吗？没有！药又少又便宜，不挣钱啊！这就是现在中医界存在的问题。我现在58岁了，也要退休了，偶尔也会得个感冒，我感觉这未必是坏事，起码可以体验一下各个方子的效果嘛！所以我麻黄汤用过，桂枝汤也用过，个人体会就是立竿见影。当然用的时候要按照经方的剂量、用法，如果不按方后的说明来用，方子对了也达不到效果。

一个真正的中医人才，应该既精通伤寒也精通温病，只有这样到临床上才能应对各种热病。温病的方子没用吗？有用！有些患者确实是感受温热之邪，邪热犯肺，像桑菊饮、银翘散这些方剂还是很好用的。我还经常跟我的学生讲，叶天士说"温邪上受，首先犯肺，逆传心包"，温邪是首先犯肺吗？不是，是先入肺的门户——咽喉，先犯咽，这道关把不住了才进一步侵犯到肺，所以银翘散清热解毒，治疗咽喉病效果很好，这说明什么呢？叶天士其实没有错，他在考察他的读者，要有悟性，不经过咽喉这个途径怎么会犯到肺里呢？这就需要我们读者要有悟性。很多病人因为温邪上犯，出现了咽痒、咽干、咽痛，特别是小孩子扁桃体肿大甚至化脓，这个时候再用麻黄汤、桂枝汤就不行了，因为"桂枝下咽，阳盛则毙"，本身病人体内就是温热之邪不得外解，再用麻黄、桂枝这样的温性药，当然是火上浇油了，反而治坏了。经方时方都是好方，关键是要用好、用对。北宋沈括在《良方自序》中讲到："方诚善也，用之中节也。"方是好方用得要对，才是良方。

主持人：现在国家非常重视中医药事业的扶持和发展，目前有一个中医药申报世界非物质文化遗产，您有什么看法呢？

吕教授：古人不讲专利，你看张仲景申请专利了吗？李时珍申报了吗？都没有申报。是金子总会发光，好的东西不用张扬自然有人能发现它的魅力，我们经方就是这样。现在既然有专利了我们要与时俱进啊，这是我们的国宝，我们不能让别人抢去，我们应该申报。如果被别人抢去了，我们对不起古人啊，对不起我们的先人啊。不是你的你也不应该去抢，抢人家的那是一种强盗行为。但是怎么办，你让人家抢去申报了，你为什么不申报啊。这也提醒我们要有忧患意识，要与时俱进，我们国家机关、专业人员就要有这样的意识，一定要把我们的国宝保护好。我们不仅要把祖先留下的宝贵财富守住，还要把它发扬光大，这也是我们学中医的要继承和发扬的一个问题。

主持人：您从事教学这么多年，对于经典课程的教材建设，您有什么看法呢？

吕教授：这方面确实有些不成熟的看法，以前作为一个老师，对编教材的专家教授很崇拜，他们编的教材可以供全国这么多学生用。后来我也参加编写了新世纪教材，包括本科生的、研究生的、案例式的、教参式的……我有一些想法，现在专家、教授都愿意编教材，把教材当成一块"肥肉"，为什么是"肥肉"呢？，因为教材发行后，全国中医院校都要用，销量大，效益高。所以大家都在抢这块"肥肉"，抢的结果就是质量难以保证。从中医事业的发展角度看，我从内心深处担忧这个问题，教材质量有问题，不仅仅是我担忧，同我一样的专家同事都担忧，质量是我们中医传承的根基和生命啊，质量保不住，这么多学生去看教材，这么多人去用教材，怎么能保证教学质量！

主持人：您觉得我们应该怎样改正这个弊端呢？我们在教学的过程当中，是应按照教材来讲，还是应该多采纳其他的观点，您在教学过程中又是怎样解决这个矛盾的？

吕教授：教材应该是很严谨、很规范的，是没有争议的，即使有，也应该把它消灭到最低限度。但是现在的教材，我可以发现许多问题，甚至就有错的地方。我们做学术，讲求百家争鸣，但百家争鸣的目的是要把错误减到最低限度，最后得出一个正确的结论。可能争议阶段难分对错，这可以各抒己见，待明确对错以后，存其精华，去其糟粕，这样中医才能得到不断的提高发展。迄今为止，我编了三部书，最近这一部是整个《伤寒》、《金匮》合在一起编的，虽然我不是教材的主编或副主编，但是我可以把自己出的书负责任的贡献给读者，包括方子的临床体会，古今名医关于经典的见地等等，为中医的传承尽自己的微薄之力。现在的教材，既有一些原则性的问题，也有一些亟待探讨的问题，如果要我给权威部门提个建议的话，那就是狠抓教材质量，有了高质量的教材，虽然由于课时限制，不能把所有的知识都灌输给学生，但是学生可以自己看，并不是所有的东西都要给学生讲的，也要发挥他们的主观能动性。我经常对学生讲，当你看教材看不懂的时候，首先要检查自己知识体系是否完备，如果真要不理解，去抠教材的字眼，那可能是讲义编得有问题，这时可以看看相关的参考书，古代、现代都可以，来开阔思路，我们不仅仅是叫学生为读书而读书，而是交给他们学习的方法。

仲景学说也是学术争鸣最激烈之所在，他的条文可以从不同的角度去理解，这也是在经典课程教学上很难避免的问题。举一个例子来说，《金匮·中风历节病》第1条："夫风之为病，当半身不遂，或但臂不遂者，此为痹。脉微而数，中风使然。""半身不遂"，我们讲义理解成是一种痹证，是中风与痹证的鉴别，下面又讲另一种理解是说中风轻症的表现。那么"但臂不遂"是痹证呢，还是中风的轻症呢？这个问题孰对孰错还很难下结论，我认为这是一个对或错的问题，而不是学术争鸣问题。我们可以从文字出发,理论推敲,临床验证来判别。中风是心脑血管疾病,典型的脑梗死、脑出血会半身不遂;不典型的因梗塞或出血的部位不同,可能仅出现单侧上肢或下肢的活动不利。从文字上推敲,"或"当"有时候"讲,就是说有时候仅是单侧肢体不能活动,这说得也是中风病的情形,显然是非常明了的,并不涉及什么痹证。这些确实是临床实践中经常见到的,只有从实践中总结出的结论才能够经得起考验。既然医理已明,文理不通,要么是不理解,要么是误解。在编本科讲义的时候我曾经提出过这个问题,专家们也讨论过,最后没有认可我的观点,还是按原来的那个教材编。后来再编研究生教材的时候,我又提出了这个观点,当时的主编张家礼教授就组织大家开会讨论一下,当时我们广州的廖世煌教授说:"吕教授的这个意见我赞成,在临床上确实有这样的病人。"经过大家的探讨,最后大家意见基本一致,主编同意:教材要改。教材不是轻易改的,中午吃饭的时候,张家礼教授还开玩笑说:"吕教授,对教材做出了修正,你做出了一大贡献啊!"其实我是举一点以达到触类旁通,在很多条文的理解注释上,我们都要字斟句酌,精益求精。这个"精"字不仅仅是要符合理论,更重要的是应该能够指导临床。如果教材存在不清不楚的理论,怎么可能教出好学生呢?理解条文就是这样,要到临床上去验证,再回到理论,理论、临床相统一,这才是客观的检验方法。毛主席的两篇著作:《实践论》、《矛盾论》,说得就是实践、认识,再实践、再认识,循环往复,以至无穷。可见哲学和医学是相通的,中医理论最初形成时并没有那么成熟,而是后人通过不断的提炼、实践,使得它的理论日臻完善,最后得以蓬勃发展。没有实践做根基的理论,是空泛的,是误人子弟的。

主持人:吕教授,作为中医大家,您把临床积累的一些"精华"运用到教学当中,做您的学生应该是一件非常幸福的事情哦!

吕教授:我也称不上什么大家,真正的名医不光是空谈理论,也不仅仅是注重临床实践,而是能够把理论和实践结合起来,这样他的著作才有的放矢,经得起考验。

刚才提到教材的问题,我想补充一下,就是讲课的老师也是至关重要的,教材出了问题,老师给学生纠正了,问题就解决了,所以名师出高徒。要是教材质量好,老师水平又高,那就是好上加好,这对于中医院校学生的发展是非常有利的。那么什么样的老师才能算是好老师呢?我想应该具备两个基本素质：一是理论功底要扎实，二是要有较好的临床能力。目前年轻教师的培养路线是本科毕业读研究生，研究生毕业就留在教研室当老师，他们没有经历过临床的历练，他们讲出的东西无异于照本宣科。这种模式很不利于年轻教师的发展，年轻教师应该多到临床一线去积累经验，也可以利用课余时间主动临床，积累了经验，再去讲经典课程，就会讲得活灵活现，不至于让学生一听就想睡觉。当然，科、教、研联系紧密，是三位一体的，缺一不可，只是应该有所侧重罢了！

主持人： 作为一个老师、医生，您的日常生活是怎样的？

吕教授： 几十年了，我几乎是没有节假日的。除了每天做适当的交流外，我都在教学、读书、出门诊、写文章……现在是有点力不从心，可以说已经处于亚健康状态了。等我把《古今名医五部经典心悟》写完后，就该退休了，我准备在退休前把自己几十年的经历总结成一本书。过去的加上现在的这本一共是八本书，对于这本书而言，理论也好，临床也罢，我要把亲身的体会都写进来，不管有没有价值，毕竟凝聚了我这30多年来的心血，这是我在退休前的计划。一分辛劳一分收获，虽然很累，但收获也是颇多的。虽然很苦，但是我很享受这苦中求来的乐趣。中医需要传承，这就要求大家去无私奉献，如果都为了赚钱，那中医就不用发展了。很多学生甚至年轻教师缺乏求知欲望，我是很心寒的。我在编这本书的时候写了这样一句话："热爱中医就如同热爱自己的生命一样！"我的一个学生看了这本书以后，跟我说他非常感动，我问他："你们的老师是真的吗？"他对我笑笑说："我想应该是真的，如果是作秀的话，是不会有这样的质量的！"我认为做学问就应该静下心来，实实在在写出些东西。张仲景当时"感往昔之沦丧，伤横夭之莫救，乃勤求古训，博采众方……"这就是古今名医的思想境界，如果他们没有这种境界，是不可能为这个事业而奋斗的，这也是中华民族的一种精神在中医界的体现。没有这种精神的支撑，也很难做学问，很难耐得住寂寞。

主持人： 听君一席话，胜读十年书。感谢您对本次经方班的支持，耽误您休息了，谢谢吕教授！

王新佩教授访谈实录

主持人：我们有幸邀请到北京中医药大学的王新佩教授做专题访谈。王教授您好，我们想就经方的运用、经典教学以及科研方面采访一下您，您在临床上经方运用得比较多吗，一般常用哪些药对？

王教授：用经方会多一点，我在治疗咳嗽方面，常用的药对是紫菀和冬花，因为这两个药各有特点。紫菀，能入血分；冬花，能入气分。虽然有很多咳嗽是气分的病证，但是咳久了就会影响到血分，很多患者会出现咳血，痰中带血，这两味药用在一起可以气血兼顾，化痰效果比较好。还有一个药对，就是生姜和大枣。这两味药是调和营卫的，生姜色黄，入脾胃，宣阳明胃气；大枣这个药很有意思，味甘偏温，它开花的时候是小白花，没熟的时候发青，熟了以后发黄，熟透了就红了，你要把它烤焦了就变黑了，所以它得五色之性，白的、红的、黄的、黑的都有。生姜和大枣相配，生姜是辛味药，就要用点守的药物来缓一缓它的温通之性，有大枣这味药合在一起，辛温就不会过度。但是大枣毕竟是一个甘温、滋补的药物，又过于腻守，它得了生姜的辛温、温通之性，就不会守得太过。它们一个入阳明卫分，一个入太阴营分，在临床上，治疗一些胃病、感冒，我觉得都少不了这个药对。

主持人：在经方中，从桂枝汤到小柴胡汤，几乎都有姜枣草，是仲景方必不可少的。生姜和大枣，价钱又不贵，老百姓日常生活都会用到。

王教授：是啊，张仲景在他的很多方中都用生姜和大枣，既能调和药性，本身又是一个食疗的方。大枣是脾之果，五果中属脾，养脾胃之气，脾胃是仓廪之官，后天之本，把它兼顾好了，五脏六腑的灌溉就源源不绝了。

主持人：在现在的医疗环境下，我们虽然学中医，但是必须要用到西医的一些方法，您是怎么看待这个问题的？

王教授：中医有自己独特的一套理论，西医和现代的科技比较接近，它也有一套理论。虽然都是研究人体，但是也有很大的分歧。中医是建立在一个朴素的哲学观点之上，在研究方面注重于宏观；西医注重于微观。我觉得作为你们青年中医，二者都不能偏废，中医的方面必须精通，西医的方面也必须掌握。但是两个环节结合在一起毕竟不是容易的事，因为它是两套理论，形成的年代不一样，形成的基础不一样。所以，还是应该取长补短。中医有它的长处，西医也有它的短处，西医一些研究很精细、很微观，但是对一些治疗又缺乏手段。有一些病检查出来不知道怎么治，像有一些结缔组织病，甚至有一些癌症，而中医的治疗效果相对更好。举一个简单的例子，西医对癌症用放疗、化疗手段，一个瘤体从 10cm 可能缩小到 8cm，这就有疗效了；但是经过这种治疗，病人对化学药物的反应、对放射线的反应极为强烈，副反应的症状非常明显，生存的质量非常差。从疗效判定上是有疗效，但是对病人的生存质量来讲实际上是下降的。中医运用辨证论治的方法，可以使瘤体慢慢缩小，甚至可能不缩小，但是很多症状能够控制住甚至消退，病人的生存质量非常好。从疗效判定上，按照西医的判定标准中医是没有疗效的，瘤子还是那么大，但是病人的生存质量好转了，而且很可能把生存期延长了。西医治疗，瘤体治小了，但是人死了，中医讲求人瘤共存，肿瘤待个 3 年、5 年，甚至是 10 年，但病人的生存质量好转了，生存期延长了，所以综合评判中医的疗效还是肯定的。

现在西医也认识到了这一点，钟南山教授也提到了"中西医结合"，他也挺反对中西医硬结合在一起，这不合适，而是应该相互取长补短。但中西医两者相互补充，并不代表一定要拿西医的科研方法来证明中医，我觉得有些时候是在浪费精力，劳民伤财。中医特别需要有人去研究，但是不能废弃传统的研究方式，你看清代就能从中医的角度发展出温病学说，使中医临床拓展了，中医理论发展了，形成了新的学说，也没有去做实验，都有很多的长处。

主持人：您在中医的教学、科研方面都取得了非常显著的成果，我们想请教一下，您认为我们这一代青年中医，应该怎样去继承发展？

王教授：中医的未来是你们的，毛主席说过青年是"早晨八九点钟的太阳"，你们接受新生事物快，希望都寄托在你们身上。你们有这么好的现代科技基础知识，再把中医的经典学透，这样在研究中医、拓展中医方面就会比我们强得多。我们只是一条腿走路，你们现在是两条腿，中医西医两方面都行，这样就能避免中医的一些短处，吸取西医的长处，取长补短，发展中医。发展的前提是继承，你要是不继承，只是从西医的角度去研究，最后中医的理论就被蚕食鲸吞，最后导致"废医存药"的局面了。现在研究几乎都落在方子上，药物的开发上，疗效的判定上，对方子的研究太多，对中医基础理论方面的研究还有待加强。

主持人： 现在中医院校培养出的学生，虽然中西医都学，但有的时候有一种"撞车"的感觉，甚至是不知该用西药还是该辨证论治，您认为该如何处理这个矛盾？

王教授： 我觉得在临床上可以这样，你首先要"两手都要硬"，精通中医理论，具备辨证论治的思维，又要掌握西医视触叩听的检查方法和必要的检查手段，你就不会延误病情。比如治一个结核病人，现在抗结核药已经很完善了，我们就可以中西医结合，既给他抗结核杆菌的治疗，又运用中医辨证论治的方法，对抗结核药物产生的副作用进行调整，这样可能对病人的康复会更有利。应用目前西医研究对结核菌有很好的抑制的药物，对中医来说就是走捷径了，如果完全用中医治疗，控制不好的话结核会发展。我曾碰到一个肺结核病人，有点咳嗽，一个中医就给他化痰止咳治疗，最后就出现结核菌素浸润，侵入脊柱，导致高位截瘫。所以像你们这一代中医就肯定不会延误病情，有一些老中医可能在这方面欠缺一点，有可能会延误病人。我觉得用中西医这两套诊疗方案，最后受益的都是病人。因为我们治病的目的就是取得疗效，让病人受最小的痛苦。而用药最大量的有效性往往就是最小的中毒量，有时我们掌握这个度是比较难的，也需要我们加倍努力。即使"上工"，有作为的"上工"也需要客观努力才行，这需要有理论上的学习，临床上的积累，还需要一个过程。所以年轻人不能急于求成，要慢慢来。

主持人： 我们年轻教师往往感到经典教学很难讲，压力很大。学生会觉得条文呆板、乏味，难于接受。您主要从事《金匮》教学，您在经典教学方面有何心得和体会？

王教授： 经典教学确实比较难，经典之所以称为经典，就因为它的原则性太强，理论性太深。我讲经典有一种感受：今年这么讲，再讲两年看起来觉得讲得太浅了，还想往深层次探讨。经典就是这样，越琢磨越有味道，你总是摸不透这理论到底有多深，所以经典要慢慢地体会。怎么体会？要理论联系临床，多临床以后，很可能就体悟出经典的奥妙了。这样再讲起来，就能理论和实际结合，老师讲得生动有深度，学生就有兴趣学。还有就是要把经典融汇贯通，前后的类证方证要联系起来。比如湿病，湿病肯定和痰饮病甚至水气病有一些共同点，你归纳出来，再找出不同点，这样学生就更容易理清它的脉络。我觉得经典就要先把重点吃透，然后思考怎样把临床实战内容分配、布局到课堂中，怎样激发学生的兴趣，这是很重要的。如果仅仅是照本宣科，学生肯定会觉得枯燥了。

主持人：谢谢王教授！祝您生活、工作顺利！

刘方柏教授访谈实录

主持人：非常感谢刘教授能够接受我们的访谈。您是经方大家，您在临床中擅长治疗哪些方面的疾病呢？

刘教授：我从医比较久，基本上是每一科的病都看。对于疑难病多少有一些心得。疑难病就是那些病因不明、病机难辨、病情复杂、表现怪异、辗转治疗无效或是公认的难治性疾病。我在这方面的治疗多一些。最近这二三十年我主要从事这方面的临床研究。这些疾病用方广泛，经方、时方都用，而且用药范围也很广。因为我的老师江尔逊是经方派，是伤寒大家，他经方用得比较多。一个病人进来，他很快就能开出方子来，这个叫"方证对应"，一下子就可以对上，经方非常熟练。但是时方也不排斥，我觉得时方同经方一样，组方严谨，疗效显著。有些时方本身就是来源于经方的，所以我在临床是没有完全恪守经方的，最关键是哪个有用就用哪个。

主持人：您有没有特别侧重于某一类方剂来治疗某一专科疾病？

刘教授：也有的，比如说风湿这类疾病吧，我比较倾向于用桂芍知母汤。如果是时方，比如说寒痹这类病证，偏于气滞的情形，我就会用五积散。我是不分什么经方、时方的，只要看到症状马上就可以考虑用。

主持人：目前在医院里经常在用到中医的同时，也会用到大量的西药，您是怎样看待这个问题的？

刘教授：现在大型的中医院看病主要有这么两种情况：一种是常见病；还有一种是西医根本无法治疗的，像踢皮球一样踢给中医治的，这种情况一般都是濒临死亡的危重病人。这里的西医医生也有两种情况：一是觉得中医确实能活人，他相信中医能够帮助解决问题；还有一种就是推脱责任，直接推给中医，把医疗风险直接推掉就是了。而在基层的中医院，中医还是扮演着非常重要的角色的。但是当今中医治病的疗效是不令人满意的，其原因有三：一是师资问题，现在大学讲师根本就没有看过病，或者说很少看病，所以根本谈不上临床经验的积累。而中医看病是特别强调临床经验积累的，没有积累仅凭书本是医不好病的。既然老师都没有经历过临床，那教出来的学生自然是欠缺临床基础了。二是学生培养问题，过去的学生实习都是指派给指导老师的，而且指导老师一定要把学生教到一个什么程度，学生也能够领会老师经常用的几个方子，甚至是掌握了老师的大部分临床经验，这样毕业以后面对患者也不会显得底气不足。现在的学生呢，恰恰缺少了这个环节，那学生都干什么去了？这里主要有两种情况：一种就是学生实习期间想着找工作，想一年过后自己到了什么单位，心思全在这个上面；第二种就是忙着考研，不好好实习，或者是把临床实习当成是一种敷衍。再说现在的老师，有些老师本身就没有责任感，都想着自己挣奖金去了。还有就是现在的医生，叫他只用中医来解决问题，他做不到，他也没底气这样做。比如一个发烧病人来了，他只能输液，他不敢用中医解决；一个疼痛病人来了，他只是开止痛药；一个类风湿关节炎的患者来了，他只是上大量的激素。然后拿中药做辅助治疗，一边开中药，一边开西药。这怎么能提高呢！你必须要单纯地使用中药，如果没治好再想其他方案，可能其他方案仍旧没效，这才会发现自己学得很肤浅，就逼迫自己去学习，去研究，久而久之，就会有提高。这种医生在临床很多，本身作为中医，又对中医缺乏信心。

第三个问题就是药品的问题。药品问题太严重了，现在假药很多啊，因此你开方根本就不敢保证能够达到什么样的疗效。有很多外省的来找我看病，走的时候往往拣二三十付药。那么这时我开的药量肯定就要减少，在我这里吃药没问题，不过像附子这类药肯定要用得更少一些，因为我怕病人离开了不好处理，外地的药又信不过。还有时候病人反应说某一付药吃了以后会反胃、口麻。我想这肯定是施药的过程当中没有拣匀。比如说10付药，一付30g附子，10付300g，这300g他倒的时候有的多，有的少，多的那付吃了就会麻口，这是施药的环节。还有煎药的环节也会出问题，煎药前要泡半个小时，然后再熬，还有的药要先煎，有的后下，现在就是把药草草地泡一下，熬多长时间也不知道，也不管什么先煎、后下……所以目前中医的疗效出现了令人不满意的状况，主要是这几种。当然问题还有很多，但是这三种是主要的。因此从某种意义上讲这是倒退的。过去我学医的时候，那些名医真是名不虚传，他们是能够背诵《伤寒论》的，还有《药性赋》啊，《医学三字经》啊……这些人家是能够背诵的，还有的甚至能够背诵《医宗金鉴》。你现在有几个人能背啊？现在中医的基本功是大大下降了的，太浮躁，没有几个能静下心来读书、做研究，所以从整体来看，中医的学术水平是不尽如人意的。

主持人：您接受师承教育对您今天学术体系的形成有没有影响？

刘教授：这肯定是有的，师承最大的好处就是老师手把手地教，你可以学到老师很多细致入微的东西，它的弊病就是知识面相对较窄，知识结构显得不是很合理。但只要你着力于去解决这个问题，那就不存在问题了。我师承过很多老师，有启蒙的，有中途效法的……但最主要的还是江尔逊老师，他对我的影响是非常大的。当时我对《伤寒论》的研究，那是逐篇逐条的，然后在这个基础上就开始应用，后来就开始写文章，发表文章，讨论，乃至进行学术争鸣……比方说桂枝汤是发汗剂还是止汗剂？关于这个问题我们发表了文章后引来了很强烈的反响，这就使我们学术研究的方向基本定型，以后再在这个基础上自己发挥。比方说治疗风痹，后来我把范围扩大到治疗神经系统的疾病，这就涉及中医跨学科的研究。所以我认为师承教育是非常重要的。

现在中医院校教育出来的学生，面临最大的问题就是上了"战场"却不会打仗，因为他见的病太少了，《伤寒》又不背，脑子里基本上是一片空白。如果这些医生事业心再强一点，跟着老师多学学，也许会进步很快的。比方说我现在带的几个学生，他们基础扎实，人聪明，而且事业心强，所以带起来就快得多。所以师承对于院校的毕业生是很重要的。勤读经典，做临床，跟名师，这是一个中医成才的必经之路，缺一不可。

主持人：您的临床思辨有没有流派的因素，或者说您属于哪一个流派？

刘教授：这个我倒没深入思考过。我也没刻意追求过用经方。我本身属于一个杂家，什么书都看，包括一些医学之外的书籍，我不管是文史哲还是什么书籍，我都看。这些书籍起到一个铺垫作用，这是一种知识底蕴的问题。我想中医和西医区别主要就在是否强调文化底蕴，西医只要求你熟练技术就可以了，而中医没有文化底蕴是行不通的。有些医生他有技术，能够做很多手术，但是他没文化底蕴，一个没有文化底蕴的人，表面豪情满怀，实则空洞无物，那是没有根基的。中医的疗效是反映在临床的思辨能力上，也是反映在对病人的人文关怀上，没有这些，疗效是上不来的。

主持人：您平时是不是读很多书呢？

刘教授：这个也是有的。我跟别人思考问题的角度不太一样。比方说看电视，我常常被编者那巧妙的构思所打动；我看杂技表演，看到那些演员高超的技艺，我就感到很羞愧。因为人家能够在他的领域达到如此神奇的地步，而我们怎么不能啊？我脑子又没有坏，但是为什么达不到那个境界啊？我经常看那里思考这里，我这个人比较奇特，我有时看电视会看得泪流满面，我并不是因为里面的故事而流泪，而是因为我赶不上人家在专业上的造诣啊！因此我从来不满足，我现在每天保证有4万字以上的阅读，如果一天不读书我的头脑里面就是空白的。我都读什么呢？首先是报纸，我订了各种报纸，哪怕在深夜我都要把它浏览完，然后是订的杂志，我一定是浏览完，决不会甩在那个地方了事。然后才是一些具体书籍……我每天肯定要看这么多的，所以我积累了很多知识，哪怕是其他学科的，军事也好，政治也好，管理也好我都略知一二，这就是一种铺垫，一种知识底蕴，这才能"腹有诗书气自华"。这些都在无形之中辅助了你的诊疗，你能够从不同的角度去解读疾病，才能联想到很多东西。

主持人：有人说中医是"慢郎中"，您觉得我们中医在治疗急症方面有什么样的优势？

刘教授：治疗急症原本就是中医的一个强项。直到现在我始终认为西医治疗急症的强项就在于它的给药方式——打针，输液，而并不在于其药品本身优于中医。我写的那本书就举了10个急症例子。其中有的高烧，有的暴痛，痛得在地上滚，我都是用中医治，效果很好。现在中医急症的萎缩主要是医生的原因，医生往往用中医治不了，所以给病人一种误解，就是慢性病找中医，急性病找西医。这是因为中医医生本身就底气不足，他不敢负这个责任。比方一个高烧病人来了，实际上是很简单的，比方说风寒感冒引起的高烧，今天全教授也讲到："太阳伤寒，无汗，头痛，身痛，骨节疼痛"，那就是麻黄汤，没什么好考虑的，一出汗体温就下来了，大量麻黄汤，关键看你敢不敢用；如果风热引起的高热，你就用大剂量的银翘散；如果是毒邪比较盛的，你可以用防风通圣散，或者用柴葛解肌汤，当时就可以把体温控制住的，没有什么不得了。但是医生就缺乏这种胆量，导致病人一发高烧就去输液，去打针。医生的缺乏自信丢掉了中医急症的阵地。所谓"急症"不外乎就这样嘛！热、吐、疼、痛，对不对啊？我讲课讲到那个小女孩痛得在床上乱滚，如果其他医生看，肯定是打针、输液，我就开温经汤加味，立即回去熬着吃。我还开了药用盐炒，然后敷在肚子上，一敷马上就止痛了。后来她到广州打工，第二次发病了又跑回来，又是一吃就好。我们医生首先水平要高，然后是对大家负责任，认真解决病人的痛苦，这才能捍卫我们的阵地。我在基层医院什么都搞过，包括外科。我记得一个病例，是过年的时候，那时乡村都要用斧头砍柴，有个年轻人一斧头下去就把食指砍断了，我们就给他接，我们怎么能接神经这些啊，就是接接肌肉、皮肤，打个简单的夹板，他局部肿胀，我们就给他吃活血化瘀药，后来肿就消了，最后手指也接上了，后来这个病人还当兵了，他还能够打枪呢！你现在的医生有没有这个胆量？可能根本连尝试一下的胆量都没有。所以不是说中医治疗急病不行，而是医生本身没有勇气，没有底气，没有中医思维，缺少捍卫中医的精神。

主持人：听了您的这些医案，让我们对中医更有信心了，也是对我们后辈的一种鼓舞。您对经方、时方有什么见解呢？

刘教授：经方组方严谨，疗效神奇，这是毋庸置疑的。但是我们不能把时方排除在外，经方毕竟不能代替时方。因为时方的作用也是不容怀疑的。像大家常用的补中益气汤，还有我用升阳益胃汤治疗慢性腹泻效果也很好，这个效果绝对超过理中汤。比如10年、20年腹泻的病人，吃升阳益胃汤是绝对有效的。很多痛证的患者，只能打麻醉或者吃镇痛药，我就用郁金、姜黄这类药，吃几包疼痛就慢慢好了。还有最近我治疗一个上臂痛的患者，他痛得大叫，吃什么药都解决不了问题，后来我根据经络的走向，手上有六条经络，"手之三阴从胸走手，手之三阳是从手走头"，他正好是太阳、少阳经走行的部位，那就用太阳、少阳的引经药——升麻，柴胡，结果症状一下就减轻了。所以我深知绝不能固守流派，你可以崇尚某一个流派，但是绝不可能死守它。

主持人：您刚才也提到了"方证对应"，您在临床通常会选用哪一种辨证方法？

刘教授：辨证方法是挺多，一般我首先考虑汤证辨证，然后才是六经辨证。比方说一个病人自汗，恶风，鼻鸣干呕，这就是典型的桂枝汤证，很简单啊，所以我常用汤证辨证。对于杂病一般多选用脏腑辨证，其次才是经络辨证，三焦辨证和卫气营血辨证相对少一些。因为汤证辨证体现了对条文的理解和灵活运用，有时候条文一下就从脑子里蹦出来了，在这个基础上再来考虑脏腑辨证。

主持人：方证对应是快捷准确的一种辨证方法，我们如何具体运用呢？

刘教授：每个病人得病不是按照条文来表述的，再一个呢，有些和条文表述完全相同，但是病人的表述不同，有时你也不能够将病症同条文衔接起来。我讲的那个病人，胃部冰凉、寒冷，10年了，然后消瘦，不能吃东西，肚子胀，经常肠鸣。那么张仲景条文说得很清楚，"其人素盛今瘦，水走肠间，沥沥有声，谓之痰饮"，但是我刚才这样讲，肯定很多的医生联系不到这个条文上，对不对？要联系起来，就要有一个熟悉的过程，既要熟悉条文，又要很敏感的发现问题。我常跟学生讲问诊的艺术，很多医生根本就没学会问诊。病人来诊，你要问哪里不好？你一听，肯定就会形成你的思考点。然后再问他两种情况：一种情况就是证实，证实你的辨证；一种情况就是鉴别，比方一个咳嗽的病人，那就要问你咳的是清痰还是脓痰，白天还是晚上咳得厉害？根据病人的回答你就能做出对你辨证的证实以及鉴别诊断。这就是问诊的艺术，病人来了说起来是没完没了的，他有说不完的不舒服，你又不能说你别讲了，那就不是艺术了，你只需换一个问题啊，你问他现在哪些地方最不舒服呢？如果他不理你，继续讲他的，你就要把他引向你的判断，比如问他这个地方胀不胀啊？这时候病人一般都会回答你，然后你再顺着问下去，一点不显痕迹的把你要问的东西都问到，还要注意一些兼顾的症状。总之，你在问诊中的每一句话，都是有证可循的，要抓住要害，击中要点。

主持人：您对我们经方班有什么意见或是寄语吗？

刘教授：这个经方班办得很好！第一，它是传承学术交流的平台，来的老师都是从不同角度、自己的专长来讲解，有搞科研的，有搞临床的，有搞理论的，有搞专病的，有搞方药的……这样会比较深的看问题，从不同视角给学员以启发。第二，我看学员中年轻人比较多，这是很好的事情，这说明我们经方后继有人啊！经方班办得越成功，就越能激励他们浓厚的兴趣。第三，这个形式很好，学员能够和这些经方大家零距离接触，对他们有良好的推动作用，然后教授演讲也有吸引力。如果形式不好人家也不会来，或者来了没有收获，经方班也不可能成功举办九届。当然要点是在组织工作的到位和名家的邀请，这是非常好的一次经方盛会，感谢李赛美教授的精心策划！

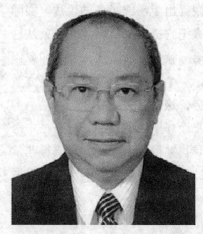

【名师介绍】

郑心锦，1972年毕业于新加坡大学牙科学院。从事牙科临床工作前后35年。1999年在新加坡中医学院修完中医专业文凭后负笈南京中医药大学。于2004年考获中医硕士学位。自2001年起于新加坡中医学院担任讲师，临床导师。期间亦担任学院各个委员会的委员。2002年起前后被新加坡卫生部中医管理委员会委任为学术组、行规组及考试组组员。2008年起出任新加坡中医学院院长，同年成为世界中医药联合会教育组副主席。2011年被委为广州中医药大学客座教授。

郑心锦教授访谈实录

李教授： 郑院长是新加坡中医学院的院长，我前年去新加坡讲课，郑院长给了我很多的关怀和指导，这一次在经方班上看到我们郑院长，他非常低调，所以我觉得今天能采访到郑院长，这个机会非常难得，我也想借此机会请郑院长谈谈对我们这届经方班的一些看法。

郑教授： 关于这个经方班，我早有耳闻，只是因为各种各样的原因不能亲自参加，挺遗憾的，所以这次我是想尽了一切的办法来参加的。参加之后，果然很有收获，也很高兴，因为这个班对促进我们中医的发展起到了很好的推动作用。我有三点深刻的感受：第一是经方在临床的应用。讲课的教授都把自己的心得讲出来了，但主要的目的还是给我们开窍，使我们知道居然可以把经方用得如此灵活，应用范围也是如此的广泛，我们从中也得到了不少的启发。第二，畅达教授提出了汤方辨证的说法，实际上这种说法早就被人们所使用，只是没有人把它提出来，畅达教授就从这方面更深层次的挖掘了汤方辨证的思想。第三就是有两篇演讲使我印象深刻，一个是黄熙教授的方剂药动学的演讲，一个是全小林教授关于经方量效关系的演讲。我觉得他们引领了一种趋势，这个趋势是什么？就是我们中医人正在用一种所有人都能理解的方式来诠释中医的内涵，这是将中医同世界接轨的非常好的桥梁。从这三点来看我觉得我们的经方班搞得非常成功，所以我在这里要祝贺李教授，在您的不懈努力下，我们经方的发展确实又上了一个台阶。

谈到国内、国外的环境，最大的差别是我们在用纯中医的方法，不能够用西药，也不能用西医的手段来治病，所以到最后我们还得回归到中医的精髓部分，这些精髓到哪里找呢？最多的地方就是仲景学说的方法，所以我觉得如果把经方的活动推广到海外，那这个影响不仅仅是在中国，它将是世界性的，这个影响将会非常深远，对21世纪的中医发展有很大的推动作用。我们的老中医邓铁涛教授也讲过21世纪将是中医的时代。我觉得他讲这句话是非常有根据的。近10年来，中医在国外发展得非常好，它的原因有很多，我个人觉得其中很重要的原因就是新的科学理论不断出现，上个世纪50年代以后，新的科学理论的出现使得医学研究的方法起了很大的变革，比如说方剂学的药效研究，这不是西方用还原分析的方法所能做到的。现在新的科学研究包括了系统论，用这样的科学理论去了解中医，你会惊讶地发现中医理论是走在这些理论前头的，这是从理论方面看。第二个是不断有新的科学手段的出现，这些科学手段完全能用实证的方法证明中医的理论。我举例来说，为什么经方研究在这方面显得特别重要呢？新的科学理论，比如系统论所强调的是事物之间的关系，是通过这种关系起作用的。经方用到的药味很少，稍微变动一下药量或者药味，整个疗效就不同，这就充分体现了系统论的中心思想，就是当你改变事物之间的关系的时候，你就会改变最终的结果。这样一个系统论是在上个世纪80年代后期发现的，可是把它用在中医方面你会很惊讶地发现中医在两千多年前就已经运用了这样一个思维，这是不是一个非常奇妙的事情？

所以西方人对这样的发现除了惊奇之外还非常佩服。那么系统论出现以后，还有一个理论叫协同论。协同论是德国科学家哈肯发现的，他写了一本书，在序文里他希望这本书的出现能够使人们更加了解中医。其实他的协同论就是我们中医的思维，当你在读协同论的时候你就好像在读中医。你说这个事情是不是很奇妙？在一个世纪以后，整个医学观点完全改变，这就是我认为西方世界掀起中医热的根本原因，这个热不是一个潮流，而是通过讲道理、摆事实的方法自然而然出现的一种现象。这是我个人的看法。

李教授：讲得太精彩啦，真不愧是院长啊，概括的高度、广度都非常到位，这是对我们经方班非常好的寄语。尤其是经方班怎么做得更好；除了在国内起带动作用以外，也要在国外推广。其实伤寒学界很多的大师都在做这样的工作，包括黄煌教授，他经常国内国外飞来飞去，推广我们的经方，叫更多的外国人认识经方，了解经方，赞叹经方！而且他还形象地将方子和西医的疾病相挂钩，叫做病、证、体质，三点结合，很受外国人的喜爱。他最近刚从德国回来，也讲了很多趣闻，其实国外是有很多人非常热爱中医的。在国内经方同样也很火爆，像我们班上有很多海南省中医院的实习同学，而且他们的提问也很深入，有思考。但是也有一种说法就是，年轻人对中医信心不足，觉得经典太传统了，他们认为在科技不断发展的今天，还要读几千年前的老土的东西是过时了，他们想不通。郑院长在这里能不能对这样的年轻人讲几句话呢？

郑教授：我自己有一个深刻的体会，我们的中国文化有5000年，相对这5000年来讲，《黄帝内经》的内容其实已经不算古老了，它已经总结了几千年的经验，这些经验都是基本的原理。举个例子来说，就好像今天的电脑程序可以多样化，可以非常复杂，可以做那么多的东西，可是它最基本的语言符号就是"0"和"1"而已。这个"0"和"1"所发展出来的程序千变万化，这古老吗，丢了它如此丰富的电脑系统还能运转吗？我们的阴阳学说、五行学说也是一个道理啊！而且到今天已经发展出更多的东西。我们的五行学说、阴阳学说就是系统论的一个部分，虽然很古老，但是它所阐述的道理却是整个宇宙最根本的规律，只有学好这个规律，才能掌握、运用它，然后才可以加以变化，这就非常的丰富了。你用电脑的时候可以上网啊，工作啊，但都跳不出电脑设定的程序，你没有办法做程序设定之外的事情，但是如果你掌握了这门语言，你就可以随心所欲，按照你的想法去运行，这个变化是无可限量的。所以不要小看古老的、基本的东西，这恰恰是我们文化里最精髓的部分。

李教授：很有道理，所以说我们中医的基本理论、核心思想、辨证体系等等都是古人在前人的基础上，通过大量的临床实践得来的，其实这也是一个不断发展的过程。所以中医并不是墨守成规的，我们的经方班也不是只读张仲景的条文而已，我们各医家讲自己的运用心得，针对的都是现在的病、现在的人，但是张仲景的论述并没有过时，时隔1800多年照样有用。我们今天的临床终究要顺流索源，回归根本，通过不断的临床摸索、实践，就会发现经方的魅力所在。所以现在中医在国外是很热的，反映了经方是一种需求。西医的研究遇见了一些瓶颈，也有很多困惑，所以他们也在从中医的角度寻求突破。

郑教授：我们从科学的观点持续地来看中医为什么那么受欢迎？实际上这里还有很多其他的因素。其中一个很重要的因素就是经济因素。所有的国家，不管你用什么样的制度，都不可能支撑起一个庞大医疗体系的费用，所以现在很多西方国家都在寻找一种替代的医疗方式，既有效又不至于付出庞大的医疗开销，所以他们在寻找的时候就发现中医这个体系不错，而且中医的长处在于预防医学，防病要比治病节省很多的钱。我听金世明教授的讲座，他讲西方国家80%的医疗费用都用在老年人和慢性病上面，其他人花销不到20%。如果控制这80%的人少生病，那么国家省了很多钱啊！所以从经济发展的观点来看，中医是维持医疗支出稳定的不错选择，是一门很好的替代医学，这可以使国家的医疗制度朝向良好、健康的轨道发展。综合科学、经济这两大因素，中医确确实实是一个非常好的解决办法。所以邓铁涛老先生讲21世纪是中医的世纪，我是非常赞同的。

李教授：21世纪是中国文化的世纪，我们的文化是古人的智慧、也是人类的智慧，我们愿意把古老的文化和世界分享。新加坡的同学非常热爱经方，他们特意请求我们经方班能不能在他们考完试之后举办，这样他们就不会因为考试而错过这样一场中医的经典盛会了，我们也采纳了他们的意见，而且不仅学生热情高，郑院长您的热情更高，亲自飞到海南参会，我们真的是非常感动！我在这里代表主办方、海南协办方及经方班所有的工作人员向您表示衷心的感谢！并祝您在今后的工作、学习中开心、顺利！

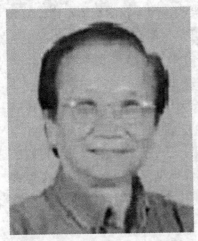

【名师介绍】

　　陈镜合，广州中医药大学首席教授，博士研究生导师，博士后科研流动站合作导师；国家级重点学科中医内科学心血管方向学术带头人；国家中医药管理局、全国中医急症诊疗中心主任；擅长中西医结合诊治心脑血管病及内科杂病，主编《中医急诊学》、《内科急症中西医汇通》、《中医内科学》、《现代心脏内科学》等10余部专著。

陈镜合教授访谈实录

　　主持人：我们都知道陈教授您提倡的是"洋为中用，古为今用"的"现代中医"概念，那么在这里我想请陈教授谈谈您的从医历程，为什么会在这个从医过程里面形成这样一个看法？

　　陈教授：因为在过去，我家里是很穷的。现在广州解放大桥最后一个桥墩那里就是我的家，那时候都是穷人看中医，因为中草药相对便宜。我曾经在解放初期的时候得了一场感冒，当时我发高烧，十几天都退不了烧，就找西医来看。开始的时候，有一位西医，他诊断我是肠伤寒，给了我一天的药以后，我还发高烧。我爸爸是文盲，他不懂。结果，他后来说："这么热，还'寒'！"所以不让我吃他的药了，其实诊断用药都是对的。那么就去找另外一个中医来看，那个中医就在我家附近住，他说是湿温，然后开了药以后，吃了　剂药我就马上退烧，一个星期痊愈。后来我再有个咳嗽、发烧的情况，都找中医看。所以在1958年的时候我就去考中医学院，大家都笑我，甚至我的班主任也笑我，因为我的成绩不错，怎么去考中医？因为那时候刚刚开班，1956 年开班，他们就好像很看不起中医一样。因为我一向都是吃中药，所以还是考中医，结果我考上了中医学院。我认真的学习中医，天天读，天天背书。那时候，老师叫我们一定要把四大经典、方剂、药剂背熟，所以我们天天早上朗朗的读书，一起床就是背方歌、背重点条文，这是老师提出来的。那时候中医是六年制，有 3 年是中医，有 3 年是现代医学，就是西医课。学了西医以后，就觉得西医方面很容易学，很容易理解，能摸得到，看得见，所以就觉得中医很玄妙，对中医方面的热情就淡化了，没有像一开始那么好学，还是集中精神把西医学好。6 年以后毕业考试的成绩，西医方面比中医好。毕业以后，当时中医学院有个政策，就是把广州人都分配到外面，把外地人留在广州。我很幸运，我被分到湛江人民医院的中医科，当时湛江人民医院是大医院，已经有 400 多个病床，在中医科，我的思维还是在西医的指导下用中药，就是用西医的思维看一个病，发高烧、炎症，那么就看有哪些中药是消炎、杀菌的，就把那些中药东拼西凑起来治疗。炎症就是热证，热证就清热解毒；高血压的病人，就看哪些药物经过提炼，可以降血压，最后就抽一条药方……完全离开了中医的辨证施治、理法方药、阴阳表里、寒热虚实的理论，而且临床效果不好。

中医科当时有 24 张病床，就是由我来专门管。那时候我们 24 小时在那里，有一次收了高血压的病人，收缩压 230mmHg，舒张压 130mmHg，很高。当时，我毕业的时候（1964 年），看一份《中华医学杂志》，是西医的杂志，里面介绍双菊菊花片，吃 3 天，停 3 天，吃 3 天，停 3 天，对高血压病治疗效果很好。我刚刚毕业，也没想太多，就马上用这个药。结果病人吃了以后，头晕、眼花、口淡，血压也降不下来。后来就找一个老中医，他开了真武汤加味，附子用到 30g，那时叫一两。结果一吃以后，症状马上改善，血压稍微下降，吃了 3 天，血压有所下降，因为中药的降压效果不一定很好，但是整体的症状有所改善。这个病例给我很深的启示。还有一次下乡，有一个小孩多发性疖疮，因为农村里面很脏，当时我的思维是肯定要用抗生素，我给他打青霉素，打了不是不好，而是好了一批，马上又长出新的来。结果，找一个老中医来看，就给他高丽参，每天 1 钱，吃 1 个星期，就好了。这实际上就是用了青霉素杀菌之后，患者阳虚、气虚，表现为汗多，脸色苍白等。这也给我一个启示，中医一定要用中医的理论来指导药物的应用，这才符合我们现在的要求，千万不要用西医的思维来指导用中药。

比如现在出的新药——疏血通，说是中药针剂，实际上是西药。因为中药制剂一定要在中医理论指导下用中药，离开了中医理论用的药，不能说是中药。在中药里面提炼出来的化学成分药，就是西药。比如说小檗碱，你说它是中药吗？小檗碱是黄连里面的一个单体，它能够杀菌，能够治疗胃肠炎。对中医来说，黄连可以治心火旺型失眠，但是小檗碱不行。对这种完全用西医的思维方法用中药，我认为是错的，但是我确实用了一段时间这种思维方法。1977年，我调回中医学院。当时还是以这样的思维为主，我知道中医是好的，但问题是我还是用西医的思维来指导用中药，或者是中药与西药混合用。比如，败血症，我用了很多抗生素，还加一些中药，中西医结合用药比较多，而真正意义的中西医结合很少。回来一段时间以后，我在慢慢改变，我发现我的用药往往中药效果不好，西药又增加了患者的负担，中药与西药都乱了，这无异于用西方的圣经来改造佛经，行不行？这是两种截然不同的体系，这样是不能结合的。用西医的思维指导中医的用药不行，那么用中医来改造西医呢？就目前来说同样也不行。所以倒不如应该说，中西医的优势互补，我主张要看各自的长处。比如高血压、糖尿病、心衰，靶点的治疗绝对是西医的优势。西医是以系统论为主，而我们是整体观念，这是两个不同的体系。西医目的性很强，高的，就把它降下来；心衰的，强心、利尿、扩血管，患者马上改善。但是血压降下来、血糖降下来、血脂降下来，他仍然有很多症状。因为病人不是单独的，很多病人除了这个症状以外，还有全身其他的一些症状。比如他同时有肺病、关节痛、胃病。用了西药以后治了关节痛，可能胃就会痛，还有可能导致睡不好觉等等。

那么你必须用中医，不要立足于他是高血压还是冠心病，而是要立足于中医四诊，立足于出现的种种的症状，最后按照阴阳、表里、寒热、虚实来用药，根本不管他的血压，我的观点是这样。所以你看我现在用药，你高血压吗？好，我用西药降下来。但这不是我们的长处，降下来以后，你的整体条件我还要用中药，治疗高血压，我绝对不会找一些具有降压作用的中药加进去。你是阳虚的，我用附子；属于脾胃虚寒者，我用温脾或温补脾肾的方法，我照用附子、干姜、肉桂，不管你血压高不高。但是血压方面，我会用西药的，所以应该是优势互补。心衰的病人，肯定要用强心、利尿、扩血管，在这个过程里面，有些病人用了效果不好，这个时候我们再用中药，有可能起到协同的作用，达到单独用西药所不能起到的作用，或者达到中医不能起到的作用，这叫互补。所以我考虑现代的中医应该是"洋为中用，古为今用"，优势互补，但是要在中医理论指导下用中药，才是现代中医，而不是中西医的混合。总的来说，我的看法是这样。所以中西互补还是现代中医，现代中医应该兼收并蓄，除了急危重症以外，应该按照中医理论指导下的"先中后西、能中不西、中西结合"这个原则。中医看什么病都行，我们应该实事求是，因为我们面对生命，千万不要大意。当然有些人根本不了解什么是急危重症，他说他在临床什么急危重症都看过了，其实一般的高热不等于重症，高热、急性胃肠炎是普通的急症，那么也许效果很好。在农村，乡村医生用中药不行的话，就去乡卫生院，采用西医的急救措施。另外真正的急危重症是要死人的，熬中药很慢，所以急危重症绝不是我们的优势。还有一种理论就是说，如果说急危重症不是我们的优势，急危重症处理的不行，那么中国人口那么多，以前的急危重症不就是死掉了吗，这怎么解释？但是，反过来我问，以前的平均寿命多少？现在的平均寿命有多少？我的表姐生了13个孩子，死了10个，剩下3个，那就说明问题了吧。现在生1个，养1个。那说明现代科学应该代表我们现代的科学主流，这一点不能否认。我们还是要总结。

那么中医有几千年的历史，它是由无数的成功与失败最后总结出来的一套成功的经验。你要用现代科学这几百年的历史去研究它、总结它，这本身就不符合我们的科学精神。几百年的历史在地球上仅仅是一瞬间，这几百年历史研究的东西去研究几千年的经验，研究不出来就说它不科学，这是错的。现在我们自然界很多事件科学都无法解释，你就说它不科学吗？不行的。所以要肯定中医，要发扬中医，这是对的，但我们不能夸大。

现在有这么一种情况，什么都挂着中医的招牌，什么都能医好，急危重症也行，实际上他不知道什么叫危急重症。你们一到急诊，你就慢慢知道。我干了38年急诊，急危重症如果纯中医治疗，确实不行，那不代表中医不能治疗急危重症，应用在某个阶段是可以的。比如说，高血压危象的病人出现剧烈头痛、呕吐，颅脑高压的情况，我们用西药降压。血压降下来以后，他还有很多一系列的症状，这时候再用中药，就可以改善他的整体症状，而且可以减少西药的用量，也减少西药所产生的副作用。比如败血症，血培养阳性，我用有效抗生素以后，血培养阴性了，但是不少病人还有低热、全身疲乏、汗多，那你要用什么西药？还是中药。你不用中药就解决不了问题。用一些中药益气养阴，可以解决。我们在某一方面，能够中西医结合，关键是中西医怎么去结合。这需要一个过程。你看，我从中医学院毕业出来以后，中医学院本身3年普通西医课，那么3年是学中医的。后来，我在中山医进修1年，在日本进修3年，全部是西医的，我专门修心血管，搞PCI的，我等于修了7年西医。后来我才意识到自己中医方面的薄弱，我就专门去跟管老，跟了几年，专门用纯中医几年。纯中医治病几年以后，发现为什么急诊里面没有纯中医，因为中医确实有不足的地方。结果就倒回来专门搞西医，专门在西医病房干了几年，一点中药都不开。专门去参加西医的值班，就是1977年以前，我来广州以前，我在地区人民医院参加急诊值一线班几年。我的目的不是以后我不当中医，我的目的是看看西医在每一个病种里面到底存在什么问题，我们中医在哪方面能够发挥优势，本来是纯中医，然后纯西医，后来才到所谓的中西医结合，其实是中西医混合。中西医混合是不行的，因为一个是增加病人的负担，另外一个是药物之间的反应很微妙，往往给患者带来副作用。这个方法不对，应该是优势的互补。那么只有我经历以后，才会有深刻的体会。对每一种病，什么是我们的优势，什么是我们的不足，你没有经过这一段就很难。现在你们这些年轻的真的很难，因为你没有经过纯中医的阶段，也没有经过纯西医治病的阶段，所以叫你们考虑西医的优势在哪里，中医的优势在哪里，就比较难。

我在急诊的时候，有些顽固性心衰的病人，用了强心、利尿、扩血管以后还是不行。以前我一个朋友的母亲就是这样，很重，顽固性心衰，腹水，下肢水肿很厉害，后来用真武汤以后，慢慢就消退了。所以，哪个环节我们应该用中药，哪个环节不用中药，这就需要经历的一个过程。所以我觉得是各个的长处，西医有西医的长处，中医有中医的长处，作为我们中医学院、中医药大学的医生，应该立足于中医为主。我的看法就是这样。

主持人：很感谢陈教授与我们分享他的经历，以及对我们的一些期盼。刚才您谈了很多从医之路的事情，我想问一下您认为自己属于哪一类学术流派呢，对临证思辨，您有没有一些体会？

陈教授：我觉得我偏于温阳派方面多一点。因为我开银翘散、桑菊饮很少。我看病开的基本上都是《伤寒》、《金匮》的一些方，像黄芪桂枝五物汤、桂枝汤、麻黄汤、小青龙汤、四逆汤……还有时方，像二陈汤、陈夏六君子汤、附桂理中汤、参附汤等。我主体还是以温为主，个别用温胆汤那些，主要用来治疗痰热，但是很多时候，我用温胆汤配合苓桂术甘汤，还是偏温，寒温并用。心血管方面，比如急性心肌梗死，在没有严重合并症的前提下，可以用纯中医治疗。就是说没有严重心律失常、心衰、心源性休克、心脏破裂，在这种情况下可以完全用纯中医治疗，治疗效果很好，都出院。但是用纯中医治疗有原则，就是要用心电严密监护监测。在我那里用纯中医，留观的那些病人都很好，但护理还是要西医的这套护理，严密地用心电监护。当出现心律失常，比如多源性室性期前收缩、频发性室性期前收缩，那就要用西药。有心衰、心源性休克的，我再用西药。但是如果没有见这些并发症，我用纯中医治疗效果非常好。没有合并症，我还是用中药。有合并症，才用中西医结合治疗。我还是立足于"先中后西、能中不西、中西医结合"的原则。不是每一个心梗都做 PCI，不一定。另外，现在有新的理论提出，PCI 不一定减少死亡率，而是仅仅能改善症状。所以还是要想办法怎么去中西医结合。

另外，对消化系统的疾病，我觉得中医的效果绝对好，比西医好。因为现在我看很多医生开药，胃炎、十二指肠溃疡，一看炎症，不管病人什么体质，直接就加蒲公英、玄参、紫花地丁一些清热解毒药进去，这样不行，如果是实热证的患者还差不多，如果是体质虚寒的病人，岂不是雪上加霜？你查我的病历、处方，消化系统的疾病，我很少用清热解毒药，他们一看胃镜有炎症，HP"+"，就开始加用消炎药，我不主张。消炎如果能够好的话，西医治疗早就好了，用抗生素早就好了嘛，何必还要等到他病情加重呢！很多病人到门诊找我看病，我用当归、附子、肉桂非常多，比如附桂理中汤、吴茱萸汤、苓桂术甘汤等。那么呼吸系统的疾病呢，我附子桂枝汤加味、黄芪桂枝五物汤、附子干姜汤、当归四逆汤用得比较多。

主持人：您刚才谈到从温阳的角度来治病。这些年扶阳派，也是伤寒里面的一个流派，俨然成为伤寒界的一个热门。那您怎么看待，在临床上我们怎么把握这个问题？

陈教授：我觉得还是要按照《中国药典》，不要搞太离谱的。因为现在我们急诊很多附子中毒的病人，所以不要用量太大，我觉得不一定要很大量才能治好病，不能治好的病，你用再大量药也治不好，所以这些东西还是要按照《中国药典》。不要离开《中国药典》去搞一些创新。在我们ICU，我见了几个附子中毒的病人，医生用到几百克，患者就呕吐，实际上是附子中毒。再加上我们现在的中药制剂，制剂方法恐怕不完善，有一些流程不是很好。所以说，本来没有毒的变成有毒的。西药也是一样有毒的，关键是我们怎么去处理，所以我们还是要按照《中国药典》来。我们不要用西医的思维来研究中药，老是用圣经去研究佛经，哪一方面不符合圣经的要求，就说你不行，就不对了，还是用我们的思维。但是确实有一些有毒的，这些我们还是要谨慎。但不能说因为有毒，我们什么都不能用，我还是倾向于《中国药典》，因为我们为了自保。你不可能把《中国药典》怎么样，如果打起官司来，他就用这个来评价你。是吧？所以我们还是要按照《中国药典》。

主持人：那您认为，您从医到现在，有没有受到学术流派这种影响，就是说有没有受到您的老师的影响，或是您的思想影响了您的学生？

陈教授：还是有一点，其中温阳的部分多一点，但是总的来说，还是现代中西医结合这条路。

主持人：那您怎么看待现在中医流派的发展？

陈教授：几十年前我在湛江，一家是湛江市中医院，一家是地区人民医院。地区人民医院的是温阳派；湛江市中医院是温病学那一方面的，是清热解毒的，但是病人不多。很奇怪的就是，有一些是用清热解毒的病人，转到温阳派的医生那里，他用温阳的药也好；还有一部分病人，不是太寒凉的，一直在温阳派那里看病，转到清热解毒派的医生那里看病，结果也好了。这就说明每一派都有一定的优势在里面。但是怎么样去把这些问题解决出来，那就需要我们的努力了。现在我们的最大问题是，年轻医生一看到炎症，非要清热解毒。一个慢性炎症，你怎么用清热解毒呢？炎症有急性炎症和慢性炎症，有感染性，也有非感染性的。还是应该按照阴阳、表里、寒热、虚实来进行辨证，按照中医理论来指导用药。

主持人：我们这段时间对一些中医流派进行一些调查和研究，发现有些流派有逐渐萎缩的趋势，这跟我们院校教育有很大的关系吗？

陈教授：应该是。

主持人：那学术流派将对中医的发展起到怎样一个导向作用呢？

陈教授：现在中医很大部分是经验很重要，流派方面来自于经验，你要完全把流派分割开来，恐怕比较难。比如，我用温阳几十年，你叫我一下子用清热解毒，真的很少用。你叫用惯清热解毒药的医生一下子用附子、干姜的，也很难。我太太基本上很少用温阳药，我就用温阳药，为什么？她个人动不动就喉咙不舒服，这是她的习惯，所以说很难讲。你要怎么把它融合起来，就很难讲。因为在地区人民医院的时候，跟那位老中医看病，天天都用那些温阳的药，而且效果都很好。在我年轻的时候，身处的就是一个温阳的环境，所以一下子改变，真的很难。

主持人：那您觉得现在我们这种教育体制是不是更应该提倡师承？

陈教授：应该提倡。但是师承有局限性。但是问题是我们现在的师承不行，现在师承基本上是西医，没有哪些是真正的师承。现在我们师承就应该脱产，手把手教，就像以前，起码要跟他两三年，现在有一些拜师的，本身有工作，他根本一星期都来不了一次，那这是什么师承呢？连老师用什么方都不知道，所以这实际上是学不到老师东西的。

主持人：您作为我们的经方班的主讲老师，您对我们经方班以后的发展有什么建议，包括我们的主办方以及还有来自各地的学员？

陈教授：经方班的老师在经方方面要把经验告诉学生，立足于把经方班有关《伤寒》、《金匮》的理论告诉他们，但是不代表这个学生光去学你的，用你的，但从教学方面讲，还是要立足于这方面。那么至于以后学生怎么样就看他自身，学生出来以后跟哪一个师父很难讲，他跟哪一个师父肯定有侧重，关键是这个老师一定要用好经方。但是不管你伤寒也好，温病也好，还是要按照现代中医的模式去发展，所以我的看法就是：第一，中医肯定是正确的；第二，夸大中医是错的；第三，否定现代科学更错；就这三点。现代科学是主流科学，但它也有不足，要我们中医补充。

主持人：对我们现在这样的年轻医生，可能面临的环境跟您有所不同。那您对我们青年医生有怎么样的一些建议？

陈教授：现在是没办法，政策导向造成。现在基本上是按圣经来改造佛经。无论在医疗鉴定也好，什么都好，都是用西医这一套来搞，用中药的过程中出了问题，还要用西医来鉴定。那你要不要学西医的东西？现在临床上你不学西医没办法，所以我认为，在当前的导向下，没办法不学西医。包括我在内，不用西医不行。我觉得现在对中医的政策导向不行，表面上中西医并重，实际上很容易消灭中医。你看，现在病房的中医，基本上用西医的思维来改造中医。过几年以后，恐怕这些中医自己都不认中医了。另外，为什么我叫我的学生也要到急诊？你不到急诊，以后很难保护自己。你出门诊也好，很多时候碰到一些极端的情况，要学会处理。比如说，昨天有一个高血压病的病人，他说他什么病都没有，他找我是看拉肚子，但很容易看出他应该有血压高，但是问他他说没有。结果一量血压240/140mmHg。这样的话就会出问题，比如你照例给他开中药，开完中药以后，他走到路上突然间倒下来了，脑出血，马上死掉。然后告你，说刚刚在你那里看病。你说他没说他有高血压，你只开了一些常规的药，有用吗？所以这些东西你必须要学会，必须要到急诊，不到急诊，你就是半个医生。到过急诊，你到一定年龄的时候，你毕竟还是到门诊看病。我这几年还是以门诊为主，以中医为主。但是我要保护我自己啊，很多东西用西医的方法来鉴定，那你不把西医这一套搞好怎么行？尤其是急诊这一套，一定要搞好。在不丢掉中医理论的前提下，把西医学好。现在医院以西医为主处理病人，加上医院本身也要生存，不开药怎么生存呢？现在国家每年给医院多少钱？你不够，怎么生存？可能医生的工资比普通工人的还要低。现在我们医生的收入在全世界来比，算是倒数的。我们没有奖金怎么行呢？光靠这个，谁做医生呢？这几年高考医学类专业招生人数下滑很明显。为什么考医的人那么少？为什么我们有名的中医或者有名的医生子女都不读医。这就是整个医疗大环境的问题，再过几年就更麻烦了。最后受害者是老百姓，没有人当医生，动不动把医生搞成狼，医生成了白衣狼，医患关系非常差。这样的医患关系怎么能治病呢？所以没办法，要保护自己，特别在这个医患关系的问题上。病人告你，不用拿什么证据，你医生首先要证明自己是对的。怎么样不犯错误？一个感冒的病人，可能有1%～2%是病毒性脑炎、病毒性心肌炎，可引起死亡。如果我不给你开X光、验血，那如果真碰上那个1%～2%，人家告你，说一个感冒你给治死了，你找谁说理？反过来病人又抱怨看病难，看病贵，你医生又找谁说理去？以前的病人，一来门口就倒下了，我一摸颈总动脉没有搏动，马上一拳打下去，但是现在敢打吗？因为打下去以后，10个里面可能有1、2个救回，有8个救不回，你打下去救不回，就说你打死他了。你拿证据来啊，证明你打击是对的，是因为他心脏骤停以后没了。但是人家说心脏好好的，你一打就断气了。那怎么办呢？所以，一定要把西医学好！当前年轻医生没办法不学西医，但学西医以后，他的思维混乱，动不动就用西医来解析，那中医的理论就会慢慢淡化。我总觉得，中医方面应该要有保护政策，这样才能真正地把传统医学搞好，否则就会自我淘汰。